醫療的命名究竟是治療的起點，
還是健康的新困境？

朱怡康——————譯

The Age of Diagnosis

Suzanne O'Sullivan

Sickness, Health and
Why Medicine Has Gone Too Far

製造診斷的時代

蘇珊・歐蘇利文

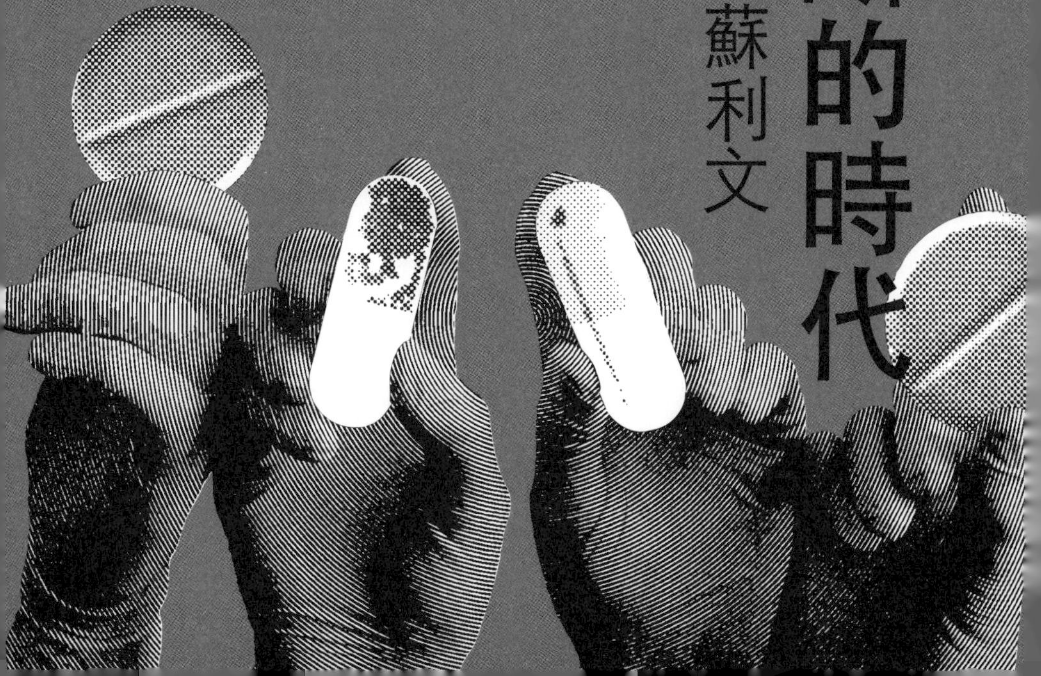

目錄 Contents

1

亨丁頓舞蹈症
Huntington's Disease

瓦倫蒂娜的母親薇薇安確診亨丁頓舞蹈症，這是一種無法治癒的遺傳性疾病，只要帶有致病基因，發病只是早晚的問題。薇薇安的診斷不僅動搖了一個家庭的未來，也讓瓦倫蒂娜面臨是否進行預測型基因檢測的艱難抉擇……她推遲檢測二十年，而恐懼讓她經常將生活裡的小事誤認為病徵。反觀艾蜜莉，二十六歲確診陽性，仍選擇積極面對，規劃未來並創造回憶。本章探討了預測型基因診斷的利與弊——它為生育與人生規劃提供確定性，卻可能讓健康之人提前背負病患身分……

2

萊姆病和長新冠
Lyme Disease and Long Covid

波麗與家人在萊姆鎮長期飽受怪病折磨，求醫無果。她懷疑是由蜱媒傳染病，獨力調查三十年，促成萊姆病確認為伯氏疏螺旋體引起。希恩確信自己有慢性萊姆病，檢查結果雖為陰性，她仍赴美接受爭議治療，病情未癒。直到現在，因檢查侷限與主觀性，萊姆病診斷誤診率仍高達百分之八十五，過度診斷與不足並存。

長新冠一詞是由病患倡議催生，症狀逾兩百種，卻無明確定義與檢驗標準。研究顯示，長新冠多見於輕症者，與焦慮、孤獨等心理因素相關，暗示心身症機制。兩者診斷易受社會需求與媒體推波助瀾而擴大，突顯了診斷需要結合理性與臨床脈絡，而非僅依賴檢查的問題。

二十四歲的波琵在經歷過諸多人生困境後，被診斷為自閉症，她自覺找到身分認同並感到釋然。二十歲的以利亞屬於重度自閉症，需要家人全天候照顧，其母擔憂輕症者在社群媒體主導了討論，以至於忽略重症需求。過去隨著ＤＳＭ演變，自閉症診斷的範圍從嚴重孤僻擴展至輕症，盛行率從萬分之四增至百分之一，引發過度診斷疑慮。本章探討自閉症如何從一項臨床診斷，逐漸轉化為一種社會身分與文化標籤。當人們自我認定為「神經多樣性」的一部分，診斷便不再只是解釋問題的工具，更是牽涉到了價值觀的選擇與群體的建立，甚至排擠了真正有醫療或資源需求的人們。

幼時的蘿莘面對了外婆因卵巢癌逝世的遺憾，母親也與乳癌和卵巢癌搏鬥三次險勝。當她得知自己同樣帶有高風險的基因變異，癌症就此成了揮之不去的夢靨。她毅然選擇了預防性乳房切除與重建手術，但身心創傷超乎想像。隨著科技進步，當基因檢測能夠預測癌症風險時，診斷就不再只是關於「有病或沒病」的討論，而是成為一種對於未來的選擇。醫療語言將統計機率轉化為具迫切性的行動呼籲，使尚未生病的健康之人也進入病人的思考邏輯與身分之中，改變了人們對身體與時間的想像，也形塑了社會對「負責任病人」的期待。

5

ADHD、憂鬱症與神經多樣性

ADHD, Depression and Neurodiversity

187

安娜自小衝動、健忘且自尊低落，長大後雖然工作表現良好，卻仍不斷自我懷疑，屢次尋求醫療協助。當她獲得ADHD診斷那一刻，不僅解釋了長期的困惑和疲憊，也讓她開始學習善待自己，允許自己不去執行那些厭惡或力不從心的事情，然而，當她被問及是否因此過得更好時？答案卻出乎意料。當我們將人類的共通經驗（如健忘、分心、情緒低落）逐漸病理化時，這些診斷究竟是帶來真正的幫助，還是可能導致過度診斷？本章同時也揭示了「神經多樣性」一詞如何被廣泛應用，以及如何影響個人身分認同與社會支持的複雜面向。

四歲的哈娜透過十萬基因體計畫，確診罕見的歐克－鍾神經發展症候群（OCNS），也解釋了她發展遲緩的原因，家人雖感安慰，但病例稀少，未來仍不明朗。兩歲的亨利因為輕微遲緩，檢出「意義不明的基因變異」，讓母親珍娜既盼望又迷惘。無名症候群如「整體發展遲緩」常常是暫時標籤，難以滿足家屬對明確答案的渴望。神經多樣性觀點擁抱大腦差異，視哈娜與亨利的特質為獨特潛能，而非疾病，鼓勵接納與支持。然而，基因檢測若是只能帶來不確定性，甚至根本無法為尚未問準備好的病患或家屬做出解釋，很可能加重心理負擔或讓標籤形塑身分……

二十歲的妲希，身負偏頭痛、關節過動型埃勒斯－當洛二氏症（hEDS）、姿勢性心搏過速症候群（PoTS）、自閉症、ADHD等十個診斷，卻因心身型癲癇轉診至作者門診。住院觀察顯示，她的癲癇與暈眩源於心理因素，而非身體病變！神經多樣性視妲希的特質為獨特差異，鼓勵接納而非標籤化，但過多診斷卻可能強化負面身分認同，削弱自信。另外，hEDS與PoTS等診斷標準模糊，也反映了正常生理病理化的問題，輕症者被貼上標籤卻無實質助益，甚至加劇焦慮。作者也在最後則呼籲社會應接納不完美，減少對診斷的過度期待。診斷應為人生開啟可能，而非成為枷鎖。

【作者說明】書中所述皆為真人真事。我盡可能依我所知忠實記錄。雖然篇幅有所刪減，內容經過並未加工。由於部分討論涉及個人隱私，我已更改許多人的姓名和足供辨識身分的細節。當書中人物是我的病人，我會在文中明確提示。此外，雖然每個主題都曾就教於專家，但因討論內容敏感，其中幾位要求匿名。

推薦語
Review

吳佳璇，遠東聯合診所身心科主治醫師

每個時代有不同的流行病，診斷方式反映當時的科技發展，病名凝縮了當時的社會人心。

吳易叡，成功大學全校不分系學士學位學程副教授

對位於前線的臨床工作者而言，本書敲響了一記警鐘。作者並不反對診斷，而是挑戰了「更多診斷等於更進步的醫療」如此線性的史觀，直指當今過度診斷「製造」了超出合理範圍的治療、更焦慮的病患，和驟升的醫療成本。書中許多案例來自病人和其他利害關係者的陳述，尤其是經歷長期不明疾病、經過多次診斷卻無法實際獲得紓緩的人。提醒了我們醫療實踐不應只關注疾病分類，也應覺察病人的主觀經驗和解釋，評估疾病經驗者的脆弱和韌性。診斷並非最終答案，而是一段協商旅程的開端。

卓惠珠，幫助高功能自閉與亞斯伯格版主

《製造診斷的時代》書中寫到我經常看見自閉症團體的現象。此書揭示診斷自閉暴增背後的原因，可能是過去診斷不足或神經多樣性過度的自我合理。

翁士恆，臺北市立大學心理與諮商學系副教授

在這大診斷的世代，每個人都有疾病診斷，也被貼滿了標籤，並投注異化的眼光。要如和回到最原初的人文關懷與凝視，是這個時代最大的挑戰！

賴其萬，和信治癌中心醫院醫學教育講座教授

這是一本很難一氣呵成讀完的好書。當你看完時，你會很慶幸有人替你讀了好多書，整理出一些脈絡，使你了解許多過去諱莫如深的神經學疾病。我不得不讚嘆作者的博學多聞，而且願意花這麼大的心血寫出這本不容易寫的書。

導讀——健康的代價

Foreword

黃涵榆　臺灣師範大學英語系教授

本書作者蘇珊．歐蘇利文是倫敦神經內科與神經手術醫院的醫師，專長為癲癇與心身症的治療與提供必要的醫學照護。

歐蘇利文的主要著作包括《腦內風暴》（*Brainstorm*，二〇一八）、《謎病睡美人》（*The Sleeping Beauties*，二〇二一）（兩本皆已有中譯）、《都是腦袋的問題》（*It's All in Your Head*，書名暫譯，二〇一五），以及二〇二五年出版的《製造診斷的時代》。

《製造診斷的時代》全書探討的主要問題，是醫學診斷帶給我們的可能不是更好的健康狀態，而是新的健康困境，更精確一點來說，是「過度診斷」（overdiagnosis）的困境。這樣的困境具體顯現於《精神疾病診斷與統計手冊》（*Diagnostic and Statistical Manual of Mental Disorders*，以下簡稱ＤＳＭ）每次改版都持續增列精神病變的類別，等於擴大其精神病的範疇；而在後COVID-19疫情下，病毒傳染持續性的威脅造成疫病和身心困境的常態化。同時，醫療社會的擴張，帶動各種身心自助課程、手冊與出版品的生產，也都是在「製造診斷」，衍生「過度診斷」的問題，造就了風險更高、更脆弱的身心狀態。

要談「過度診斷」的問題，邏輯推論上應該先了解何謂「醫學診斷」（或判斷）。「醫學診斷」大致上指醫師針對病人的健康與疾病症狀做出相關的判讀、治療選擇和預判（prognosis）。在現今主流的實證醫學（evidence-based medicine，簡稱EBM）趨勢下，醫學診斷（理想上）依靠經過嚴格驗證的原理和證據來解決臨床問題。他們也大多透過電腦科技建構決策支援系統和標準化的臨床評估程序，認為這樣不只能精準掌握疾病的特性，也有助於改善病人的病情。然而，醫學診斷不可能僅僅倚靠抽象的學理，也必須納入「臨床觀察」，審視病人病痛的主觀感受話語與敘述環境因素等等；醫師除了應用醫學知識與技能之外，也必須要對自己使用的方法和步驟維持高度的關注和反思。

然而，以上這些「醫學診斷」的理想狀況似乎越來越難實現，我們面對的「高風險社會」情境，是一個醫學體系和健康儼然成了高風險的領域，各種醫學相關的假消息四處流竄；防疫期間，有關病毒、疫情和疫苗的各種宣導不見得能讓社會大眾安心，甚至產生「大流行疲勞」（the pandemic fatigue）的症狀，社會大眾對疫情和防疫措施感到厭倦，違反防疫規定和反疫苗的號召與行動此起彼落。

一個根本的問題是：我們是否生活在一個更容易生病、身心狀態更脆弱的時代裡？事實上，作者歐蘇利文並不認同我們活在一個「生病的社會」這樣的觀點，那對她而言很可能正是「過度診斷」的症狀，但是探討當前生活方式、勞動模式與科技現實與身心狀態的關係，則是不同層次的問題。舉例來說，長時間使用3C產品、工作與生活失去界線、資訊與影像過度刺激等等，都很有可能會對神經系統造成負擔，引發專注力不足、倦怠或其他類型的心身症和神經病變。根據歐蘇利文的分析，「更容易生病」這樣的印象，反映了我們活在一個製造出更多診斷的時代。

診斷的增加，表示我們接收到更多的醫學資訊和知識，或是醫學識讀能力的提升；而醫學科技能夠更精準地偵測到身體器官組織與功能運作更細微的狀態，大幅提升我們對於身體和健康狀況的察覺。這種準確性和察覺其實顯示了健康條件的提升。但是，在我們現在到底比較不健康或比較健康的爭辯之外，歐蘇利文讓我們看到身心健康的變數被過度醫療化和病理化，我們給予疾病太多不必要的詮釋和意義，造成我們覺得更容易生病、更不健康的印象。

到此，我們應該不難看出《製造診斷的時代》談的三種「過度」：「**過度診斷**」表示某種其實不需要治療身心問題被治療，例如短暫的壓力、焦慮或情緒起伏。「**過度醫療化**」指的是非醫學的行為被醫學處置取代。以上兩種「過度」都牽涉了「**過度檢查**」：醫學檢查的確會更精密、更準確，但不見得都具有必要性和急迫性。有些癌症篩檢個案甚至在不必然會發展成癌症的情況下，太早太快就接著進行治療。

必須澄清的是，面對「過度診斷」的問題，需要比全然接受或抗拒診斷擁有更細緻的態度和立場，這也是本書討論的個案研究所要呈現的重點。「自閉症」這樣的病名（如同其他任何一個精神病理的標籤）確實會降低一個人的自尊，會妨礙生活上的一些嘗試，但是書中討論的波琵並不只是如此。波琵並沒有完全接受自己是自閉症患者的身分，然而「自閉症」這個標籤和診斷卻帶給她一些理解自己和生活的機會，也讓其他人學習了解她的「非典型」行為。當讀者跟著歐蘇利文一起討論波琵的個案時，也能夠提醒自己，像波琵這樣「怪怪的」學生，有可能會出現在自己的班上，有可能因為不尋常的舉止而遭受霸凌。

除了自閉症個案之外，這本書也討論了萊姆病和長新冠，兩者的症狀都可能徹底改變一個人的生命狀態，卻同樣容易被過度診斷或誤診。萊姆病主要症狀包括牛眼狀皮疹、發燒和疼痛、貝爾氏麻痺、其他多種神經問題、疲勞和腦霧等等。起初，醫界普遍認為萊姆病起因於蜱蟲叮咬，直到一九八一年才由美國醫學病蟲學家伯格多佛（Willy Burgdorfer）找出引發萊姆病的病菌，細菌因此以他命名為「伯氏疏螺旋體」（*Borrelia burgdorferi*）：能夠深入宿主體內組織並且任意變形。然而，萊姆病缺乏完美的診斷結果，沒有一種檢測方式能夠完全確認血液是否含有導致萊姆病的螺旋體，它可能有多種病株會造成不一樣的症狀。根據歐蘇利文的資料顯示，萊姆病的誤診率高達百分之八十五，而且許多個案體內已經沒有感染源卻仍在接受治療，有些沒發病的個案也被診斷為萊姆病。長新冠的狀況也頗為類似，它的症狀不限定在任何一個器官或生理系統，很難有確切的診斷，更麻煩的是，大眾媒體上流通著各種未經科學證實的說法。

以上討論最根本的一個面向，是醫學存在的目的是什麼、我們到底需要什麼樣的醫學？即便確實存在「過度診斷」的問題，也沒有人能夠否認醫學助人的存在價值，這樣的價值需要辨認和治療疾病、讓人們能夠不受疾病的侵擾才有辦法實現。然而我們也都知道，有太多因素妨礙這些價值的實現，有時候甚至是醫學和科學自己造成的，包括不斷變動的科學證據和令人無所適從的診斷標準。許多精神疾病手冊——最廣泛流通和最具爭議性的莫過於ＤＳＭ——都已經被批評過診斷不夠精準和可靠，不斷擴大精神疾病的範疇，讓正常與異常的界線越來越模糊，甚至夾雜著偏見。

如今的情緒障礙和精神疾病變得更普遍，並不是因為年輕世代的抗壓性更差、身心能力更弱。有關於身心患疾的問題，歸根究底，我們除了探究過度診斷的種種面向之外，更應該檢視的是和病痛有關的各種錯假訊息、刻板印象，甚至偏見。

楔子 Prologue

過去十年，我經常想起艾碧蓋兒，而且每每帶著一絲愧疚。因為我做的事或許永遠改變了她的人生，那時她才十五歲，距離我們真正相識還有好一段時間。

「我當初建議妳看神經科時，妳真的覺得身體出問題了嗎？」我最近問她。

「其實沒有。」她笑道。

這正是我擔心的：我恐怕非必要地將一名青少女的人生醫療化（medicalise）。

艾碧蓋兒現在已二十五、六歲，在幼兒園工作。二〇一二年，我因為思慮不周為她下了她並不需要的診斷。我所受的醫學教育就是如此，現代醫學總把焦點放在預測未來的診斷、篩檢疾病、及早診斷。但回顧艾碧蓋兒這些年的遭遇，我擔心自己當初只是沒來由地把她變成病人。

艾碧蓋兒的媽媽史蒂芬妮是我的病人，我為她診療已將近二十年。她經歷過醫學診斷帶來的各種難題，原本沒有診斷，後來又被誤診好一段時間。為了得到確切的診斷，她整整等了將近三十年。

史蒂芬妮是在一九九〇年發病的，當時的她才二十二歲，懷著頭胎二十九週，因為子癲症（eclampsia）而昏厥。子癲症是懷孕期的病症，症狀是高血壓和癲癇。孩子早產，沒能存活。

幾年後，史蒂芬妮終於生下健康的女嬰，也就是艾碧蓋兒的姊姊。但生產之後第二次昏厥，同時第一次發生抽搐，導致母女跌下樓梯。雖然兩人都沒受傷，但癲癇從此成為史蒂芬妮的人生常態。她看了十幾個醫生，卻得到一些相互矛盾的解釋。先是診斷為癲癇，治療未果後醫生改變看法，認為是壓力造成的心因性癲癇（psychogenic seizures）。後來有一次急診就醫，急診醫生又將診斷改回癲癇，不料之後又有別的醫生再次改回心因性癲癇。有的醫生以癲癇藥物為她治療，有的醫生將她轉介到精神科。但兩種作法對她都沒有幫助。

我在二〇〇七年接手治療史蒂芬妮，當時她已受癲癇之苦十七年。別的醫生認為我是癲癇專家，應該能為反覆不定的診斷做出最終判斷。我請史蒂芬妮住院，等著觀察癲癇發作。因為大多數神經診斷靠的是臨床經驗——換句話說，靠的是詮釋病史和身體檢查——只要能觀察到史蒂芬妮抽搐一次就夠了。結果，我果然見到我已見過多次的典型症狀：「僵直性」僵硬（‘tonic’ stiffening）和「陣攣性」肌肉抽搐（‘clonic’ muscle jerking）。這只能用癲癇型抽搐解釋。史蒂芬妮無疑是癲癇。

不過，這並不代表我已完全解開謎團。因為不論是腦瘤、遺傳疾病、感染、發炎、發育異常或受傷，許多腦部疾病都會造成癲癇發作，而我無法從史蒂芬妮的病史和檢查鎖定特定疾病。儘管我們查不出成因，無法做出**真正的診斷**，史蒂芬妮對終於確診為癲癇仍感滿意——至少以後要是再有人問她出了什麼狀況，她有個明確的答案可以回覆。診斷讓她成為癲癇病友的一員，也為她開啟治療之門。雖然治療效果不佳，癲癇持續發作，史蒂芬妮還是覺得有個（不完美的）診斷比不知所以更好。在此之後，我們能做的只有等待，繼續觀察她的病情如何發展。

在某種程度上，許多艱難的診斷都是等待遊戲。遇上難以準確診斷或無法診斷的情況，只有兩件事能讓我們突破困局，做出正確診斷：有時是新的症狀伴隨疾病發展浮現，讓疾病的面貌變得更為清晰；較好的情況是科學追上疾病的腳步，在病人惡化前揭露診斷。以史蒂芬妮的情形來看，我兩種都需要。

先看出跡象的是一名新進醫生。

「妳覺不覺得史蒂芬妮走路的樣子有點怪？」我請史蒂芬妮再次住院評估的時候，那名醫生在神經科病房問我。

「我看不太出來。」我說。

但老實說，雖然我那時已經治療史蒂芬妮五年，可是想不起上次觀察她步行是什麼時候。我們見面通常是在診間相對而坐，談她的癲癇，偶爾也會聊聊她的家庭和工作。她從沒提過走路有問題，所以我也沒問。

「這位醫生認為妳走路有點不平衡。」我問史蒂芬妮：「妳覺得走路有問題嗎？」

她的丈夫馬克坐在她床邊的椅子上，聽完噗嗤一笑。

「他老是笑我。」史蒂芬妮把頭一偏，比了比丈夫，笑著說：「幾乎什麼東西都能絆倒我，但我一直是這樣。」

我常覺得史蒂芬妮不把自己的癲癇當回事，她不是那種愛誇大病情的人。我繼續追問，才發現她從小就動作不協調，而且這個問題越來越嚴重，一旁的馬克也點頭稱是。但因為變化緩慢又細微，他們從沒想過要提。

我觀察史蒂芬妮走過走廊，發現她走路內八字，拖著腳，步伐不穩。我又請她想像自己踩著一條線走，像做酒醉測試那樣。她做得到，但十分勉強。接著，我請她躺在床上，檢查她的腿，發現她雙腿僵硬，反射動作過於強烈，有些肌肉稍嫌無力。此外，雖然她從沒講過手臂有問題，但那裡的肌肉似乎也異常僵硬。

神經學家稱這種症狀為痙攣性下肢輕癱（spastic paraparesis）。這裡的「痙攣」是指四肢僵硬，「下肢輕癱」則指腿部無力。任何干擾大腦或脊髓運動神經通路的傷害，都會造成這種症狀。我想起史蒂芬妮癲癇發作時的無數次跌倒，難道她傷到脖子？不曉得脊髓有沒有受傷？

馬克突然冒出一句：「艾碧蓋兒走起路來和媽媽一樣。」

我驚訝地看向史蒂芬妮。她每次談到孩子，總是誇讚她們表現得好。我以為她們都很健康。

「學校裡的小朋友叫她『企鵝』。」馬克說。

多年以後，當我終於有機會和艾碧蓋兒交談，想起這一幕還是令我愧疚不已。這孩子在學校竟然因為「走路好笑」遭到嘲弄。

艾碧蓋兒雖然害羞，卻也自信能幹。她喜歡團隊運動，可是和媽媽一樣，總是最後一個被挑進隊伍。好在她已調適過來：游泳和瑜伽比任何需要跑步的運動更適合她。

我立刻抓住這個新訊息不放，我們神經科就是喜歡從各種片段拼湊診斷拼圖。排除史蒂芬妮的步行問題是脊髓受傷造成的之後，我建議她們母女二人都去看另一位神經科醫生，因為肌肉和運動問題是他的專長。那名醫生同意她們有痙攣性下肢輕癱的問題，原因可能是遺傳。

幾年之間各種不同的技術突破，終於讓史蒂芬妮和艾碧蓋兒的診斷撥雲見日。她們在二〇一二年就做了基因檢測，但當時查不出對她們有幫助的資訊。沒過多久，我們的基因編碼分析能力大幅提升。到二〇一九年，我收到她們的神經遺傳學家的信。新一輪的檢測顯示：史蒂芬妮和艾碧蓋兒的染色體上都有一個基因變異（以前叫基因突變）。發生異常的是 KCNA1 基因。

某種基因異常會造成什麼疾病，端視該基因健全時的功能而定。KCNA1 基因的作用是為通路編碼，讓離子得以進出細胞。這對神經系統正常運作極為重要。並不是每個基因變異都會致病，但 KCNA1 基因中的不同變異與許多神經問題有關，其中也包括步行問題和癲癇。史蒂芬妮和艾碧蓋兒的變異十分罕見，罕見到在此之前只有兩份紀錄。雖然這種基因異常是新發現的，我們對它認識不深，可是從前兩個案例看來，其他有同樣基因變異的人也有史蒂芬妮的神經問題。換言之，我們總算為史蒂芬妮找出確切的診斷。

於是，在尋尋覓覓將近三十年之後，我們終於得到答案。史蒂芬妮的診斷是：她的癲癇和痙攣性下肢輕癱，應該是 KCNA1 基因變異造成的。醫生最感興趣的就是這種診斷——罕見、難纏、出乎意料、少有前例。這個診斷或許可以解釋史蒂芬妮所有的問題。

然而，診斷原本應該要指出方向。在過去，診斷必須能解釋症狀，提示接下來該怎麼做，為病人找到同樣身受其害的人，但史蒂芬妮和艾碧蓋兒的診斷一項也沒做到。拜科學進步之賜，罕見與前所未聞的診斷紛紛出現，儘管它們罕見到沒人知道將來會怎麼發展，得到這種診斷的人卻越來越多。史蒂芬妮和艾碧蓋兒不巧也屬於這一類。

我為她們做出診斷時還沒見過艾碧蓋兒。我在她不在場的情況下，根據與她父母的對話判斷她需要看神經科。我猜她和媽媽都有同樣的神經問題，也認為讓她知道這件事對她比較好。她照著我的建議做了。

多年以後，我半是探詢、半是期盼地對艾碧蓋兒說：「希望我沒讓妳對自己的身體和健康過於敏感。」

她想了一會兒。「我想我知道妳的意思。」她說：「幼兒園小朋友跌倒的時候就是這樣。如果看到流血，他們會開始哭；但如果沒有看到血，他們會自己站起來繼續玩，好像什麼事都沒發生一樣。」

「我怕我讓妳變得太擔心自己的健康。」我坦白對她說。

「沒有啦。」艾碧蓋兒笑著搖頭：「就是過日子而已。」

十一年後聽見這句話，我心中的大石終於放下。

史蒂芬妮和女兒不同，她花了多年時間尋求確切診斷。那些日子雖不好受，卻也彌足珍貴。在不曉得自己可能有進行性醫療問題的情況下，她不過度擔心自己的未來，大膽追夢，成家立業。十多歲的時候，她眼中的未來無拘無束，充滿無限可能。

「我到四十多歲才知道自己有遺傳問題，所以我照常過日子，有自己的事業和人生。不知道自己有異常基因的時候，我還能抱著希望，希望一切能漸漸好轉。」她對我說。

「真的假的！？沒有診斷比較好？」我十分驚訝，因為依我的經驗，大多數人不是這樣想。

「人家說『無知是福』不是沒道理的。」史蒂芬妮笑道。

艾碧蓋兒和媽媽不同，她不必苦苦尋求就獲得診斷，只不過知道得太早。她不必和媽媽一樣經歷診斷不確定的折磨，但也無法像媽媽一樣擁有對未來無限樂觀的奢侈。

在我建議艾碧蓋兒看神經科之前，她根本不知道自己有健康問題。可是她遲早會發現。她的步行問題隨年紀越大越嚴重。大學畢業後，她前往法國滑雪勝地當過一陣子保母。那時她走濕滑、鬆軟、不平的路面已有問題。有一天晚上，幾個朋友喝得有些醉意，開始做名牌挖苦彼此的特徵。艾碧蓋兒的是：嗨，我是艾碧蓋兒，我沒辦法在雪上走路喔！雖然她現在還可以步行，但走不了多遠，也沒辦法長時間站著。最近去迪士尼樂園的時候，她有些時間必須坐輪椅。

如果要我舉幾個艾碧蓋兒早早得到診斷的好處，我會說她不必經歷媽媽為求診斷所受的苦，也不必承受別人懷疑的目光。雖然她的情況非常罕見，而且沒人說得準將來會如何發展，可是從觀察媽媽的舉止、經歷，以及處事態度，她一定更加懂事。診斷也讓艾碧蓋兒能及早做好生涯規劃。她察覺自己漸漸無法追著小孩子跑，也明白自己遲早會失去從事托育工作的能力或意願。她比較適合勞動量低的工作，也開始以這樣的職業為長期目標。

得到診斷讓她獲得實際幫助，例如殘障停車位。如果想前往可能對她造成身體負擔的場所或活動，照護者可以陪同參加。如果需要，正式診斷能讓她更容易獲得經濟支持。此外，既然她現在知道這是家族遺傳病，將來她可以選擇求助科技，生下不會發生這種遺傳病的孩子——也可以選擇不這樣做。雖然這個診斷並不完美，但因為有這個診斷，她得到選擇的機會。

然而，獲得診斷也可能造成另一種結果。知道自己有痙攣性下肢輕癱，可能讓艾碧蓋兒過度在意腿部問題，以致劃地自限，默認自己無法成為強壯的運動員，於是既不嘗試團隊運動，也逃避所有自認做不好的事。也許她會因此放棄自己最喜愛的幼保工作，選擇比較沒有體能負擔的職業。如果新雇主得知她的診斷，甚至可能出於健康因素不錄用她。她也可能因為患有進行性疾病遭保險公司拒保。

好在艾碧蓋兒和媽媽一樣堅韌務實，懂得把診斷擱在一邊，好好過人生——問題是，我建議她去看神經科時根本不了解她的個性。換做另一個人，也許會把診斷當成身分認同的一部分，人生從此轉彎。「Patient」這個字源於拉丁文動詞「pati」，意思是受苦。當我把艾碧蓋兒劃入病人之列，就可能讓她受苦。事情沒有這樣發展，純粹是我交了好運。

導言 Introduction

從我徵得史蒂芬妮同意寫下她的故事開始，她便三不五時寄電郵給我，與我分享她閒暇時畫的水彩畫，主題不是花就是鳥，風格活潑輕快。每次看到史蒂芬妮的作品，我總忍不住微笑。雖然我終究無法根治她的癲癇，但我看得出她變得更加自在，可能是因為有了診斷，也可能是因為我們一起走過的旅程為她帶來新的體悟。儘管如此，我還是心情複雜，不知給她診斷是好是壞。事實上，我對所有無法提出治療方式的診斷都喜憂參半，畢竟有些診斷連稍微減輕症狀的辦法也沒有。病症獲得解釋固然令人安慰，可是除了讓人因為找到答案而稍微釋懷之外，診斷標籤還有什麼別的意義？

我已行醫三十多年，其中二十五年是神經科醫師。寫書的時候，我牽掛的總是我的病人。近年令我日益憂心的是青少年。轉介給我的病人多半已有三種、四種、甚至五種慢性病診斷——自閉症、妥瑞氏症（Tourette's syndrome）、注意力不足過動症（以下簡稱ＡＤＨＤ）、偏頭痛、纖維肌痛症（fibromyalgia）、多囊性卵巢症候群（polycystic ovary syndrome）、憂鬱症、飲食障礙症、焦慮症，不一而足——但只有部分診斷是能治療的。許多新的診斷在我讀醫學院時還不存在，現在卻比比皆是。關節過動型埃勒斯－當洛二氏症、1姿勢性心搏過速症候群2和許多新遺傳病都是如此。這些診斷是怎麼出現的？為什麼能在這麼短的時間裡從無到有，甚至比比皆是？看到這麼多二、三十歲的年輕人這麼早就被貼上這麼多疾病標籤，我著實心驚。年紀大的人也不例外，只不過他們的標籤是高血壓、高膽固醇、下背痛等等。在轉介給我的病人裡，我已經很少看到沒有一長串診斷的病歷。他們找上我時往往是出現新的症狀，希望我能提出另一個診斷加以解釋。醫學有許多盲點，有些作法已經變成例行公事，它們承諾能解決問題，卻沒有人發現它們其實做不到。我看見的一長串診斷是否也是這個現象的一部分？對此，我思索已久。

即使不是醫療專業人士，也能看出某些診斷突然變得隨處可見。被診斷為精神健康疾病、行為障礙、學習障礙的人大幅增加，日常對話和報章媒體也忠實反映這股趨勢，例如「ＡＤＨＤ診斷暴增，背後原因何在？」（《新科學人》，二〇二三年五月號）。[1]「研究發現自閉症盛行率再次升高」（《紐約時報》，二〇二三年三月）。[2]精神健康疾病的許多領域也是如此：「PTSD大學生激增」（《紐約時報》，二〇二四年五月）、[3]「美國成年人憂鬱症比例超過六分之一，創美國史上新高」（ＣＮＮ，二〇二三年五月）、[4]「憂鬱症及焦慮症盛行率去年提高百分之二十五」

1 譯註：Hypermobile Ehlers-Danlos syndrome，又稱「鬆皮症」。

2 譯註：postural orthostatic tachycardia syndrome，又稱「直立不耐症」。

（《富比士》，二〇二三年二月）。[5]

不僅精神健康相關問題增加。過去二十五年，美國的哮喘診斷提高四成八。[6]根據推估，美國癌症人數在二〇二四年首度超過兩百萬人[7]，英國的失智症診斷也在同年創下新高。[8]把範圍擴大到全球，糖尿病患者目前有五億三千七百萬人，到二〇四五年預計達七億八千三百萬人。[9]在過去二十年，下列身體健康問題的診斷率急速攀升：癌症、遺傳疾病、失智症、高血壓、高膽固醇血症、糖尿病、骨質疏鬆症、腎臟病、多囊性卵巢症候群、子宮內膜異位症、肺栓塞、主動脈瘤、慢性萊姆病，數不勝數。

對我們的健康來說，這些驚人的統計數字意味著什麼？從表面上看，這似乎代表我們的身心健康大不如前。但這種變化其實也能用別的方式加以解釋。也許，診斷率上升反映的是醫學進步？既然我們發現醫療問題的能力變強，一定更能找出需要治療的人。自閉症等疾病的診斷率之所以提高，是因為患者終於得到正確診斷，獲得支持。知道自己有高血壓和糖尿病的人之所以越來越多，是因為醫生更主動尋找這類病人加以治療。如果確實如此，診斷率上升其實是好事，代表我們能變得比以前更為健康。

然而，除了這兩種解釋之外，還有第三種可能。新診斷增加或許還有更深的原因：也許，原本位在灰色地帶的健康問題，正逐漸變成板上釘釘的診斷，將正常的差異病理化（pathologised）？也許，這些統計數字代表的是日常經驗的醫療化，於是體態不完美、悲傷、社交焦慮不再是人生常態，而是病症？換句話說：我們並不是變得更容易生病，而是將越來越多情況當成疾病。

哪一種解釋最為正確？我想我們很難達成共識，醫療專業人士和社會大眾也正為此激辯。無論如何，我認為尋找答案對我們有益，因為盡早發現輕微健康問題的浪潮正步步進逼，越來越多人相信這樣做一定是對的。我準備以這本書論證的是第三種可能——我們正活在追求心理和身體健康診斷的時代，逐漸成為過度醫療的受害者。扭轉趨勢的時刻到了。

醫學發展與社會變遷已快速推進**過度診斷**（overdiagnosis）和**過度醫療化**（overmedicalisation），我將在書中詳加討論這兩種現象。誤診（misdiagnosis）單純是診斷失誤，過度診斷更為複雜，代表的是診斷雖然正確，卻對病人無益，甚至可能有害。過度診斷有幾種形式：一種是在病人沒有治療急迫性時查出醫療問題（例如在十五歲的艾碧蓋兒並不覺得自己哪裡不對勁之前，就告知她有無法治療的痙攣性下肢輕癱遺傳病）；一種是在無法證明篩檢能讓人更長壽、更健康的情形下，對沒有症狀的人做太多健康篩檢；還有一種是在疾病初期就採取太具侵襲性的治療。此外，非必要的健康監測過多也是過度診斷。

過度醫療化和過度診斷有關，但略有不同。例如為一般的個人差異、行為或生命階段貼上醫療標籤，納入醫生的業務範圍；或是把不成熟或社交焦慮的孩子當成病人，說他們有腦部神經發展疾病；也可能是將不屬疾病的問題視為疾病，期望能以醫學方式治療，例如我們接下來會談到的老化、睡眠障礙、性慾障礙、停經和不快樂。

過度診斷和過度醫療化盛行的主要機制有二。其一是過度偵測（overdetection），採用新的技術或更敏感、更密集的篩檢計畫，務求在症狀輕微的發軔期檢出疾病。其二是擴大疾病定義，緩緩挪移正常與異常的界線，將過去認為健康的人歸為病人。這也稱為「診斷蠕行」（diagnosis creep）。

過度診斷和過度醫療化通常立意良善，問題出在把未經檢驗的假設當成真理——假設人一定想知道身心健康的未來，即使無法改變亦然；假設醫療多多益善；假設現代醫療更為優越；假設高科技一定優於低科技——可是，醫學發展根據的應該是證據，而非假設。

人人擔心診斷不足（underdiagnosis），這種憂慮並沒有錯。畢竟，許多人都有健康警訊被醫療專業人員忽視的經驗。相較之下，過度診斷比診斷不足難察覺得多，受到的討論更遠遠不足。當一個人得知自己罹病或有罹病風險，往往沒有底氣反駁或否定醫生的結論。人很難判斷自己得到的治療是非必要的，換句話說，會出言抱怨自己受到過度診斷的人少之又少。此外，我們很難察覺診斷什麼時候越界為過度診斷、適切治療從哪一步開始變成過度治療。因為這個原因，也因為我們太害怕漏診（missed diagnoses），我們很容易率爾做出太多診斷。

越來越多證據顯示過度診斷恐怕已超過診斷不足，同時也造成了一些傷害。請思考一件事：據英格蘭國民保健署（National Health Service，以下簡稱ＮＨＳ）估計，拜癌症篩檢之賜，每年有一萬人及早治療，保住性命。[10]問題是，如果篩檢發現的極早期癌細胞根本不會發展成重症，大規模篩檢意義何在？並不是所有癌細胞都會發展成成熟的癌症，也許這一萬人裡有一部分因此保住性命，但其他人卻接受了非必要的癌症治療。這是過度偵測導致過度診斷時屢見不鮮的例子。據美國二〇二三年的研究估計，七十歲以上診斷乳癌的女性有三成一是過度診斷。[11] 法國也有研究指出：四年之間，因甲狀腺癌過度診斷造成的花費超過一億歐元。[12] 許多攝護腺癌篩檢計畫其實**沒有**拯救人命，反倒是每一千名男性接受篩檢，會有多達二十名診斷出癌症並接受治療，但他們的情況其實放著不管也不會造成問題。[13] 世界各地不斷出現這種例子，每一種癌症篩檢都不例外。癌症篩檢計畫雖能挽救一部分人的性命，但代價是讓另一些人接受非必要的侵入性治療，心裡蒙上癌症診斷的陰影。

擴大疾病定義造成許多疾病的診斷率大幅上升。標準放寬之後，自然有更多人被歸為病人。舉例來說，糖尿病前期（pre-diabetes）指的是血糖值完全正常到真正罹病的階段。二〇〇三年，美國糖尿病協會調整糖尿病前期的定義，將空腹正常血糖值從每升六點一毫莫耳調降到五點六毫莫耳。[14] 這個改變看似不大，卻讓糖尿病前期的人數一夕之間至少暴增兩到三倍。如果全球全面採用降低後的糖尿病前期標準，再加上其他葡萄糖耐受量檢查，中國會有半數成年人被歸為糖尿病前期，英、美兩國則是三分之一。被認定為糖尿病高風險族群之後，這一大群人不但必須接受醫療監測，可能也會產生健康焦慮。

簡言之，糖尿病前期的診斷量之所以驟然暴增，只是因為一個委員會決定下修正常血糖值標準。這樣做的初衷是讓人活得更健康、更長壽，希望能讓更多人在發病前有所警覺，以便盡早接受治療或諮詢醫生，以免真的發病。然而，儘管委員會認為這項措施能降低糖尿病盛行率，我們其實並不確定這樣做是否有效——標準更動至今已超過二十年，全球糖尿病盛行率仍一年比一年高。雖然糖尿病前期診斷的確讓一部分人受益，延遲了他們發病的時間，但許多（也有人說是大多數）得到這個診斷的人就算沒做診斷，也不會發病。他們原本可能不需要監測。這樣說來，這種界定較寬、納入輕症病例的診斷，究竟是拯救了這群人的生命，還是徒然將他們醫療化而收效甚微？

我們也可以換個例子，看看那些直到近年才發現自己有自閉症或ＡＤＨＤ的人。找出總是與環境格格不入的成人或兒童，以這類診斷解釋他們為何難以與人互動，原本是為了讓他們更快樂、更成功。我們知道，只要及早介入，療育對這類兒童和情況較為嚴重的患者的確有效，有助於他們的生涯發展。然而，近年自閉症和ＡＤＨＤ的定義重新修訂之後，我們看到的是：「症狀」十分輕微和年長得多的人也得到診斷，可是能證明社會或醫療介入對他們有幫助的證據少之又少。這讓我們不禁要問：獲得這類診斷的人，真的都能因此受益嗎？過度診斷並不是說診斷是錯的，而是指診斷帶來的傷害可能大過好處。告知一個人腦部有無法治療的疾病，會不會造成難以言喻的傷害？在得到解答的短暫安慰消失之後，下一步該怎麼走？診斷可能對心理安適和社會地位造成負面影響，後果難以衡量。

因此，我們可以說過度診斷的最大特徵是：疾病檢測率大幅提高，可是對長期健康缺乏實質助益。人們常逕自認定診斷越精準越好、越先進越好、越早做越好、能納入越多人越好，卻從來沒有好好檢視這個假設是否成立。我憂心的是，科學界太急於運用所有新診斷技術，全力搜索剛剛萌芽、微不足道的醫療問題——加上我們天生渴望解釋——以致沒有充分投入時間權衡利弊。

同樣重要的是：大眾之所以對過度醫療化和過度診斷毫無戒心，並不是醫界獨力造成的。不論是將**悲傷病理化**，還是從生物學角度解釋生命中的**不完美**，既是科學潮流，也是社會趨勢。我們不妨進一步思考：社會對「成功」和「完美」的期待是如何推波助瀾，促成這場過度診斷危機？社會鼓勵我們相信：不論我們想要什麼，應該都能實現——但實際上未必如此。我擔心的是，醫學診斷已經變成我們重新詮釋失敗的工具。對身心完美高到不切實際的期待，恐怕正把我們變成病人，剝奪我們掌控自身命運的能力。

我是神經科醫師，主要工作是照顧腦部疾病（如癲癇）患者，但我也常接觸另一群與本書主題密切相關的人——心身症患者，亦即由於心理原因而出現非常**真實**的身體症狀的人。雖然每一個人都有可能受過度診斷之害，但這一群人風險特別高。在診斷似乎能解釋人類一切經驗的氛圍裡，我們對普通的身體變化變得敏感，也容易為此憂心。人需要的其實是消除疑慮，但現在得到的經常是醫學診斷。既然現在身體變化不分種類、精神痛苦不分輕重，幾乎都有疾病標籤，我不得不為這群情緒困擾表現為身體症狀的人憂慮，擔心他們輕易把這些症狀當成疾病。

心身症常常起於我們就自身健康對自己訴說的故事。對一個人說他們生病了——不論是發展障礙、化學失衡或即將發病——會改變他們理解和使用身體的方式。艾碧蓋兒舉的例子相當好，小孩子對跌倒的反應會隨有沒有見到血而定。有時候，疾病標籤就像指著你的身體告訴你那裡有血，對你產生了同樣的效果。標籤能夠完全改變你對自身身體的經驗，透過所謂的「反安慰劑」（nocebo）效應（俟後述）讓我們真的生病。感覺不舒服的時候，我們自然想知道原因。因此，診斷標籤其實是醫病雙方一起貼上的，因為醫生和病人都希望得到解釋。然而，如果大家知道這樣做的代價，恐怕比較不會那麼希望貼上標籤。對一部分人來說，診斷可能讓他們預期自己會發病，結果在明明沒病或病情輕微時真的產生症狀。

事實上，過度診斷的潛在受害者人數龐大，不僅限於容易出現心身症的人。試想：美國七十歲以上的女性，有三成一可能在乳癌篩檢中受到過度診斷，這種非必要的診斷會讓她們晚年蒙上多大陰影？還有那些被診斷為糖尿病前期的人，人生從此填滿抽血檢查和回診，可是在過去，他們會被認定為健康的人。

過度診斷不只傷害獲得診斷的個人，也會波及屬於該診斷的群體。試想：隨著「憂鬱症」、「自閉症」的定義改變，症狀輕微的人也被納入這個族群，這類症狀最嚴重的人會受到什麼影響？隨著越來越多人被貼上「高血壓」或「糖尿病前期」的標籤、越來越多人被告知停經的負面效應或睡眠不足的害處，這類問題最嚴重的人會受到什麼衝擊？我認為，某種診斷的人數增加，固然可能提高服務品質，增進大眾對該病症的了解與同理，但同樣可能出現的風險是：隨著症狀極輕卻獲得診斷的人越來越多，社會可能不再把情況嚴重的病人當回事，或是分散資源，讓最需要的人無法獲得充分支持。

在許多醫療領域，我們的診斷能力超過治療能力。這樣的進步其實無濟於事，因為這代表有一部分人與診斷共度的時間更長，卻未必更加長壽。在英國，雖然失智症早期診斷率創下歷史新高，但我們對這種疾病還是束手無策，無法阻止病程發展，也無能改變確診者的命運（至少目前還做不到）。人類第一次發現致病基因變異是一九九三年，現在已高達**幾百萬個**。每一個都能提供新的診斷，框列出新的族群（例如史蒂芬妮和艾碧蓋兒）。過去認為診斷理應帶出治療方式和預後發展，但新的基因診斷很少做到這點。在醫療標籤和早期診斷遽增的今日，人們被貼上的標籤改變的問題更加值得留意。

我將以本書探討現代醫學如何重畫疾病與健康的界線，還有這種變化正對我們的生活造成什麼影響。令我日益憂心的是：我們恐怕正將越來越多健康的人變成病人，但效益有限，遺害無窮。我們以為診斷能開啟希望之門，帶我們找到解釋、支持、痊癒的可能性，認識同病相憐的病友，殊不知這扇門背後也有較為黑暗的層面，只是我們尚未充分思考。

我將在書中挑戰許多常見的假設，包括檢驗比醫生問診更準確；檢測結果是鐵一般的客觀事實；早期介入一定是最好的選擇；只要某種治療對一部分人有效，就適用於每一個人；診斷是明確而固定的；超前檢驗（pre-emptive testing）是長期維持健康最穩當的辦法；知道越多越好。

我也會談到：「檢驗」的概念因時而異，改變所造成的影響利弊互見。隨著越來越多人樂於自我診斷，人們對醫療問題的理解逐漸與科學發現脫鉤。這種發展對某些病人產生深遠影響。現在，網路上隨處可見自閉症和ADHD自我診斷問卷，研究甚至同時納入自我診斷和正式診斷的人。發展新的診斷概念曾經是醫生的權力，現在已不再是如此。病人推動的研究與社會壓力如何促成新的診斷（shape of diagnosis）？長新冠是病人創造的，也是第一個從推特留言串誕生的疾病——我很確定它不會是最後一個。

我會嘗試探究促使各種診斷不斷增加的因素。雖然原因之一無疑是醫生和科學家總愛使用新的技術，但這種趨勢並不完全是他們造成的，我們許多人也有責任，畢竟急於為身體不適和心理困擾尋求解釋的人不在少數。在渴望得到解答又沒有其他資源支持的情況下，我們只能向醫療機構求助。

接下來的每一章會各自檢視一種診斷，同時分享曾受惠於現代診斷醫學的真人真事。我不奢望能以一本書談遍所有心理與生理診斷，所以特別挑選了幾個最具代表性的主題，期盼能在反映新興診斷議題之餘，也帶來更多啟發。

我將從亨丁頓舞蹈症（Huntington's disease）談起。雖然大多數人不會遇上這種疾病，但它的故事極為重要，因為我們每一個人很快就會面臨類似難題。

早在幾十年前，亨丁頓舞蹈症患者就能透過提前診斷，預知自己在遙遠的未來將會發病。隨著檢驗更加敏感、基因診斷日益普遍，許多人不久以後也將得到同樣的機會。如果你注定十年以後會罹患失智症，而這種病目前仍無法治癒，你會想知道嗎？這一章將檢視與這種資訊共存的感覺，並挑戰許多人「知道總比不知道好」的假設。

接著，我們會談談萊姆病（Lyme disease）和長新冠，兩種許多人已經遇過的疾病。萊姆病和長新冠有不少共同點，例如兩者都起於病人主導的運動，登場方式和其他疾病很不一樣，兩者也都蒙上爭議。萊姆病和長新冠的教訓值得所有診斷借鏡——檢驗不如我們以為的那麼準確，但可能誤導我們相信檢驗是準確的，實際上助長錯誤。診斷是一門真正的藝術，是主觀的。換言之，檢驗可能出錯或遭到利用，也不能免於社會壓力。

在自閉症那章，我會探討這種疾病的變化：自閉症以往長期診斷不足，為何現在變得如此常見？自閉者現在的形象，為何與一九四〇年代一開始注意到的自閉症兒童如此不同？我會討論診斷如何隨著時間自然演進和成長，但依據的不是科學進展，而是社會共識。我也會問另一個問題：在自閉症標準放寬之後，自閉者個人和整個族群是否因此受益？

癌症病例與日俱增。癌症篩檢能找出高風險族群，挽救他們的生命。這一章的主角是幾位得知自己帶有癌症基因的女性。除了記述她們的故事之外，我也會探討預先診斷（advanced diagnosis）和早期診斷是否真的那麼可靠。我們是否太迷戀自己的新技術能力，太執著於盡早發現疾病，以致於強迫人們接受他們其實並不需要的治療？另一方面，現在有私人公司大量推出非處方基因檢測，造成許多更加令人不安的後果，我也會在這一章加以討論。

「我們是否正將正常病理化」是近年熱議的話題之一。許多人擔心，過去視為一般情緒起伏的心理困擾，現在被當成醫療問題處理，以生物學術語解釋。你不是悲傷，而是血清素低；不是健忘、煩躁、不安，而是大腦神經連結出錯。在神經多樣性這章，我會探討是否所有精神健康診斷都是醫療問題，以及這種診斷引起的情緒代價是否有礙康復。當一個人把疾病當成身分認同的一部分，會發生什麼情況？

和書中人物交談的時候，我常有一種感覺：希望自己完美的人太多，而且有些人不但希望子女完美，也希望自己尚未出生的子女完美。在「無名症候群」（Syndrome Without a Name）一章，我會討論對兒童、嬰幼兒、尚未出生的胎兒（the unborn）做預先診斷的倫理與實務議題。童年理應享有相信未來充滿無限可能的權利。以診斷預測兒童的將來和選擇基因「完美」的下一代，真的是讓未來的世代更健康、更快樂的最佳策略嗎？

到了終章，我會把焦點帶回我的病人，並說明我寫這本書的原因。過去三十年，我們看到新的診斷數量大增（例如關節過動型埃勒斯－當洛二氏症、姿勢性心搏過速症候群）。即使你尚未察覺，不久以後也會發現。這些診斷究竟是怎麼出現的？它們是將身體的一般變化病理化嗎？我們正在有系統地發明標籤，試圖解釋所有的不完美和身體差異。現在不分年齡，每一個人都越來越難自認完全健康。

《製造診斷的時代》關切的不是英國、美國或特定地區的醫療服務——過度診斷是今日世界普遍存在的問題。為了寫作本書，我不僅借助自己的臨床經驗，也訪談了幾十名病人，同時向世界各地的醫學專家和研究者求教。我爬梳醫學文獻，設法釐清新的診斷是怎麼出現的。我聽見一些令人心碎的故事，關於原本健康無恙的人得知噩耗，明白自己若不壯士斷腕，做出重大決定，有一天可能死於癌症。在幾乎無法取捨的兩難之間，他們選擇改變，為自己挽回一命。我拜訪子女被診斷出罕見遺傳疾病的家長，訪問得知自己的人生將因無法治癒的退化性疾病而縮短的年輕人。他們讓我學到：人生的價值不在長壽，也不在完美無缺的健康，而在關係，在每一次小小的欣喜，在對自己而言意義非凡的成就。我同自閉症和ＡＤＨＤ的人交談，與神經多樣學童的父母和老師對話，希望能更加了解：在一個人的感受、行為、特質被貼上醫學異常的標籤之後，他們失去了什麼？又獲得了什麼？我會追溯萊姆病和長新冠等疾病的起源，嘗試梳理新診斷的形成過程，並思考公眾運動和社群媒體未來可能如何改變診斷。願意和我對話的人大多認為診斷讓他們得到支持，對他們意義重大，但同時毫不諱言有些作法應該改變。

本書關切的也不是為醫療服務節約開支。你也許認為，改善診斷預測工具、擴大超前診斷、強化精神健康問題辨識能力，都是成本合理又能有效增進大眾健康的好方法。提高成本效率（cost-efficient）的確是這些措施的重大考量，可是讓更多人在疾病初期獲得診斷，代價其實不低。過度診斷是所謂「低價值醫療」（low-value care），浪擲金錢治療原本就不會惡化的病，耗費資源監測放著不管也會自動消失的輕症。但另一方面，本書亦無意提倡醫療資源配給，追求成本效能。重視診斷的文化有其優點，但這種文化也會對生理與心理健康造成負面影響。我希望本書能促進兩者的平衡，讓醫療品質進一步提升。

我們的社會運用新科技的記錄並不光彩。從抗生素、類鴉片止痛劑、塑膠到石油，每當我們發明或發現足以改變世界的事物，我們往往得意忘形，不是濫用就是誤用，直到事態嚴重才驚覺鑄下大錯。現在，我們應該退後一步，重新檢視現代診斷的利與弊。新科技充滿魅惑，很容易讓人迷失，所以我們更應勉力保持平衡。如果有單一診斷能明確解釋自己的身心狀況，我們通常樂於接受。而當科學或醫生提出高明的解方，我們往往每次自動依樣畫葫蘆。然而，只因為我們做得到某件事，並不代表我們應該去做。

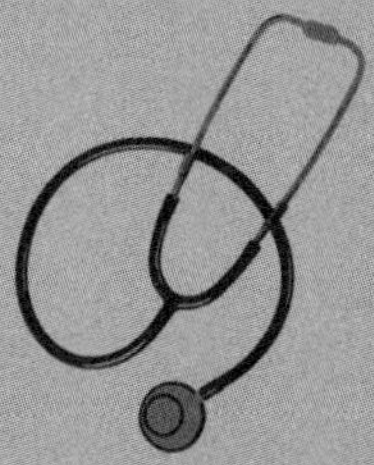

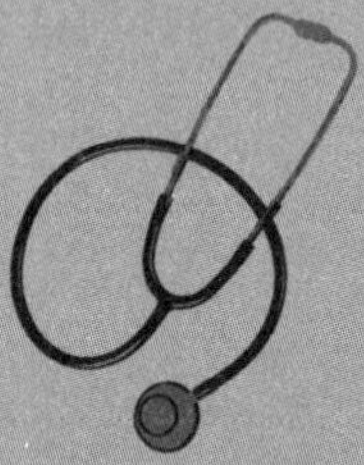

CHAPTER 1

亨丁頓舞蹈症 Huntington's Disease

「如果妳明天會被公車撞到，妳應該不會想提前知道吧？」瓦倫蒂娜問我。

「我想我會喔。」我想了一下，拿定主意：「我會想和親朋好友多說些話，也會想把麗思（Ritz）飯店的菜先吃過一輪！」

我們都笑了，但彼此心知肚明瓦倫蒂娜更了解箇中滋味。瓦倫蒂娜的媽媽有遺傳性神經疾病亨丁頓舞蹈症，瓦倫蒂娜有五成的機率遺傳到這種病。多年來，她反覆思考要不要接受檢驗，不斷掂量提前得知未來健康情況的利弊。預測型基因檢測固然能為她帶來一些確定感，但這種檢查和所有預測型診斷檢驗一樣，也會造成許多人始料未及的後果。

預測醫學（predictive medicine）是在健康的人發病之前做出診斷。預測型遺傳診斷能讓人得知幾十年後可能出現的健康問題。換句話說，受檢者會在等待和警戒症狀來襲的心情中度過許多年。

亨丁頓舞蹈症會造成進行性身體與認知障礙，目前仍無法治療。初期跡象經常是細微的行為變化，例如情緒波動、社交退縮、難以控制衝動、組織能力退化。精神症狀十分明顯，像是憂鬱、躁症、強迫行為，也可能出現死亡及自殺念頭。動作障礙通常較晚出現（但有時早期就看得到），造成動作笨拙、平衡感差、口齒不清、吞嚥困難。這種病的典型特徵是非自主肌肉抽搐，被稱為「舞蹈症」（chorea）或「舞蹈病狀舉動」（choreiform movements）。病人到了後期會失去步行能力，難以進食和說話。我們現在還沒有辦法阻止病情惡化。患者通常在三十到五十歲發作，十到二十五年後死亡。亨丁頓舞蹈症是第一個查出致病基因的遺傳病，因此，它的病人也比其他人更早了解，接受預測診斷檢驗是多麼重大的決定。

人類的DNA排列成二十三對染色體，其中一對性染色體X和Y，其他二十二對是體染色體。基因是構成染色體內DNA長鏈的小片段，是遺傳的基本單位，包含人類發育所需的所有指令。基因構成蛋白質，蛋白質構成細胞，而我們由細胞構成。當基因碼出錯，就可能造成遺傳性疾病。基因出錯以前稱為「突變」，現在稱為「變異」。

了解DNA的正常結構之後，我們開始尋找導致疾病的基因變異。一九九三年，科學家們終於查出引起亨丁頓舞蹈症的缺陷基因是哪一個。亨丁頓舞蹈症是單基因遺傳病，亦即這種病是單一基因出錯所致（相對來說，多基因遺傳病是多個基因出錯造成的）。亨丁頓舞蹈症是體染色體顯性遺傳病，致病基因位於第四號體染色體。這對染色體上只要一個基因出現變異，就會導致亨丁頓舞蹈症。亨丁頓舞蹈症這種單基因顯性遺傳疾病的預測率準確，因為只有兩種可能：孩子不是遺傳到罹病家長的基因變異，就是沒遺傳到，罹病率是五五波。這種病的基因變異不只是風險因子而已，有這種基因變異的人不是可能發病，而是一定發病。唯一的問題是症狀何時發作、惡化多快。

發現亨丁頓舞蹈症基因變異讓檢驗變得普及。從此以後，有亨丁頓舞蹈症家族病史的人都能提早檢驗，確認自己是否也會發病。這是臨床醫學第一次有機會徹底思考：為健康的人診斷尚未發作但無法治療的疾病，究竟意義何在？

得知媽媽去做亨丁頓舞蹈症檢驗時，瓦倫蒂娜二十八歲，正懷著頭胎。在此之前，瓦倫蒂娜一家從沒想過自己可能有亨丁頓舞蹈症。瓦倫蒂娜的媽媽薇薇安是領養的孩子，沒人對她提過生父生母有什麼嚴重的隱疾，所以她年過五十開始肌肉抽動、平衡失調、拿不穩東西時，誰也沒聯想到那些都是亨丁頓舞蹈症的初期症狀。很久以後，瓦倫蒂娜才開始懷疑媽媽的症狀其實更久以前就已出現。在瓦倫蒂娜記憶裡，薇薇安多年以來經常陷入憂鬱，容易驚慌，優柔寡斷。大家當

時以為只是一般精神健康問題，殊不知那些非特異症狀正是神經開始退化的先兆。

一次腦部掃描之後，神經科醫生開始警覺到薇薇安可能是亨丁頓舞蹈症，建議她做基因檢測。但薇薇安不以為意，因為她認為要是生父生母有這種病，辦理領養的人一定會告知，既然沒有人提，自己不可能是亨丁頓舞蹈症。薇薇安一家後來才知道她的生父在精神病院住過幾年。而過去由於對亨丁頓舞蹈症認識不足，也難以診斷，有些患者只能苦苦待在精神病院裡得不到診斷。在不知道自己有風險的情況下，薇薇安打從心底相信檢驗結果一定是陰性。看到媽媽這麼不在意這件事，瓦倫蒂娜也不怎麼擔心，甚至連檢查結果都沒問。

薇薇安發現自己罹患亨丁頓舞蹈症那天，瓦倫蒂娜的世界天翻地覆。不僅如此，她的手足、外甥、外甥女、甚至尚未出世的孩子的未來，一夕之間統統成了未知數。薇薇安的四個兒女，從健健康康的年輕人，變成有五成機率罹患無藥可治的神經退化疾病；她的孫子女的罹病風險也一下子變成百分之二十五。瓦倫蒂娜的嫂嫂當時正懷著第二胎，妹妹卡蜜拉還沒有孩子，但也正準備結婚。長姊伊汶潔琳則是已經生了三個女兒、一個兒子。

等到瓦倫蒂娜生下女兒愛菈之後，一家人才告訴她薇薇安的檢驗結果是陽性。對瓦倫蒂娜來說，這消息猶如晴天霹靂。

「聽到診斷結果的時候，我很清楚那代表什麼。」瓦倫蒂娜回憶道：「我本來就愛看醫學節目和書。我聽過亨丁頓舞蹈症，知道這種病有多嚴重。」薇薇安的症狀可能從四十出頭就已開始。

如果瓦倫蒂娜遺傳到造成亨丁頓舞蹈症的基因變異，她很可能和媽媽一樣在四十多歲發病。換句話說，她的健康時光只剩十五年左右。

瓦倫蒂娜原本是個樂觀開朗的人，但薇薇安的診斷對她造成嚴重衝擊。她變了個人，開始恐慌發作，不久以後也需要靠抗憂鬱藥控制情緒，此後一直沒有停藥。

「家裡有這種病，下一代必須盡早做準備。」瓦倫蒂娜語重心長地說：「但我們那時完全沒準備，所以一下子得做出好多決定。」

瓦倫蒂娜的兄弟姊妹當時不是已經有了孩子，就是正準備生兒育女；有的在拚事業，有的在背房貸。應該堅持原本的生涯規劃，還是該為驟然浮現的健康風險改寫人生劇本？他們四人至少有一個會遺傳媽媽的病，或許兩個。

「妳們有沒有想過趕快去做檢查？」我問瓦倫蒂娜。

「我想過，但想得不算認真。我有小孩得照顧，對我來說那才是最重要的。只有我哥路卡說他想馬上做檢查，但後來不了了之，到現在也還沒做。」

我和瓦倫蒂娜談話是在她得知媽媽的診斷二十二年後。她等了二十年才下定決心做檢查，確認自己的命運會不會和媽媽一樣。

我問瓦倫蒂娜：「是什麼原因讓妳過了這麼久才做檢查？」開始研究預測型遺傳診斷之後，我最初的反應是換做是我，我會馬上去做檢查——就像如果明天會被公車撞到，我會想預先知道一樣。瓦倫蒂娜和兄弟姊妹一開始的念頭的確也是立刻做檢查，但後來都打消主意。我很好奇他們為什麼改變想法。

「希望。」瓦倫蒂娜說：「只要不做檢查，你就能繼續緊抱自己沒事的希望。因為不想愁雲慘霧過日子，所以不想知道。希望能夠帶你走得很遠。」

儘管如此，媽媽的診斷還是讓瓦倫蒂娜的人生墜入深淵。她尋求心理師協助，但幫助不大。因為瓦倫蒂娜焦心的問題太特殊，非遺傳專業的諮商師很難了解她面臨的抉擇多麼沉重。直到她找上專業遺傳諮詢師，情緒才略獲平靜。遺傳諮詢師和心理師不同，他們是基因醫學專家，善於評估遺傳風險、解釋遺傳模式、預測遺傳疾病機率、為基因檢測提供建議。最重要的是，遺傳諮詢師能協助求助者了解不確定性，與不確定性共處。瓦倫蒂娜的決定牽涉複雜的考量，在求助過程中，遺傳諮詢師是第一位完全掌握問題核心的人。他們挑戰她立刻做檢查的衝動，幫助她意識到自己其實還沒準備好。她還年輕，才剛當上媽媽，和確認自己的健康情況相比，她更希望能好好生活。在丈夫協助下，瓦倫蒂娜漸漸找到應付恐慌的方法。然而，即使是最快樂的時刻，焦慮仍在她內心徘徊，怎麼也無法擺脫。

除了該不該做檢查之外，瓦倫蒂娜和兄弟姊妹還面臨其他重大抉擇。瓦倫蒂娜和丈夫強納森從不打算只生一個；哥哥路卡也一直想多生幾個孩子；小妹卡蜜拉則尚未成家。如果選擇自然受孕，孩子會有四分之一的機會罹患不治之症，壽命也將比一般人短。事實過於嚴酷，瓦倫蒂娜和兄弟姊妹難以接受。

預測型基因診斷有一點的確對人有益——透過這種診斷，單基因遺傳病家庭能大幅降低將基因變異傳給後代的機會：以人工方式體外受精後，先藉由胚胎著床前基因檢測（pre-implantation genetic diagnosis，以下簡稱ＰＧＴ）檢查胚胎的基因問題，最後只將第四號染色體正常的胚胎植入子宮。瓦倫蒂娜和丈夫決定生第二胎時，ＰＧＴ所費不貲，要價三萬英鎊。現在，只要申請者有某幾種單基因遺傳病的家族病史，ＮＨＳ就免費提供ＰＧＴ。不過，ＰＧＴ和所有體外受精技術一樣，成功率遠不及自然受孕，而且過程對準媽媽來說十分辛苦。

瓦倫蒂娜和丈夫為這個決定天人交戰。但經過諮詢，仔細權衡ＰＧＴ的利弊之後，他們決定自然懷孕。

「不是錢的問題。」瓦倫蒂娜對我說：「或者該說，不只是錢的問題。我沒辦法想像有一天要對其中一個孩子說：你沒問題，因為你有經過篩選。然後對愛菈說她有五成的機率得亨丁頓舞蹈症。我永遠不想讓我的孩子面對那種狀況。我也知道我沒辦法進行那樣的對話。」

對於決定生下將來可能罹患亨丁頓舞蹈症的孩子，瓦倫蒂娜深感內疚。然而，這其實是與她面臨相同難題的人常做的選擇。她哥哥路卡也做了相同的決定。他們希望自己的孩子感覺彼此是平等的。得知母親的診斷時還沒有孩子的卡蜜拉，則決定選擇ＰＧＴ。

大女兒愛菈出生五年後，瓦倫蒂娜生下傑克。那年她三十三歲，還沒有做檢查。

在種種艱難的決定之間，瓦倫蒂娜和手足看著媽媽的症狀日益惡化，心痛不已。薇薇安變得有攻擊性，動輒與人吵架或情緒失控，對丈夫從言詞羞辱演變到肢體暴力。住在附近的瓦倫蒂娜常被找來當和事佬，有時衝突還嚴重到不得不請警察處理。薇薇安對完全不認識的人也非常粗暴，看到稍微過重的人就叫他們「死胖子」，還不時爆出充滿種族歧視的謾罵，和過去的她完全不一樣。薇薇安的情緒非常低落，有一次還想從樓上窗戶跳出去。然而，這都是亨丁頓舞蹈症惡化後極常見的行為。

薇薇安的身體也漸漸失能。先是出現「舞蹈症」——持續而無法預料的不安運動（fidgety movements）——平衡感和語言能力也日益惡化。最後，家人別無選擇，只能送她去護理之家接受專業照顧。

「我開始不敢去看她。因為每次見她，都像看見我和孩子的未來。」瓦倫蒂娜對我說：「這讓我非常難過，因為我很愛我媽，我們一直很親。看見她逐漸走下坡，我一方面為她難過，一方面也像不斷提醒自己將來恐怕也會如此。」

看著媽媽一日不如一日，瓦倫蒂娜變得越來越焦慮，發現自己出現類似症狀之後更是如此。無獨有偶，大她四歲的姊姊伊汶潔琳也注意到同一件事：她們變得動作不靈活、拿不穩東西、情緒起伏不定。姊妹倆會開始講好幾個鐘頭的電話討論症狀，並設法安慰彼此沒事。瓦倫蒂娜堅持姊姊一定弄錯了，八成是把經前症候群當成亨丁頓舞蹈症。同樣的話聽了幾次以後，伊汶潔琳煩不勝煩，終於對瓦倫蒂娜發脾氣，兩個人吵了起來。伊汶潔琳叫瓦倫蒂娜別再給她虛假的安慰，因為她知道自己有亨丁頓舞蹈症。她就是知道。

沒過多久，事實證明伊汶潔琳是對的。六年前，她檢查出亨丁頓舞蹈症陽性。當時她的四個孩子都在讀高中或大學。伊汶潔琳檢查出陽性，代表孩子們有亨丁頓舞蹈症的機率從二成五躍升為五成。

瓦倫蒂娜一向和姊姊很親，伊汶潔琳的結果讓她心碎。看到媽媽和姊姊的症狀在自己身上也都有，更令她焦慮難當：只要同時做兩件事就心煩意亂；走路總是偏向一邊；經常撞到牆壁。她和媽媽一樣容易情緒波動，有時甚至不想外出，因為她總是覺得頭暈和缺乏平衡感，而且擔心自己的情況已經嚴重到別人看得出來。她的工作經常需要出差，偏偏她的症狀在機場最嚴重。搭機需要精準的時間規劃和辦理諸多手續，但她漸漸窮於應付。光是到登機櫃檯報到就令她坐立難安，而且慌亂不安會愈演愈烈，一發不可收拾。她變得害怕出國。但另一方面，儘管症狀越來越多，她對是否該做檢查還是猶豫不決。只要沒有陽性結果，就能繼續抱持希望，但她知道不可能永遠不面對。

由於基因檢測可能對個人和家庭產生許多影響，通常不會輕易進行。在英國，為無法治療的病症做預測型基因檢測之前，至少必須完成三次遺傳諮詢。每當瓦倫蒂娜焦慮至極或出現新的症狀，她都會和遺傳諮詢師預約面談。雖然她總是抱著接受檢查的決心赴約，但每次和諮詢師談完，她都發現自己其實還沒做好準備。焦慮歸焦慮，瓦倫蒂娜和孩子相處的時候，還是能保持過去那種樂觀開朗的模樣。她童年過得快樂，也希望孩子們同樣快樂長大。她覺得如果確認了自己也有亨丁頓舞蹈症，便再也沒辦法維持這種形象。不知道真相讓她能繼續假裝。她希望自己在孩子們眼裡是個快樂的媽媽。

「如果我驗出陽性，我怕以後看著孩子——看著我可愛的孩子——心裡頭想的都是他們有朝一日會得亨丁頓舞蹈症。」

遺傳諮詢師一再提醒瓦倫蒂娜，不是每次感到頭暈、每次情緒波動，都一定是亨丁頓舞蹈症的關係。討厭機場和容易為旅行焦慮的人多的是，瓦倫蒂娜不是特例。她的症狀還沒特殊到只能用亨丁頓舞蹈症解釋，但如果檢查結果是陽性，她以後可能不會認真尋找別的解釋，也不會積極治療原本可以治療的問題。

在得知媽媽的診斷幾十年後，瓦倫蒂娜終於決定做了檢查，因為她的症狀已經嚴重到難以正常生活。雖然她還是害怕確認結果，可是她再也無法逃避。愛菈已經十九歲，傑克也已十四歲。瓦倫蒂娜和手足一開始完全隱瞞媽媽的診斷，不讓孩子和朋友知道。他們最擔心的就是孩子意外發現真相，在恐懼中成長。但遺傳諮詢師幫助瓦倫蒂娜了解把事情說開較好，讓亨丁頓舞蹈症在家中不是禁忌。孩子若能從小熟悉這種疾病，將來就不會像瓦倫蒂娜得知媽媽診斷時那樣驚慌。所以，她多年以來緩緩為兩個孩子灌輸亨丁頓舞蹈症的資訊。有一段時間，她只告訴他們奶奶得了神經退化疾病，但沒有提到病名，後來又在家中隨處放了幾本亨丁頓舞蹈症宣導手冊。等到孩子年紀夠大，瓦倫蒂娜才對他們正式說明整件事，告訴他們奶奶得的是亨丁頓舞蹈症，而且自己可能也有。令瓦倫蒂娜驚訝的是，愛菈其實已經知道了。學校教遺傳時經常拿亨丁頓舞蹈症當案例，她早就學過，也已經猜中奶奶生了什麼病。

「我還是滿難過的。」瓦倫蒂娜說：「原來她一直都知道，卻沒有找我談。」

不過，愛菈之所以沒找媽媽談，純粹是因為她不擔心。她從小就聽爸媽說奶奶的病是遺傳問題，而且總是強調正面的研究結果。對愛菈來說這就夠了。傑克年紀比較小，還沒聽過亨丁頓舞蹈症，但聽媽媽講完也很平靜。

瓦倫蒂娜之所以終於下定決心做檢查，是因為她和丈夫一次大吵之後關在房裡生悶氣，突然驚覺自己從來不曾如此憤怒，過去的她不會這樣失控。這次大吵令她憂心，因為感覺似曾相識——在媽媽發病初期，她見過父母這樣吵過許多次。於是，瓦倫蒂娜終於對孩子們說自己打算去做檢查。

愛菈的回應令她安心：「媽，我贊成妳去做檢查。我覺得妳知道以後會比較快樂。」

從申請到檢查，整個過程花了幾個月。雖然瓦倫蒂娜多年以來已間間斷斷做過幾次諮詢，可是檢查之前她還是至少需要重新談過三次。每次諮詢必須間隔一段時間，讓她能慢慢消化，仔細思考。

聽檢查結果那天，是她一生最不真實的一天。在候診室裡，丈夫提醒她雖然做了檢查，但不是非聽結果不可。他們可以繼續保持不知情。但瓦倫蒂娜那時已經出現太多症狀，認為自己不能再拖下去。她記得那天提早到了診所，見到諮詢師穿過走廊，進入診間。瓦倫蒂娜好想從對方的表情看出端倪，但當時是新冠疫情期間，諮詢師戴著口罩，也沒有和他們對上眼。

進診間後，諮詢師對他們說可以摘下口罩，同時也拉下自己的口罩，[3]露出一張笑臉。

「我一看就知道了。」瓦倫蒂娜說：「我一看到她的笑容，就知道我沒問題。」

瓦倫蒂娜的檢查結果是陰性。她沒有亨丁頓舞蹈症。

「那種感覺太奇妙了。我從來沒有那麼特別的經驗。」她對我說。

這些年來不斷增加、讓她苦不堪言的所有症狀，原來另有原因。她認為有些是經前症候群，其他許多是因為她太過焦慮，反覆確認著自己有沒有症狀。隨著陰性結果出爐，有的症狀自然消失，有的雖然還在，但變得較不嚴重。

「我到機場還是會慌，」她告訴我：「我還是沒辦法同時處理好幾件事，但情緒不會再像以前那樣越滾越大。以為自己有亨丁頓舞蹈症的時候，我走進機場就會開始焦慮，接著頭暈、恐慌、沒辦法走路或思考，一發不可收拾。現在就算開始焦慮，我也不會擔心，所以那種感覺會漸漸自己消失。」

陰性結果固然令人喜悅，卻也讓人不知如何消受。當天晚上，瓦倫蒂娜對孩子們宣布他們不會得亨丁頓舞蹈症，全家驚喜萬分，一起慶祝。但亨丁頓舞蹈症是家族遺傳病，檢查為陰性的人難免五味雜陳：瓦倫蒂娜自己沒事，可伊汶潔琳還是會發病，路卡和卡蜜拉的未來也仍是未知數。瓦倫蒂娜不知道怎麼對伊汶潔琳說這件事。她們已彼此扶持這麼多年，互相比較症狀，還開玩笑說將來進了護理之家要是被安排到雙人房，姊妹倆可以肆無忌憚地隔床互罵。瓦倫蒂娜心中不禁湧現罪惡感，因為她逃過一劫，但伊汶潔琳沒有。

得知檢查結果隔天上午，瓦倫蒂娜去看伊汶潔琳。難以啟齒的話題終究得開口，但伊汶潔琳展現的歡顏燦爛無比，儘管對她來說一定不容易。告知路卡和卡蜜拉消息輕鬆得多，他們欣喜若狂。瓦倫蒂娜的陰性結果為他們帶來希望，他們原本和瓦倫蒂娜一樣，只要情緒不佳或被東西絆倒，都以為一定是因為亨丁頓舞蹈症。如果瓦倫蒂娜是錯的，他們或許也是。

不用說，瓦倫蒂娜的爸爸菲利普更喜出望外，為女兒鬆了一大口氣。對瓦倫蒂娜來說，陰性結果最令人意想不到的，或許是父女關係變了——變得更加深厚。幾十年來，菲利普是家中唯一一個絕對沒有亨丁頓舞蹈症的人。他是全家每一個人的支柱。他不得不看著髮妻變成另一個人。而且據他所知，他的每一個子女、孫子女，都可能會有亨丁頓舞蹈症。他和每一個子女的配偶一樣，心中始終壓著一塊大石，但他們沒有專業諮詢，也沒有其他奧援。瓦倫蒂娜檢驗正常，

3 譯註：英國在疫情期間曾經准許在診間脫下口罩。

代表他突然有了盟友。

「這下我甩不掉他了！」瓦倫蒂娜笑著說。

瓦倫蒂娜唯一沒告知的是媽媽。薇薇安得知伊汶潔琳檢出陽性時非常傷心，瓦倫蒂娜擔心她的結果會讓媽媽更為伊汶潔琳悲痛。

「她沒問妳檢查結果？也沒問其他人的？」我問瓦倫蒂娜。

「沒有。她好像直接把我們當成都沒問題。」

一九八〇年代時，雖然還沒發現亨丁頓舞蹈症的致病基因，也還沒有檢驗方法，可是對亨丁頓舞蹈症家族成員的調查顯示，希望能做預測型檢驗的占壓倒性多數。[1][2]高風險者大多表示只要出現檢驗方法，他們會立刻申請。一九八三年，隨著科學界發現第四號染色體很可能是致病基因，美國亨丁頓舞蹈症協會（Huntington's Disease Society of America，簡稱 HDSA）預料檢驗方法即將問世，開始起草檢驗指引。從那時至今，亨丁頓舞蹈症族群已經有四十年的時間思考，足以仔細評估對無法治療的疾病做預測診斷的利弊。雖然他們最初意願強烈，可到了真正面對檢驗時，全世界前往遺傳診所並獲許受檢的人，有九成左右最後選擇不做。[3][4]高風險族群選擇做檢查的在法國只有百分之五，在希臘是百分之九，在澳洲是百分之十五，在加拿大是百分之十八。[5]

即使是亨丁頓舞蹈症這種無法治療的疾病，預作診斷還是有不少優點。對有意生育子女的夫婦來說，如果檢查結果是陰性，可以放下心中顧慮；即使檢查結果是陽性，也可以選擇ＰＧＴ。預先得知將來可能發病，能確保病人在發病之初就得到妥善的支持和治療，降低誤將初期徵兆當成其他問題的風險。才不至於像瓦倫蒂娜的媽媽一樣，剛開始時沒人想到可能是亨丁頓舞蹈症發作。此外，由於亨丁頓舞蹈症這類神經退化性疾病會日益惡化，最終導致病人失去決定能力，提前診斷能讓患者在病重之前預先交代自己的照顧方針，同時為財務和家人做好規劃。

然而，儘管亨丁頓舞蹈症檢驗有這些優點，大多數人還是選擇不做。原因何在？為了深入這個議題，我訪問了臨床遺傳學家席琳・塔卓斯（Shereen Tadros）醫師。她經驗豐富，常為亨丁頓舞蹈症高風險群提供諮詢。

她告訴我：「我要做的往往只是**允許**他們**不做檢查**。前來門診的人常常以為自己有責任做檢查。知道檢查不是非做不可之後，他們通常比較安心。」

據塔卓斯醫師觀察，在因為得知父親或母親罹患亨丁頓舞蹈症而來求診的人裡，進診間時深信自己應該立刻做檢查的超過八成。可是在第一次諮詢之後，還是想做檢查的驟降到一成。不但塔卓斯醫師的個案是這樣，全世界大多數基因門診都是如此。

個案打消念頭的原因，常常是領悟一旦知道結果就不可能拋諸腦後。檢出陽性沒有回頭路。亨丁頓舞蹈症無法治療，陽性結果可能讓人把將來所有症狀都歸咎於這種病，不去思索或尋找更普通的解釋。

「有的時候，他們其實只需要做個體檢確定自己健康，這樣就夠了。」塔卓斯醫師說。換句話說，來基因門診求助的人，有一部分似乎只是以為自己想做檢查，但實際上需要的是安心，以及繼續過生活的許可。

遺傳諮詢師的任務並不是為基因檢測把關，而是提供知識，深入了解個案尋求檢驗的原因，確保個案即使檢出陽性也能不忘初衷，在黑暗時刻重新回想選擇檢查的原因，提醒自己最初希望能從結果得到什麼。

遺傳病高風險族群不僅擔心自己，也擔心自己的子女。有人說確認結果能帶來力量，這種說法雖然不無道理，可是從基因檢測陽性到真正發病可能有幾十年的時間。在理論上，確診者這幾十年可以好好生活，但這樣想的人恐怕低估了診斷對一個人的影響。診斷標籤有無中生有的力量，能讓明明沒病的人覺得自己像個病人。因為人的思考、念頭、情緒都會透過身體展現。情緒並非靈魂虛無飄渺的感覺，而是身體切切實實的感受，例如皮膚雞皮疙瘩，心裡七上八下。身體會表現內在經驗，所以當一個人自信、快樂、憤怒、羞怯、煩躁、困惑，你一定看得出來。然而，心－身互動並不完美，當一個人心中牽掛大腦即將退化，疾病將臨的預警及其引發的恐懼，能在退化尚未開始之前創造出身體症狀。

了解何謂「預測編碼」（predictive coding），有助於說明對疾病的恐懼如何轉變成真實的身體症狀。大腦固然能夠藉助預測編碼讓我們活得更安全、做事更有效率，但預測編碼有時也會造成心身症狀。我們的大腦不只被動記錄周遭環境，也不只像海綿一樣和吸收訊號，而是利用過去的經驗解讀感官訊號，預測身體對特定情境的反應。我們從學到的經驗建立心理模型或模板，存在腦中，每當看見、聽見、聞到或感覺到什麼，都立刻與模型或模板對照。這種對照讓我們能預測所見所聞的意義，不必每天重新學習世界的規則。

想像你正穿過車水馬龍的街道，有一輛車對你疾駛而來。當這輛車的視覺資訊沿著你的視覺通道傳入大腦，你的大腦也會同時從更高的層次快速處理這個畫面，評估這輛車的種類、大小、速度和距離。預測編碼憑藉以往學到的經驗讓你安全穿越馬路。大多數成年人都已累積夠多的穿越馬路經驗，了解車速也熟悉自己走路的速度，所以他們善於評估什麼時候可以安全過馬路。當然，大腦的推論能力並不完美，過馬路的判斷未必總是正確。但預測編碼基本上是「最佳猜測」的系統。以同時呈現兩種畫面的視錯覺圖形為例，不同的人之所以會看出不一樣的畫面，是因為面對視錯覺圖形的時候，大腦會根據個人對世界的認識而為圖形做出最可能的詮釋。每個人對世界的認識並不一樣，所以對圖形的詮釋也因人而異。

即使最聰明、最健康的大腦也免不了犯錯，而心身症狀有時就是大腦出錯造成的。大腦的預測未必正確，當人過度相信錯誤的預測，就可能影響身體的感受。

比方說有人很怕針。抽血檢查時，他們打從心裡相信會非常痛，結果連針都還沒刺進皮膚就已經覺得痛。神經系統敵不過強烈的預期心理，不待疼痛刺激就已產生痛覺，大腦也會依照預測和預期選擇該注意什麼，一邊增強某些感官經驗，一邊過濾它認為不重要的資訊。因為這種過濾機制，我們平時如果沒有特別留意，皮膚不會感覺到衣服的觸感，耳朵也不會聽見單調的背景談話聲。

預測編碼和過濾機制的力量不容小覷，它們不但能形塑我們對體外訊號的解讀，也能改變我們對體內感覺的詮釋。人的身體充滿了白噪音，雖然我們感覺得到心臟跳動、肺臟充氣、腸子收縮、皮膚刺癢，但通常不會多加留意。我們已經習慣這些感覺，所以置之不理。然而，當一個人開始關心自己的健康，可能就會注意到這些體內現象，甚至為此擔憂。預期心理和注意力在這之中發揮了關鍵作用。試想：有一個人最近得知家族有遺傳性心臟病。雖然每個人爬樓梯時心率都會上升，但這個人因為近日發現家中有這麼可怕的病史，變得比平時更留意心臟的變化，於是誤把爬樓梯時上升的心率當成異常現象。過度注意身體以致干擾了正常的過濾機制，硬生生為健康的身體製造出症狀。

預測編碼和過濾機制也會造成反安慰劑效應，讓人在明明沒病的情況下覺得自己生病。[6]大家對安慰劑效應都不陌生——強烈的信念可以減輕症狀。實驗證明安慰劑效應能造成可測量的生理變化，例如降低血壓和放慢心跳。反安慰劑效應相反：當一個人堅信某種治療會造成傷害，反安慰劑效應能藉由預期心理製造真正的身體症狀。例如剛吃完東西就聽說食物遭到汙染，雖然毒素還來不及發揮作用，但光是知道這個消息就足以讓人產生反胃感。

以上這些生物學因素，讓一個人光是因為深信自己帶有亨丁頓舞蹈症基因，就可能產生這種病的典型症狀。瓦倫蒂娜是活生生的例子：她一路看著媽媽病情惡化，逐漸失能，很清楚亨丁頓舞蹈症會如何表現。她知道這種病會出現哪些症狀，也開始在自己身上尋找蛛絲馬跡。於是，她不再放過大多數人置之不理的小事，過度在意普通的身體變化。每個人都有撞到家具的時候，可是對瓦倫蒂娜來說，每次絆倒都是惡兆。亨丁頓舞蹈症發病之初非常難觀察，許多初期症狀再平凡不過，如焦慮、暴躁、情緒低落等等，每個人都有經驗。然而瓦倫蒂娜已成驚弓之鳥，再尋常的感覺都意味大禍臨頭。

瓦倫蒂娜陷入惡性循環，察覺到的變化越多越戰戰兢兢。許多動作原本再自然不過，可是一旦受到嚴密觀察就怎麼做也做不好。運動時有觀眾圍觀容易失誤，原因正在於此。瓦倫蒂娜越是注意自己的身體，就越笨手笨腳。瓦倫蒂娜的媽媽難以應付搭機旅行的繁瑣手續，瓦倫蒂娜則是一踏進機場就渾身不對勁。焦慮觸發一連串壓力反應，讓她越來越難正確解讀身體發出的訊息。知道自己可能遺傳不治之症後，每一次腎上腺素引發心悸、每一次顫抖、每一次流汗，都像是不祥之兆。

得知檢查結果是陰性以後，瓦倫蒂娜總算跳脫這個陷阱。這件事猶如槓桿，不僅改變了她對身體的預期，也轉移了她的注意力，讓她不再把心思全都放在自己以為的「症狀」上。她的情況立刻有了改善，雖然看到機場仍覺心慌，但知道自己沒有亨丁頓舞蹈症之後，她的焦慮不再一發不可收拾。

可是，如果她檢驗出陽性，事態又會如何發展？她可能會繼續把所有的症狀都歸咎於亨丁頓舞蹈症，症狀也可能變得更加嚴重，而非減輕。對於亨丁頓舞蹈症的恐懼，很可能就此毀了她的人生，而且是在神經退化症狀真正出現的許多年前。

「心裡隱隱記著一件事和讓它占據腦海差別很大。」塔卓斯醫師對我說：「驗出陽性以前，妳要是摔破杯子、對孩子發火、丟三落四或是行程安排撞期，妳想的或許是『我發病了嗎』？可是驗出陽性以後再發生這些事，妳的想法會變成『天啊，我果然開始發病了』。明明還沒發病卻認定自己發病，只會讓人無法好好享受健康的時光，平白喪失許多樂趣。人要有希望才能繼續走下去，哪怕只有一丁點也好。」

艾蜜莉驗出亨丁頓舞蹈症基因陽性時才二十六歲。她很清楚自己為什麼想做檢查，也不後悔這個決定。然而，這並不代表這一切沒有困擾過她。

和瓦倫蒂娜一樣，艾蜜莉家族驗出亨丁頓舞蹈症也是意外。原本大家以為她的外曾祖母是失智症和帕金森氏症，但顯然有人懷疑這個診斷，因為二〇〇二年老人家去世後做了屍檢，發現亨丁頓舞蹈症才是她真正的診斷。真相大白時，艾蜜莉五歲、妹妹四歲、媽媽三十多歲、外婆五十幾歲，祖孫三代都在渾然不知自己有罹病風險的情況下出生。艾蜜莉認為外婆在得知母親的診斷時已經發病，不但行為怪異，對某些事也極為固執。例如她一年到頭天天穿同一件大衣，即便汗流浹背也不脫下。不過，她是到語言和走路都出現困難，還產生典型的舞蹈病狀抽搐，才正式獲得診斷。

至於艾蜜莉的媽媽，衰退過程則不同。她四十出頭發病，表現為性格改變，以及精神和認知症狀。她在街上失控，變得惡聲惡氣，還會對艾蜜莉和妹妹肢體攻擊，後來又出現運動症狀。現在，她吞嚥和說話都有困難，步行能力也大幅退化，不得不靠家人照顧。

艾蜜莉的爸媽從小就告訴她亨丁頓舞蹈症的事。她對此十分感謝。依英國規定，無症狀者必須年滿十八才能做亨丁頓舞蹈症預測基因檢測。艾蜜莉十八歲一到就約了遺傳諮詢師面談。兩人一同判斷她還沒準備好接受檢查。現在回想，艾蜜莉慶幸當時做了這個決定。對十多歲的青少女來說，看著外婆和媽媽逐漸退化已如千斤重擔，實在沒有餘力承受陽性結果的打擊。

艾蜜莉暫緩檢查。但接下來幾年，她還是三不五時找遺傳諮詢師討論，反覆思考該不該做檢查。最後，她決定等外婆過世以後再做。外婆去世後，艾蜜莉容許自己哀悼了一段日子，接著再次同遺傳諮詢師會談，一年後就做了檢查。

艾蜜莉不是那種能靠希望支撐的人。亨丁頓舞蹈症的事始終糾纏著她，甩也甩不掉。她每天都在想生病的事，認定自己一定有那個基因。她希望能為發病做好準備，但她必須先做檢查才能開始準備。不過，她想做檢查最重要的原因，其實是想確保基因變異在她這一代斷絕，讓自己和妹妹成為家族中最後必須面對這道難題的人。

「我總是和我媽說，如果我有能力讓這種病到我為止，我一定要這樣做。」艾蜜莉對我說。得知檢查結果是陽性時，艾蜜莉並沒有哭。後來是因為想到要和媽媽說這件事，她才掉下眼淚。告知媽媽的過程和她預期的一樣糟。知道自己把致病基因傳給了女兒，媽媽放聲大叫，幾乎昏厥。調適情緒比艾蜜莉原先以為的更不容易，她本來打算照常上班，但心情實在太沮喪，最後還是請假了。那一陣子的她很茫然，不曉得該有什麼感覺。別人的反應則讓她覺得自己去世了，他們送花，對她深表同情，像是辦喪禮似地過了幾個星期。接著，他們忘了這件事。

艾蜜莉一家只能依賴彼此。

「我爸很了不起。」艾蜜莉說：「我告訴他檢查結果時，他很堅強。我和我媽需要他的時候，他永遠都在。」

艾蜜莉的爸爸是護理師，隨著妻子的病情日益惡化，現在在家親自照顧太太。他們一家關係緊密。艾蜜莉和爸爸雙雙投入倡議工作，參加為高風險年輕人辦的慈善活動，分享他們的亨丁頓舞蹈症經驗。艾蜜莉的爸爸對妻子的診斷談了很多，卻沒有提到艾蜜莉。艾蜜莉原本不太高興，後來才聽媽媽說，爸爸在私底下為她哭了又哭、哭了又哭。

「知道自己有這種基因，有沒有改變妳對人生的態度？」我問。

「說不準。」她說：「有時候覺得就是命中注定，也因此領悟了一些道理。對小事看得比較開，也更能活在當下。但有時候我躺在床上，還是覺得沮喪，心想有一天我會離不開這張床，什麼事都得靠別人。」

艾蜜莉不久就要結婚。未婚夫是她二十歲時認識的，那時她還沒做檢查。兩人交往三週後，艾蜜莉對他坦言家中病史，他毫不在意。艾蜜莉的許多亨丁頓舞蹈症病友選擇迴避愛情，因為他們擔心說出病情只會讓對方退避。艾蜜莉則鼓勵大家對交往對象坦誠，不要怕暴露自己脆弱的一面，她身體力行的結果很不錯。

艾蜜莉和未婚夫打算一、兩年後用PGT生兒育女。有時，她會煩惱決定生育是否道德。社群媒體鄉民到她亨丁頓舞蹈症的貼文底下留言，批評她不該生育下一代。她懷疑過自己，畢竟她知道看著媽媽受苦是什麼感覺，難道要讓孩子遭受同樣的折磨？後來，她想起自己的人生。

「我覺得自己活得很開心。如果我媽當初因為有這種病就不生孩子，就沒有我了。」她說：「我做過很多很棒的事，我覺得人生值得走一遭。」

疫情期間，艾蜜莉外婆的護理之家限制會客，家人只能在柵欄外向她揮手。艾蜜莉不忍心，除了正職工作以外，週末特地到護理之家兼差。雖然工作辛苦，大多數時間也是在照顧其他老人家，而不是外婆。可是對艾蜜莉來說，午休時間能陪陪外婆已經值得。

亨丁頓舞蹈症的嚴重性艾蜜莉再清楚不過。她看著外婆臥床不起，也眼見媽媽性格大變，體能退化。但她沒有讓這種病的陰影籠罩一切。

「人生不會因為亨丁頓舞蹈症驗出陽性而停止，也不會隨著發病停止。」她對我說：「如果我終究得和天花板乾瞪眼許多年，我希望有夠多美好的回憶可以重溫。」

艾蜜莉希望醫學有所突破，也還有不少時間能等。但為了以防萬一，她還是盡己所能創造回憶。得知檢出陽性之後，她的回應是登上吉力馬札羅山。[4]

預測診斷其實不是真正確診，而是對未來確診的預警，但帶來的影響可能與疾病本身不相上下。預測診斷的優點是除去不確定性，讓人有機會預作規劃。然而，從預測診斷到真正病發可能相隔數十年之久，不啻於變相迫使當事人提早面對疾病造成的衝擊。簡言之，預警可以讓人預作準備，但也可能造成嚴重壓力。

亨丁頓舞蹈症檢驗可謂預測診斷的黃金標準。雖然全世界支持亨丁頓舞蹈症家庭的慈善機構立場一致，無不主張讓高風險族群容易取得檢驗，但也明確表示檢驗應予妥善管理。[7]亨丁頓舞蹈症檢驗並非迫切需要。透過會談，遺傳諮詢師能看出誰還需要更多時間和支持，協助還沒準備好的人放慢腳步，避免他們未蒙其利，先受其害。

陽性結果的影響比許多人以為的深遠，協助個案理解這點是遺傳諮詢的基本目標。檢出陽性可能對某些人造成嚴重心理衝擊。有的人只要得知未來可能發病，就會像已經發病一樣黯然度過餘生。憂鬱和自殺念頭在檢出陽性的人中並不罕見，有些人光是面臨檢驗都會如此。[8]瓦倫蒂娜也對我講過，如果她的檢查結果是陽性，她會考慮聯繫安樂死機構。雖然我希望也相信她不會真的這樣做，但出現過這種想法的人不在少數。預測型診斷檢出陽性還有另一個風險：當事人從此透過神經退化性疾病的濾鏡看世界，哪怕是再普通的經驗，都誤以為是自身不治之症不可避免的一部分。

事實上，陽性結果不僅影響心理，也會波及駕駛、保險、工作等各個層面。大多數國家都會定期重新評估駕駛能力，如果認定症狀嚴重會禁止他們開車。在英國，檢驗陽性的人在投保高額保險時必須申報。美國則建議有意接受檢驗的人事先投保壽險、失能險、長照險，因為陽性結果會影響他們將來的投保資格。此外，雖然現在沒有要求亨丁頓舞蹈症驗出陽性需告知雇主，但遺傳諮詢師還是必須考慮個案的工作責任，在個案從事高風險職業（如醫師或操作危險機械）時尤其如此。若遺傳諮詢師認為個案的亨丁頓舞蹈症症狀可能陷其他人於險境，的確有可能打破保密原則，向第三方透露檢查結果。儘管保密是基因檢測的重中之重，但不是絕對的。

4 編註：Mount Kilimanjaro，非洲最高峰，位於坦尚尼亞東北，海拔五千八百九十五公尺。

二〇一九年，一名女性控告NHS醫院明知她的父親檢出亨丁頓舞蹈症，卻沒有告知自己。那名患者得知檢查結果時，女兒正好懷孕，醫生曾請他允許與女兒分享資訊，但他拒絕。那名女性後來得知自己也帶有亨丁頓舞蹈症基因，主張自己有權獲知父親的檢查結果，也表示當初要是知道自己是高風險群，她會中止懷孕。[9]雖然法官最後判她敗訴，指出醫師的照護責任是針對病人，而非病人的親屬，但也強調當照護責任出現衝突，遺傳諮詢師必須審慎權衡。也就是說，雖然絕大多數的檢查結果會嚴格保密，但如果病人的病有造成大眾或他人危險之虞，醫療專業人員可以設法提出足以凌駕病人保密權的理由，讓第三方得知檢查結果。換言之，人們未必能阻止自己的基因檢測結果被公開。

因此，基因檢測結果可能讓醫療專業人員陷入道德兩難。雖然法律禁止公開這類資訊，但如果醫生明知公開資訊可以幫助到其他人，卻不得不守密，難免進退維谷。在此同時，可能還有其他亟欲取得檢驗結果的利害關係方。美國已有執法機關要求提供檢驗結果的案例。[10]由於各國規定不同，了解當地法律對相關人士十分重要。例如在紐西蘭，保險公司以檢測結果給予投保人差別待遇是合法的。[11]

為保障自己代表的族群，臨床遺傳學家與亨丁頓舞蹈症團體經過審慎思考，建立起一套控管預測型基因檢測的制度，希望能樹立高標準的典範，成為其他處境類似的族群師法的榜樣。雖然這套制度的確設計嚴謹、循序漸進、考慮周延。但隨著各種疾病的檢查越來越多，這種慎之又慎的態度恐怕難以維持。亨丁頓舞蹈症是可預測的疾病，雖然同樣會對醫療服務造成負擔，但病患人數就總人口數而言並不多。在澳洲、北美、歐洲，每十萬人中罹患亨丁頓舞蹈症的不到八人，在亞洲和非洲更低於十萬分之一。

控管預測診斷是細膩的藝術，當越來越多人有意為更難以預測的疾病做基因檢測，這套小心翼翼、步步為營的處理流程是否能繼續運作？當常見的疾病也可以做基因檢測，我們又該如何看待？阿茲海默症基因檢測就是如此。科學家已經發現，帶有 APOE e4 基因者罹患阿茲海默症的風險顯著增加。更重要的是，我們目前還沒辦法根治阿茲海默症，阻止病情惡化的治療方式也收效甚微。也就是說，得知自己帶有 APOE e4 基因，就和得知自己帶有亨丁頓舞蹈症基因一樣，只知道自己有朝一日會出現神經退化疾病，但能做的不多，因為這種病無法治癒。儘管如此，亨丁頓舞蹈症和阿茲海默症還是有一項重大差異：有亨丁頓舞蹈症基因的人只要活得夠久，**一定**會發病；APOE e4 則只是阿茲海默症的風險因子，帶有這個基因的人不一定會發病。驗出陽性的人若是太在意結果，恐怕只是非必要地活在即將發病的陰影之下。正因為這種檢查有太多不確定性，大多數公家醫療服務都不為無症狀者做 APOE e4 檢測。然而，民眾現在已經可以在私人診所付費做這種檢查，或是購買非處方基因檢測套組，而這兩種方式都不要求先做專家諮詢。

基因檢測結果雖然是個人資訊，但影響力不僅止於個人，也及於全家，連不同意做檢查和不想知道結果的人都不能自外。父母驗出陽性，代表子女驗出陽性的機率大增。子女雖然沒有選擇做檢查，卻沒辦法選擇不知情，於是健康的希望被硬生生奪走。更複雜的情況是成年子女想做檢查，但父母沒做過檢查。如果子女驗出陽性，等於揭露父母之一必定也是陽性。雖然公開自己的基因檢測結果無異於透露家人的遺傳問題，但現在還沒有隱私法阻止家庭成員公開自己的診斷。

由於預測型檢驗的影響尚未經過完整討論，我們很難預見陽性結果會帶來哪些問題。舉例來說，該在哪個階段向未來的配偶或伴侶表明自身遺傳問題？如果兩人未來的子女可能遺傳到相同的問題，其中一方的遺傳風險當然攸關另一方的利益。如果不告知對方，又生下有遺傳問題的孩子，難道不會讓關係產生裂痕，甚至導致雙方對簿公堂？但如果告知配偶，對方會不會在關係破裂後以此為由，贏得孩子的監護權？從家人、伴侶、未來的伴侶、孩子、未來的孩子，到雇主、保險公司、銀行、房貸、學貸，基因檢測結果牽涉多方利益。雖然到目前為止，病人隱私權的位階仍在各方利益之上，但以後能繼續如此嗎？

檢出陽性也可能遭到隱微的歧視。預測型檢驗太新，連醫師都不太清楚該怎麼回應陽性結果。亨丁頓舞蹈症檢查或許已有幾十年歷史，但這種疾太罕見。現在是因為許多疾病的基因檢測變得普及（例如史蒂芬妮的 KCNA1 變異），回應預測型檢驗才變成每位醫師的工作。

「有這種基因就像病歷上有個汙點。」艾蜜莉對我說。

得知艾蜜莉帶有亨丁頓舞蹈症基因後，有些醫師似乎不敢為她治療，讓她連一般的醫療照顧都難以取得。在預測型檢驗中檢出陽性和實際發病並不一樣，可是連健康照護工作者都未必了解箇中差異。因為檢驗結果是陽性，艾蜜莉沒獲得ADHD治療。她的預測診斷似乎適得其反，嚇到了那些原本應該更清楚情況的人。在我看來，這是值得留意的警訊——如果連醫療人員都過度受到預測診斷影響，甚至對診斷結果望而生畏，在更廣大的世界裡，檢出陽性的人又將受到何種對待？

無可否認的是，預測診斷有其價值。即使預測的是亨丁頓舞蹈症、失智症或其他無法治療的遺傳疾病，這種診斷起碼也能協助個案提前規劃未來。但我們還是不能低估潛在的負面後果。知道自己是某種疾病的高危險群，可能改變你對身體的信心和使用身體的方式。擔憂和不確定感是誤解的沃土，可能讓你把一般的不適和身體變化當成症狀。診斷不是沒有生命的標籤，它有讓身體健康的人出現症狀的威力。

雖然每個人都躲不過疾病、痛苦和死亡，但我們不會隨時惦記著這些事。老是記掛生老病死只怕讓人什麼事也做不了。在開發更多預測型檢驗技術時，我們應該不斷提醒自己：知道自己有朝一日會發病的恐懼，足以奪走一個人的雄心壯志，改變一個人的人生。預測診斷可能為每一個不須憂慮的日子蒙上陰影，瓦倫蒂娜檢查出陰性結果之前就是如此。醫學向來奉不傷害為圭臬，殊不知預測診斷的心理和實際後果未必合乎這個信念。

有人建議，在我們了解更多、建立更好的制度提供支持之前，應該減少或節制預測型基因檢測。這種看法恐怕免不了被批評家長心態，畢竟也有人相信如果能預知未來的健康情況，人有權得知。然而，儘管我們總是熱中運用新科技，樂於讓人做各式各樣的選擇，我還是忍不住覺得：這是因為亨丁頓舞蹈症的大多數面向還沒被看見。當塔卓斯醫師告訴我，她要做的常常只是允許個案不做檢查，我深受震撼。許多人直覺認為做檢查是責任，得知結果能帶來力量，可是和遺傳諮詢師坦誠溝通之後，大部分人選擇繼續懷抱希望，不冒終生懸心陽性結果的風險。我們必須在保護自主權和保護不知的權利之間找到平衡，在更多疾病的檢查變得更為普及之前，這是我們的當務之急。

許多人提到與沒有診斷的症狀共處令人不安，的確如此。得到可以解釋症狀的診斷往往讓人鬆一口氣。但預測診斷不同，它只能警告你將來可能發病，卻不能告訴你症狀何時出現、如何開始。而你一旦得知疾病隨時伺機而動，就不可能全然拋諸腦後。在診斷確定以前，未來充滿可能；可是在診斷確定以後，人生猶如定案。有的時候，確認答案可能比不確定感更令人難以承受。

CHAPTER

2

萊姆病和長新冠
Lyme Disease and Long Covid

萊姆鎮（Lyme）位於康乃狄克州鄉村地區，比鄰於海，綠意盎然，景色宜人。一九五〇年代末，二十多歲的藝術家波麗．莫瑞和丈夫吉爾搬到這裡。新家空間寬敞，漆成白色，四周是蔓延數哩的森林，夫婦倆就在這裡帶大四個孩子。莫瑞一家深愛那棟大屋和鬱鬱蔥蔥的森林。他們喜歡戶外活動，幾個孩子不是拿紙箱在山坡上滑草，就是在草地上的兒童泳池嬉戲。年紀較大以後，孩子們的興趣變成在森林裡蓋祕密基地。一家人經常在樹林和長草間散步，為他們喜愛的景致取名，例如「鹿蹤地」、「印第安瞭望角」等等。冬天，孩子們會去附近結冰的湖面溜冰。到了夏天，他們會去海灘野餐，跳進長島海灣（Long Island Sound）游泳。

對莫瑞一家來說，萊姆鎮生活的許多方面充滿詩意，美中不足的是波麗幾乎一搬到康州就開始生怪病，除了類流感症狀以外，還疼痛、起疹子。孩子們的情況也不太好：頭痛、發燒、關節痛、喉嚨痛、結膜炎、淋巴結腫大、腸胃炎、手指腫大、嗜睡、肌肉痛。一個症狀剛剛消失，另一個症狀馬上出現。一個人康復，另一個人病倒。

生病以後，波麗自然先向當地醫師求助，但屢次就醫都無法解決她的問題。醫生做了一些診斷，有時也開立盤尼西林，但幫助不大。她和家人還是年復一年生病。漸漸地，波麗發現醫生每次見她進入診間都悄悄嘆氣。雖然她深信全家的症狀都是因為同一種病，但似乎沒人像她一樣關切自己這一家為何老是生病。連吉爾都無心深究，寧可對這些惱人的症狀視而不見。

好在波麗天資聰穎，科學知識豐富，有獨力調查的能耐。將挫折化為研究動力之後，她隻身踏上尋找診斷的旅程，歸納出幾種可能，但不確定是紅斑性狼瘡、病毒，還是鏈球菌感染？她帶著疑問先後前往紐海芬（New Haven）和波士頓就診。紐海芬的一位醫師一開始似乎同意是紅斑性狼瘡（一種自體免疫疾病），但排除這種可能之後，並沒有提出其他解釋。另一位醫生猜測是維他命C缺乏之症，但波麗遵照醫囑補充之後並未見效。

波麗另一個懷疑是蜱媒傳染病（tick-borne disease）——也許自己得的是和洛磯山斑疹熱（Rocky Mountain fever）類似的病？她的症狀非常像，而且萊姆鎮的確有不少蜱蟲。這片區域的森林有許多鹿，而蜱蟲會寄生在鹿身上。波麗經常得從孩子皮膚上捏下蜱蟲，寵物身上也常掉下吃得腦滿腸肥的蜱蟲。可是當她對醫生提起這些事，醫生不置可否。

三十多年過去，莫瑞一家做盡各種檢查仍舊毫無頭緒。孩子們關節腫脹，有時需要枴杖才能走路。全家的皮膚、眼睛、喉嚨一再感染。在一九七一年——波麗出現神祕怪病之後的第十七年——一年之內她就住院三次。其中一次住院期間，有醫生問她為什麼她總是一臉沉重。波麗說，像她這樣長期生病，笑得出來的事著實寥寥無幾。

波麗知道醫生不喜歡她自己研究病情。一個醫生說她「逛醫院」，另一個還挖苦她說：「我看妳八成認為這是什麼新型疾病。誰知道呢？搞不好他們會命名為『莫瑞氏症』！」[1]波麗不知如何辯白，只能在四下無人時默默流淚。

波士頓也有一個醫師問過波麗：有沒有想過這些症狀可能是心因性的？他說：「妳知道，莫瑞太太，有的人潛意識裡希望自己生病。」[2]

雖然波麗一點也不覺得自己是如此，但醫生既然這麼說，她還是去看了精神科。她一直是聽話的病人，即使對醫生的建議不以為然也會照做。反正她並不在乎出了問題的究竟是心還是身，她想要的只是一個明確的答案，好讓自己知道該對抗什麼。她同意住院三週，接受心理治療。那三個星期其實不算完全浪費時間，她遇到一位頗有智慧的精神科醫生，有些對話給她帶來一些慰藉。不過，這次住院並沒有讓她的身體好轉，反倒讓她明白自己應該偷偷研究醫學。出院後，她開始到耶魯醫學院查資料，盡量表現得泰然自若，假裝自己也是那裡的人。

到了這個時候，波麗想查出真相的已不僅僅是家人的病——她陸續得知這個地區還有幾十個受害者，每個人都生了莫名其妙的怪病。有一名鄰居已經為無法解釋的症狀入院多次，另一名鄰居的皮膚則起疹多年，還有不少孩子和波麗的子女一樣關節腫脹，就連當地寵物都生了怪病。波麗持續仔細記錄這些症狀。雖然她個性溫和，但下定決心之後就頑強堅韌又一絲不苟。她漸漸認為萊姆鎮一定出了新型疾病。

波麗第一次發病是一九五四年，獨自調查二十一年之後，她總算找到盟友。一九七五年，康州衛生部終於較為認真地回應她多年以來的擔憂。原來當地也有另一個人提出相同的疑慮，政府指派艾倫·史提爾（Allen Steere）醫生進行調查。史提爾醫生沒多久就看出波麗憂心多年的現象，尤其令他詫異的是：萊姆鎮的孩子罹患兒童關節炎的比例高得不尋常。他同意康州鄉村地區出現新型疾病，擴散方式類似傳染病。

研究者又花了七年才確定原因。一九八二年，科學家終於查出致病細菌是伯氏疏螺旋體（*Borrelia burgdorferi*），並以最早發現它的威利·伯格多佛（Willy Burgdorfer）博士為它命名。伯格多佛在鹿蜱中腸找到這種病菌，後來又在病患血液裡見到它。沒人提議把這種伯氏疏螺旋體造成的病稱作「莫瑞氏病」，以表彰波麗的貢獻，反而依照一直以來的傳統，以出現首例的地點命名為萊姆病。

萊姆病是螺旋體細菌（spirochete）造成的傳染病，藉蜱蟲叮咬傳人（尤其是常常寄生在鹿身上的黑足蜱）。典型臨床表現為牛眼狀擴散型皮疹，於蜱蟲叮咬後數日或數週出現於叮咬處。由

於蜱蟲喜愛潮濕皺折之處——如膝蓋後側、腹股溝、腋窩和乳房底下——所以這些地方最容易起疹。起疹後可能很快會出現類流感症狀、肌肉痛、畏寒、頭痛、疲倦。有些人的症狀到此為止，但也有人惡化為多系統疾病。較嚴重的病人常出現關節發炎腫脹或顏面神經麻痺，而相關神經根會造成類似坐骨神經痛的強烈疼痛。大腦和脊髓發炎可能導致生命危險和長期失能，如果感染擴散到心臟，會引起心悸、頭暈、呼吸急促。由於萊姆病在英國不是法定傳染病（亦即醫師或實驗室不必向監管機關通報新確診病例），我們無從得知英國真實的萊姆病發生率，但據平時收集的陽性結果數據推估，英國每年大約有兩千到三千個新確診案例。[3] 萊姆病在美國是法定傳染病，實驗室每年通報的新案例將近六萬。[4]

既然萊姆病是傳染病，許多人或許認為診斷不會有疑義。細菌感染顯然很具體，不是嗎？照理說，檢出細菌感染的人可以診斷為萊姆病，沒檢出細菌感染的人就是沒生病，難道不是如此？但事實上，誰有萊姆病、誰沒有的問題爭議很大，甚至大到引起《英國醫學期刊》（*British Medical Journal*）的注意，在二〇〇七年刊登一篇討論萊姆病診斷爭論的文章，叫〈萊姆病戰爭〉。[5] 文中提到看法分歧的醫生各執一詞，互不相讓，一方主張萊姆病診斷嚴重不足，另一方則堅持恰恰相反，認為萊姆病是過度診斷。直到那篇文章刊出將近二十年後的今日，這場爭論仍未平息。原來，波麗．莫瑞尋求診斷的奮鬥只是萊姆病戰爭的開端。

了解萊姆病戰爭的關鍵，是認清幾乎所有診斷（至少在某種程度上）都是主觀的，因此免不了不確定、錯誤和受到利用。不論檢查多麼複雜精密，診斷仍然是一門臨床藝術，一定涉及直覺，也極為依賴醫生對病人病史和檢查的詮釋。身在科技蓬勃發展的時代，我們往往相信檢查能提高診斷的正確性，殊不知檢查固然可能有這個長處，卻也能造成相反的結果。檢查的「確定性」可能是假象，甚至可能**助長錯誤**。由於診斷具有主觀性，檢查結果是否可靠也並非毫無疑義，看似客觀的診斷可能帶來全然相反的解讀。萊姆病只是其中一例。

科學界發現萊姆病已超過四十年，照說已經有許多時間改進診斷檢驗技術。但伯氏疏螺旋體和其他細菌不同，不僅不易在血液培養中生長，而且在萊姆病患者體內通常數量不多，很難發現。因此，檢查焦點不是尋找細菌本身，而是尋找代表免疫系統已經開始抵禦這種細菌的抗體。

對於萊姆病檢查，美國疾病管制暨預防中心（Centres for Disease Control and Prevention，以下簡稱ＣＤＣ）和英國國家健康暨照護卓越研究院（National Institute for Health and Care Excellence，以下簡稱 NICE）都已發布最佳化指南，將檢查分成兩個階段。[6][7]也就是說，為檢查萊姆病採集血液樣本之後，同一份樣本可能會經過兩種檢查。第一種是**酵素連結免疫吸附法**（enzyme-linked immunosorbent assay，以下簡稱 ELISA），第二種是**西方墨點法**（Western blot），兩種都是為了尋找對抗伯氏疏螺旋體表面蛋白（抗原）的抗體。ELISA 能檢出的抗體非常多，每種抗體對抗的抗原各有不同。如果 ELISA 檢查結果是陰性，檢驗者通常會認為萊姆病的可能性極低，不需要進一步檢查（這種推論其實有一些漏洞，稍後討論）。但另一方面，如果檢查結果是陽性，並不代表受檢者一定有萊姆病，因為檢查出的抗體可能是為對抗其他感染或免疫疾病而生。由於這種 ELISA 陽性是萊姆病之外的因素造成的，被視為假陽性。

萊姆病檢查的第二階段是西方墨點法，檢測的是更具伯氏疏螺旋體感染特異性的抗體，種類比 ELISA 少得多。這種檢查僅在 ELISA 檢出陽性之後才會做，目的是排除所有假陽性的可能。只有在患者先後驗出 ELISA 陽性和西方墨點法陽性的情況下，才會考慮他們的伯氏疏螺旋體陽性可能是萊姆病所致。

既然兩階段檢查已經經過多年改進，又已獲得 CDC 和 NICE 背書，為什麼萊姆病診斷還有這麼多爭議呢？即使檢查無法永遠正確，我們起碼可以相信它大多數時候是對的吧？這項爭議的關鍵在於：雖然 ELISA 和西方墨點法看起來像診斷檢驗，但實際上不是。它們只是診斷拼圖的一部分，少了更大的圖像——臨床病史——它們一點意義也沒有。大多數診斷都是如此，不只萊姆病而已。

不論是多麼精密複雜的檢查，通常都不是用來診斷，而是用來為臨床理論提供支持證據。在病人接受檢查之前，醫生會按照他們的特定症狀和完整背景做出預判，評估接受檢查的病人確診的可能性，這叫測前機率（pretest probability），對我們接下來會討論到的幾個診斷也很重要。檢查之後，醫生對檢查結果的解讀會依測前機率有所不同。以萊姆病為例，當病人身上有典型的萊姆病症狀，也曾在萊姆病流行區出入，萊姆病測前機率高；當病人的萊姆病症狀不明顯，似乎也沒有接觸過萊姆病，萊姆病測前機率低。通常只有在依病史判斷病人測前機率高的時候，才會把陽性結果視為真陽性。而CDC和NICE不僅談到該做哪些檢查協助確認診斷，也提到檢查結果必須放在病人完整病史的脈絡裡解讀。

因此，主觀性分兩階段進入診斷過程，第一階段是醫生對病史的認識和解讀，第二階段先是檢驗科醫生進行檢查，接著是做診斷的醫師解讀結果。你可能認為檢驗一定能排除醫生的不確定感或偏見，證明或推翻診斷，但實際上不完全如此。因為醫學檢驗看似客觀，但包括ELISA和西方墨點法在內，檢驗很少是標準化的，可能也不像你以為的那樣黑白分明，不需詮釋。[8] 檢驗提供的往往是某種診斷的可能性（同時附帶諸多前提條件），很少給予直接了當的答案。許多檢驗結果就和臨床評估一樣模稜兩可。

干擾檢驗的變數很多。拿血液檢驗來說，種族、飲食、運動、酒精、體內水分含量、用藥和其他疾病都可能影響結果。由於不同檢驗室的設備和分析流程有異，即使是同一名患者的同一種檢驗，有時也可能得出不同結果。此外，由於檢驗結果通常會以所謂「正常值」呈現，兩個數值完全不同的人可能都被歸為「正常」。因此，診斷最終還是得仰賴醫生的臨床經驗和判斷力。醫師必須了解自己開立的檢驗的所有干擾變數，在診斷時通盤考量；檢驗科也必須不斷改善檢驗方法，以便取得最可靠的檢驗結果。

萊姆病檢驗恰恰反映出這些難題。即使按照指南進行檢驗，還是有許多因素可能造成誤導性結果。例如檢驗設定太寬，試圖尋找太多非特異抗原的抗體，而其中許多抗原在其他微生物上也能看到。這樣的檢驗會非常敏感，得到許多陽性結果——但其中許多是假陽性。此外，如果患者身上同時出現其他感染，或是罹患會產生大量循環抗體的自體免疫疾病，也很容易和檢驗交叉反應，產生假陽性結果。反過來說，如果檢驗設定得太窄，只尋找少數抗原的抗體，就很可能出現假陰性結果。另一方面，由於不同地區生存的伯氏疏螺旋體菌株有異，如果檢驗設定尋找的菌株有誤，很容易漏掉。還有一種情況是檢驗太早進行，免疫系統還來不及產生夠多抗體，導致假陰性結果。雖然最新的檢驗技術已經多少能降低這些干擾因素，但還是無法完全排除。

另一個關鍵是：在血液裡檢出伯氏疏螺旋體並**不等於**檢出萊姆病，只代表受檢者**某個時候**接觸過這種細菌，但未必真正發病。例如在英國，雖然新森林區（The New Forest）有大量帶有伯氏疏螺旋體的鹿蜱，研究也顯示那裡的森林工有兩成五在兩階段檢查中驗出陽性，可是他們大多沒有萊姆病症狀。[9]他們在伯氏疏螺旋體盛行區工作多年，很可能不斷接觸感染原並產生免疫力，卻沒有染病。人因為過去的感染或單純接觸感染原而產生的抗體，不一定會隨著時間消失——疫苗之所以有效，正是因為免疫力會留下。換言之，驗出抗體只代表受檢者曾經接觸過感染原，而光是接觸過感染原並不代表細菌曾經造成疾病。

所以，檢出免疫反應的陽性結果不能證成診斷，驗不出免疫反應的陰性結果也未必能排除診斷。儘管許多醫學檢驗和新科技看起來很了不起，但很多時候，診斷還是得靠臨床經驗。萊姆病診斷的關鍵並不是患者曾被蜱蟲叮咬，也不是檢出陽性，而是患者出現典型的萊姆病症狀和接觸過感染原。

希恩家住威爾斯（Wales）城市雷克斯漢（Wrexham），多年來飽受所謂「慢性萊姆病」（chronic Lyme disease，簡稱ＣＬＤ）之苦，嚴重失能。有人說慢性萊姆病是萊姆病的亞型，會造成難以復原的長期症狀（這個定義其實有爭議，我馬上會討論）。

「我想，在我之前，雷克斯漢沒人被診斷過萊姆病。」希恩對我說：「就是因為這樣，所以我的醫生一開始完全沒想到。」

希恩從前健壯過人，不但在軍中擔任體能訓練教官，閒暇時還會參加鐵人三項。所以在二〇一四年以前，誰也想不到她的健康情況會一夕驟變。

當時是希恩和丈夫在城中度假的第二天，一覺醒來的她發燒、畏寒、發抖，出現類流感症狀，由於很不舒服，那一週假期只能躺在床上。返家之後，希恩去看家庭醫生，醫生說是流感，需要多多休息，於是她依照醫生的建議休息，但情況沒有變好，反而更糟。她開始腦霧，思緒混亂，沒辦法好好說話和思考。不但心悸、肌肉無力，身體也感到刺痛。她惡化得相當快，症狀四處蔓延，不斷增加。

「有人說我是恐慌發作。」希恩說：「我自己算了算，身上大概有九十到一百種不同的症狀。我覺得腿上好像有螞蟻爬上爬下，說話顛三倒四，像是中毒似的。我幾乎沒辦法送小孩上學，連遛狗都沒辦法。」

隨著症狀增加，希恩一再就醫。醫生思考過各種診斷，最後又一一排除，檢查也完全正常。一直找不出原因，希恩十分喪氣。

「我這麼不舒服，卻什麼都查不出來？」她說。

醫生一度懷疑她可能是憂鬱症。事實上，她的家人也懷疑過一陣子。

「妳覺得可不可能是憂鬱症？」我是神經科醫師，見過太多純粹由於心理原因而症狀快速惡化的人。希恩告訴我的許多事聽來十分熟悉。

「我覺得不太可能……」她想了一下：「我得過憂鬱症。那是很久以前的事了。當時家裡火災，什麼都沒了。我先生那時派駐海外，家裡只有我和孩子還有狗。火災時我們不在家，人都沒事。但我後來得了創傷後壓力症候群，沒辦法睡。最後我去看心理師，事情也告一段落。」

火災是希恩發病前兩年發生的。我問她說：「二〇一四年那場病，感覺和創傷後壓力症候群有什麼不一樣嗎？」

「很不一樣。二〇一四年的感覺不是憂鬱，而是**痛苦**。我整個人很不對勁，但醫生就是找不到原因。」

希恩後來被診斷為慢性疲勞症候群，醫生勸她別再浪費時間做更多檢查。希恩就是在那時轉向私人醫院求助。她找過甲狀腺專科醫生，也看了好幾位內分泌和傳染病專科醫生。她沒有保險，全部自費，花了幾千英鎊做更多檢查，數值全部正常。雖然還是得不到答案，但尋求診斷讓她有了重心和期盼，多少為她帶來一些慰藉。希恩那時已出不了家門，丈夫又派駐海外，三個孩子都不到十歲，只能靠家人幫忙照顧。

就這樣過了兩年，希恩終於將懷疑的矛頭指向萊姆病。由於她既不住在萊姆病流行地區，也沒有典型的牛眼狀皮疹，雖然聽過萊姆病，但官方描述只提到少數幾種症狀，而她的症狀有上百種，所以希恩一直以為自己的問題與萊姆病無關。後來是家人要她看一個講萊姆病的電視節目，她才發現節目裡說的活脫脫就是自己的病。看到蜱蟲的畫面，她第一次想起度假前兩天曾在浴室看見一隻小黑蟲。她立刻知道那就是蜱蟲，認定自己當時一定遭到叮咬。

「看了那個節目以後，我百分之百確定自己有萊姆病。」希恩對我說。

她隔天就向當地的ＮＨＳ醫師報告這個新發現，醫生同意的確有這個可能，開了兩個星期的抗生素給她。但沒有效果。醫生認為這代表希恩身上的不是萊姆病，但希恩不這樣看。她自己做了研究，深信只是抗生素劑量不足而已。醫生應她要求開了第二輪藥，但還是沒效。然而，希恩深信自己是對的，開始找萊姆病基金會尋求建議。基金會說希恩需要靜脈注射抗生素。於是她回去找醫生。醫生這次請她抽血檢查伯氏疏螺旋體，結果是陰性，因此不願為她靜脈注射抗生素。

儘管如此，希恩依舊認定自己需要這種治療，決定不計代價證明自己的確是萊姆病。

希恩是在開始感到不舒服九年後對我說起這些事，雖然她的腦霧問題已大幅改善，可以開口詳談生病求醫的過程，不像最嚴重時那樣有口難言，但她還是足不出戶。我問希恩，既然檢查結果是陰性、她沒親眼看見蜱蟲咬她、沒出皮疹、治療無效，而且就目前所知，她住的地方也沒有伯氏疏螺旋體蜱蟲，為什麼還是這麼篤定自己得的一定是萊姆病？

希恩說，在家庭醫師無法證明她有萊姆病之後，她再次向萊姆病基金會求助，依他們的建議請朋友幫她抽血，將血液樣本寄往歐洲的兩間實驗室和美國的一間實驗室，每間實驗室的檢驗收費都超過三千英鎊。結果，三間實驗室都檢出伯氏疏螺旋體陽性。對希恩來說，這三個陽性結果顯然足以推翻她在英國做的陰性結果。她帶著結果去找家庭醫生，對他說自己希望能接受更多抗生素治療。可是家庭醫生認為前兩輪抗生素治療已經失敗，多做無益，拒絕再做第三輪治療。於是，希恩去找願意開抗生素給她的私人診所，情況立刻好轉，兩年來第一次出門遛狗。可是還不到四十八小時，她的症狀變得更為嚴重。

「是赫氏反應（Jarisch-Herxheimer reaction）的關係。」希恩對我說。

赫氏反應是：以抗生素治療螺旋體（如伯氏疏螺旋體）感染後，有些人會因為細菌死亡啟動免疫反應，產生類流感症狀。科學界的確同意赫氏反應代表抗生素正發揮作用。惡化是暫時的，雖然會持續二十四小時左右，但隨著細菌被殲滅，症狀應該會明顯改善。如果希恩的突然惡化真是肇因於赫氏反應，應該能漸漸康復，可是她的病情並沒有起色。儘管如此，她還是認為這進一步證明自己罹患的是萊姆病，所以繼續服用各種抗生素六個月。但病情仍然沒有好轉。她再次不惜血本把血液樣本寄到美國檢驗，結果不但檢出伯氏疏螺旋體陽性，還檢出好幾種其他感染，她的私人醫生得知之後建議使用更多抗生素。希恩的健康起伏不定，偶爾稍微見好，但從來沒有康復。

希恩始終堅信自己得的是萊姆病。當她的英國私人醫生不再願意開立更多抗生素，她決定前往美國就醫，畢竟萊姆病在美國遠比英國常見。她飛往華府，向約瑟．詹賽克（Joseph Jemsek）醫生求助。這名美國醫生以發明「詹賽克療法」聞名，是治療萊姆病的專家。看完希恩的病歷以後，詹賽克醫生同意她罹患的是萊姆病，立刻為她進行自己的獨門治療。詹賽克療法是一種抗生素脈衝治療，某幾天服用抗生素，其他日子服用伊普芬（ibuprofen）或阿斯匹靈等退燒藥。希恩告訴我，雖然她之前已經用過那些抗生素，但據她所知，脈衝治療能誘出躲藏的細菌。

到目前為止，希恩已接受詹賽克療法六年。她的身體感受有一套模式：服用抗生素那幾天非常難受，停藥後感覺好轉。但如果停藥太久，她會覺得情況再度變差。她深信自己不能不吃那些藥，否則會死。

「停藥那幾天最感覺得到抗生素的好處。」她對我說。

「那種時候妳覺得自己好了多少？」我問。

「八成左右吧。」

「可以出門嗎？」

「不行，我還是沒辦法出去。」

希恩對英國的萊姆病檢查和治療有疑慮。她不信任英國檢查的準確性，也擔心醫生礙於規定，不敢為病人開立他們需要的抗生素。全世界許多慢性萊姆病患者和萊姆病基金會都同意她的看法。英國的傳染病醫生對希恩說過她沒有萊姆病，也批評過她現在的治療方式。但希恩真正信任的只有她的美國專家：詹賽克醫生。

約瑟・詹賽克是爭議人物。他深受許多萊姆病患者愛戴，但也一直備受質疑。他曾經遭到病患投訴，醫師執照差點被吊銷。二〇〇六年，他因為萊姆病診斷失當和長期使用抗生素失當，遭北卡羅來納州醫學委員會指控失職。委員會警告要吊銷他的醫師執照，但也表示如果他改變行醫方式以符合規範，可以暫緩處分。[10]詹賽克同意遵守委員會的命令，此後搬至華府。

希恩每隔幾個月都會和詹賽克通話，防疫規定放鬆後，也會一年去美國看他一次。每次通話，詹賽克都聽得非常仔細，也鼓勵她講出所有症狀。希恩對他讚不絕口，但也主動提起他被控失職的事。我問她怎麼看。

「因為他願意幫萊姆病病人，所以他們懲罰他。」她說。

「可是，怎麼有人會因為幫病人而被懲罰呢？」我問。

「因為他們認為他治的病根本不存在。」

希恩某個程度上沒說錯。對這種所謂「慢性萊姆病」的萊姆病亞型，大多數主流醫生認為和伯氏疏螺旋體感染一點關係也沒有。但希恩還是誤會了一件事：醫學委員會之所以警告吊銷詹賽克醫生的執照，是因為他非常規使用抗生素，導致好幾名病人身體出了問題。他不按規定開立抗生素，治療方式沒有經過臨床實驗驗證療效和安全性，也沒有取得正式核可。那些病人在州政府醫學委員會聽證會上作證，指控詹賽克長期為病人靜脈注射強效抗生素，治療方式深具侵襲性，害他們差點喪命。有一名男性主張妻子的死是因為詹賽克失職，還有一名三十歲的女性被詹賽克醫生誤診為萊姆病，隨後因使用抗生素過量而產生多重抗藥性細菌，在加護病房住了四個星期。[11]

希恩確信自己正漸漸好轉。與詹賽克醫生對話對她頗有助益，透過醫生認識的病友也讓她獲益良多。她持續寄血液樣本到美國的私人實驗室檢查，定期確認自己的萊姆病病況。雖然到目前為止每次結果仍是陽性，但她感覺自己漸有起色，打算不久以後寄另一份樣本去美國，希望這次各種感染全部清零。

希恩對我說：「我只希望能好好遛遛狗，帶著狗狗走上好長一段路。我想和朋友出去走走，不要老是只能用電話聊。」

這樣的心願應該不算過分。

一般認為萊姆病的誤診率是百分之八十五。二〇一九年，約翰霍普金斯大學醫學院（Johns Hopkins School of Medicine）做了一次觀察性研究，重新檢查一千兩百六十一名被診斷為萊姆病的人，結果發現其中一千零一十六人的診斷恐有疑義，找不到他們當下或最近感染伯氏疏螺旋體的證據。[12]歐美兩地做過不少類似的研究，結果大同小異。相較之下，其他醫療問題的誤診率大約是百分之十一。

CDC公布的數據和這項研究相去不遠。二〇二二年，美國各州健康部門通報CDC的萊姆病案例為六萬三千例。這個數字代表的是：有六萬三千人因為待過萊姆病疫區，又出現典型萊姆病症狀，檢驗前已判斷萊姆病測前機率高，檢驗後也的確驗出萊姆病陽性。這些人的萊姆病診斷符合CDC標準。然而，同樣是二〇二二年，以其他方式（如電子病歷）估計的萊姆病診斷人數大約是四十七萬六千例。換句話說，從醫師的紀錄來看，二〇二二年有超過四十萬人沒有通過官方認可的診斷標準，卻接受了萊姆病治療。這個事實告訴我們：在伯氏疏螺旋體檢出陰性和萊姆病測前機率偏低的人裡，還是有非常多人被診斷為萊姆病。儘管真正罹患萊姆病的人偶爾也會驗出假陰性結果，但人數不會這麼多。[13]CDC表示，兩個數字的落差可能代表「依臨床判斷懷疑是萊姆病而接受治療，但實際上沒有萊姆病的病人數」。[14]

同樣令人費解的是澳洲的萊姆病病例數。咸信澳洲沒有真正的萊姆病，因為澳洲根本沒有目前所知帶有伯氏疏螺旋體的黑足蜱（當地溫暖、乾燥的氣候不適合牠們生存），澳洲的蜱蟲則從未檢出這種細菌。所以，澳洲衛生部目前的立場是澳洲不可能傳染萊姆病。[15]儘管如此，澳洲還是有許多從沒去過萊姆病流行區的人被診斷為萊姆病，並接受萊姆病治療。依慈善團體澳洲萊姆病協會（Lyme Disease Association of Australia）估計，澳洲已有五十萬人診斷出萊姆病，但科學界表示這絕不可能。[16]

萊姆病診斷有三種類型，並不是每一種都有誤診或診斷不足的爭議。第一種是**急性萊姆病**（Acute Lyme disease，簡稱ＡＬＤ），指被有感染的蜱蟲叮咬後不久突發的病症。急性萊姆病的診斷和治療並不困難，大多數醫生都有共識。感染者往往是已知去過萊姆病疫區的人，病程短，症狀典型。第二種萊姆病類型叫「**治療後萊姆病症候群**」（post-treatment Lyme disease syndrome，簡稱PTLDS），是急性萊姆病經過治療後仍持續出現症狀。這種類型的患者通常是太晚才獲得診斷，或是神經系統受到感染。我們對治療後萊姆病症候群的了解不如急性萊姆病。症狀持續的原因仍有爭議，可能是免疫反應，可能是終端器官損傷（end organ damage），也可能是持續感染，暫時沒有明確的答案。目前醫界對於應否長期使用抗生素仍無共識，但都同意有些急性萊姆病患者可能持續出現症狀，也贊同伯氏疏螺旋體是治療後萊姆病症候群的成因。

慢性萊姆病是前述誤診數字的主要來源，也是萊姆病戰爭的焦點。依美國國家過敏與傳染病研究院（National Institute of Allergies and Infectious Diseases）定義，「慢性萊姆病」一詞是「用以描述無臨床或診斷證據顯示目前或過去曾感染伯氏疏螺旋體者之症狀」。[17]《新英格蘭醫學期刊》（*New England Journal of Medicine*）也有文章指出：「慢性萊姆病」是「一系列疾病或症候群的泛稱，無可再現或可信之科學證據證明其與伯氏疏螺旋體有關」。[18] 換句話說，這群專家的意思是：慢性萊姆病是誤診，不是真的萊姆病。專家之所以認為慢性萊姆病的人不算感染伯氏疏螺旋體，不只是因為他們的檢驗結果是陰性，也是因為他們沒有典型的臨床表現，而且往往沒去過萊姆病流行區。他們大多數人的非特異症狀可能是多種不同疾病所致。許多人和希恩一樣尋找病因多年，卻得不到答案。他們許多人的症狀可能有心身症因素。

那麼，為什麼有人既無法確認自己曾被蜱蟲叮咬，也沒有出過牛眼狀皮疹，更沒有去過萊姆病流行區，卻被診斷為萊姆病？誤診率為什麼這麼高？

醫學永遠有診斷灰色地帶。一旦遇上，醫師必須按照自己認定的病人最佳利益做出判斷，在診斷不足和過度診斷的風險之間做出選擇。拿我自己來說，即使我懷疑病人的症狀**可能**是癲癇造成，但如果症狀並不嚴重（例如偶爾腦子一片空白），我多半寧願冒診斷不足的風險，多花點時間觀察，直到找不出明確的證據排除癲癇，才確定診斷為癲癇。這樣做是因為我知道癲癇診斷難以推翻，而且會對病人的生活造成重大影響，所以我傾向緩一點下判斷。然而，如果病人的症狀有危險性（如抽搐），我可能會因為憂心他們的安全而偏向過度診斷，在百分之百確定以前就做出診斷，給予治療。一般來說，如果醫師認為病人的症狀不至於太令人擔心，而且有可能是暫時性的，我們會避免馬上為他們貼上標籤，等看看症狀會不會自行消失——很多時候的確如此。

醫學有診斷不足的空間，也有過度診斷的空間，醫生必須遵守指引，充實知識，負責任地做出判斷。這些模糊的診斷邊緣地帶賦予醫生不少裁量權，容許醫生做出雖然和別的醫生不同，但既不算錯、也不致被指控誤診的判斷。醫生在不違指引的前提下仍有一定彈性。解讀臨床線索本來就是主觀的。不同醫師對何謂「典型」萊姆病皮疹可能有不同解讀。關節痛和疲倦都是就醫常見的原因，醫生可能認為不必過度擔心，也可能如臨大敵，據此做出萊姆病診斷。

同樣地，不同實驗室的檢驗在操作時並非千篇一律，所以即使同樣是陽性結果，傳達的意義可能不盡相同。拿萊姆病來說，實驗室尋找的是抗體，而非細菌本身，因此如果檢查的非特異抗體非常多，陽性結果的比例也會跟著上升。而且這種作法不太需要擔心受到指責，因為診斷向來是臨床的，不會只依檢驗結果決定。實驗室將陽性結果是否為真陽性的決定交給醫師，相信他們會按照對病人的認識做出判斷。然而，許多醫師並不完全了解自己下的診斷。我行醫多年看到的是：收到大量陽性結果的醫生，通常寧願犯假設其中大多是真陽性的錯，也不願冒被控漏診的險。而急於尋求診斷的病人，也不太可能只因為醫生懷疑檢驗結果是否可靠，就能對陽性結果釋懷。

當然，所有醫療專業人員和實驗室都必須遵守規範、接受監督，所以這些差異也會有一定限制。不論個別醫師或醫療院所，都不可能完全脫離醫事主管機關管轄。絕大多數醫師也本於善意行醫，會盡最大可能避免過度診斷或診斷不足。然而，檢驗還是有許多主觀詮釋的空間，不僅資訊不足的醫生可能誤判，不肖醫生和為求利益不擇手段之人也可能利用。

在關切慢性萊姆病過度診斷的人看來，問題主要出在知道診斷灰色地帶何在的專業人士，他們藉此剝削急於尋求答案的人，趁人之危牟利。這種情況在美國和德國的一些實驗室特別嚴重，有的病人在本國反覆檢驗伯氏疏螺旋體皆為陰性，送樣本去那裡檢查卻有很高的比例是陽性。我為本書採訪了十多名慢性萊姆病病患，他們在英國明明是陰性結果，可是在美國某間私人實驗室竟然統統檢出陽性。大多數慢性萊姆病診斷都出自少數醫師和私人機構，這些醫師和公司與約瑟・詹賽克一樣，雖然受主管機關監督，偶爾也會因為對病人造成傷害而遭到懲戒，但大多數仍繼續執業。從疲倦、睡眠問題、憂鬱到腦霧、肌肉痛、頭痛，慢性萊姆病有太多常見症狀，當病人只想得到一個答案——不論什麼答案都好——這個無所不包的解釋，便成為只在意利益的醫生最容易利用的說詞。

過度診斷和誤診是問題，診斷不足也是。

二〇〇八年，希薇雅的丈夫鮑伯感染了伯氏疏螺旋體，兩人的人生從此再也不同。

鮑伯的病從膝蓋後方的明顯腫塊開始。不是牛眼狀或擴散型的皮疹，比較像蜱蟲叮咬的局部皮膚反應，只不過鮑伯沒看見蜱蟲。醫生為他開過抗生素，但不是為了治療萊姆病——鮑伯和希薇雅當時正準備去希臘旅行，抗生素是為了避免兩人在國外時感染蜂窩性組織炎。但兩週以後，原本猜測可能是蜱蟲叮咬的地方發生變化，真的出現典型的牛眼狀皮疹。這是鮑伯全身發病的開始，直到現在仍未完全痊癒。

希薇雅是醫生，一開始就認為有可能是萊姆病。首先，鮑伯會在花園裡耙落葉，希薇雅看過他站在深可及膝的潮濕落葉裡。其次，腫塊在膝蓋後方，是蜱蟲經常叮咬的位置。此外，他們住在南唐斯國家公園（South Downs National Park）邊境，國家公園有許多鹿，而我們已經知道鹿蜱帶有伯氏疏螺旋體。鮑伯請醫生為他做萊姆病檢查，結果是陰性。醫生認為這代表鮑伯沒有萊姆病，決定把腫塊當皮癬治療。希薇雅沒有異議。

「他腿部後方有菊花狀的皮疹，但因為他的醫生不當回事，我也沒放在心上。」希薇雅語帶哽咽地說。

此後，鮑伯的健康每況愈下。眼看他逐漸惡化，希薇雅忍不住又想起他的皮疹，想再次探究萊姆病的可能性，豈料伯氏疏螺旋體的陰性結果成了絆腳石。希薇雅打聽到一名倍受推崇的主流萊姆病專家，撥電話過去想預約門診，但那名醫生不收沒在標準化實驗室檢出陽性的病人。鮑伯求助無門，每個醫生都認為他的結果既然是陰性，就不可能是萊姆病。可是在日復一日的臨床觀察中，希薇雅的疑慮日益加深。

「讓鮑伯確診萊姆病的證據門檻很高，簡直和殺人案審判差不多。沒人願意參酌臨床可能性做出診斷。」希薇雅對我說。

不論依據CDC或NICE的指南，只要一個人住在萊姆病流行區，按照典型症狀做出臨床診斷並無不妥。所以，這些醫生之所以在得知鮑伯的陰性結果之後，就對為他診斷萊姆病有所顧忌，或許和萊姆病的爭議有關？不論實情如何，希薇雅確實這樣認為。她不得不自行進行研究，開始閱讀她能找到的每一篇萊姆病學術論文，參加研討會聽科學家怎麼說。她在其中一場認識了一位荷蘭的專家，為鮑伯安排在該國的大學附設教學醫院做血檢。他們檢查的是另一種伯氏疏螺旋體菌株，結果是陽性。鮑伯在英國當地的實驗室之所以驗出陰性，可能是因為那裡驗的菌株和他感染的不同，也可能是去希臘前短期服用的抗生素發揮效果，暫時抑制了免疫反應。

由於萊姆病只有特定情況才建議靜脈注射抗生素，鮑伯到這時為止都是使用口服抗生素。在口服藥物治療失敗，又驗出陽性結果之後，希薇雅確信必須改用靜脈注射抗生素，但這類抗生素不易取得。醫生擔心長期使用抗生素的風險（也可能是受限於英國驗出的陰性結果），不願開立。眼看鮑伯的病情始終沒有起色，夫妻二人終於把心一橫，向希薇雅在正常情況下絕不想諮詢的醫生求助。

「那個領域像萊姆病的西部荒野。」希薇雅說：「你根本不知道誰可以信任。我們找上我平常認為是江湖騙子的人。」

鮑伯到英國一間素有爭議的私人診所掛號。那裡提供的治療非常不合常規，遊走法律邊緣，在許多醫生眼裡是有危險性的。

希薇雅坦言：「我實在難以苟同他們的作法，但為了得到我們需要的東西，我們不得不配合。」

雖然對希薇雅和鮑伯來說，他們開立的血檢既非必要，也不完全正當，但鮑伯還是接受了。血液樣本送往國外檢驗，結果出爐以後，希薇雅從醫生的角度看報告，只覺得無可解釋，毫無意義。不過，診所的確建議靜脈注射抗生素，儘管時程超過希薇雅認為必要的程度，他們還是同意。治療真的奏效，鮑伯開始好轉。靜脈注射抗生素六週後，鮑伯復原的程度已讓他可以去海灘散步，這是發病之後一直做不到的。雖然沒能完全康復，但已經比病得最重時好轉太多，不再需要任何抗生素。

希薇雅並不贊同長期或過量使用抗生素治療萊姆病，也不鼓勵把血液樣本送去非標準化實驗室檢查。但她開始與萊姆病基金會合作，協助病人和醫師更加了解標準化實驗室的結果。她也投入倡議，呼籲醫界承認醫學的不確定性，讓鮑伯這種照情況看來可能有萊姆病的病人得到治療，不致只是因為血檢陰性便不得其門而入。

人很容易忽略蜱蟲叮咬，而皮疹通常不會持續太久，又往往出現在腋下或其他未必每天都會查看的部位，不一定會引起注意。用於協助診斷萊姆病的檢驗至今仍不完美。而醫界久聞萊姆病過度診斷的惡名，一見到有疑義的診斷，很自然心中警鈴大作。不幸的是，所謂「萊姆病戰爭」對病人造成的傷害是多面向的，它在這種疾病周遭製造出懷疑的氛圍，不僅讓醫生對各種類型的萊姆病病人敬而遠之，或許也造成治療後萊姆病症候群的研究乏人問津。醫學裡的爭議領域經常缺少研究，也缺少治療方式。有待回答的醫學問題太多，醫生和科學家大可選擇比較沒爭議的題目，犯不著在爭議問題上下工夫。

令希薇雅憂心的另一個問題，是病人和研究者的利益未必一致，導致病人備受冷落。這也是波麗・莫瑞的擔憂。在她放滿家人病歷和剪報的資料箱裡，還塞著一篇一九八五年發表於《內科學年鑑》（*Annals of Internal Medicine*）的醫學論文：〈醫學現象學導言：雖然我在聽，但我聽不見你的聲音〉（An Introduction to Medical Phenomenology: I can't hear you while I'm listening），作者是內科醫師理查・巴倫（Richard Baron）。文章談到醫界逐漸以病理學而非病人經驗定義疾病。也許，在協助診斷萊姆病的檢驗出現之後，病人的聲音便不再受到重視。

萊姆病診斷不足的確是問題，但證據在在指出過度診斷的惡果更加嚴重。誤診之所以大幅增加，一方面固然是因為少數醫生和診所利令智昏，不擇手段，另一方面也是因為過度診斷有其作用，能達成某種重要的社會目的。世界各地有太多人飽受病痛之苦卻得不到解釋，自認主流醫學沒有照顧好自己的人也非常多。貪婪之人有許多機會趁虛而入，填補照護真空。而萊姆病是全身性疾病，同時影響多個身體系統，很容易被用來為各式各樣的症狀提供解釋。慢性萊姆病之所以是成功的診斷，是因為它提供了診斷應該給予的一切：能適用於非常多人，有治療方法，有病友團體，而且——我必須再強調一次——它提供了希望。

在我訪問的慢性萊姆病病人中有一名年輕女子，過去幾年，她在私人實驗室和醫生身上花費大筆金錢，接受非常不合常規又可能危害健康的治療。得知這些治療的費用高達幾萬英鎊的時候，我不禁身子一縮，因為那是她很難負擔的數字。談過一陣之後，我問她有沒有什麼訊息希望我轉達給讀者。

她說：「我希望別的醫生向我的醫生看齊。」

我承認，我又一次身子一縮。這個訊息完全出乎我的預料，我實在不願傳達。但我後來想了又想，終於明白她說得沒錯。

她對我說過，前往那間充滿爭議的私人診所就醫時，私人醫生為她做了許多檢查。由於先前沒有任何一名醫生這樣做過，這個舉動立刻讓她信心大增。我過了一陣子才發現：她說的「檢查」，原來不是指血檢或掃描，而是醫生仔仔細細，花了很長一段時間為她做理學檢查。那些私人醫生細心問診，認真聽她描述，親自動手檢查。我不禁想起希恩也對我提過，每次和詹賽克醫生交談，對方都鼓勵她講出每一種症狀。

這些醫生似乎在鑽醫學漏洞，剝削絕望的病人。板起面孔譴責他們不難，但這樣做忽略了一件事：如果主流醫學好好對待這些病人，他們何苦轉向這些醫生？對這群全身多處出現病症、卻放不進診斷框架的人來說，主流醫學沒有他們容身之處。醫學高度專業化的結果，是讓這群病人從一個醫生轉往另一個醫生，每一個醫生在排除該病症屬於自己的專業之後，便認為責任已盡。事實上，想遏止有問題的萊姆病醫生繼續賺取暴利，與其偶爾敦促主管機關頒布禁令，不如為沒有診斷的人提供更優質的長期照護。畢竟到目前為止，主管機關仍未實際動搖這些醫生的行醫方式。

遇到癲癇或其他神經症狀的病人時，我通常會為他們安排一連串極為複雜的檢查。但我一定會告訴他們：在一同尋找診斷的旅途上，檢查並不是最重要的部分。關鍵在於我能否**好好聆聽**、能否**完整了解**促使他們就醫的每一個**原因**。他們是否信任我做出的診斷，取決於我是否善盡聆聽的責任。這樣的結果可能需要好幾次門診才做得到。診斷往往漸次浮現，隨著醫生和患者在彼此面前更加放鬆，完整的故事也會慢慢展開。

醫學診斷和診斷檢驗都有可塑性，萊姆病診斷只是其中一個例子而已。這個例子不僅提醒我們診斷必須考慮臨床脈絡，對本書而言，更重要的啟示或許是：當診斷讓人感覺好轉，未必是因為診斷本身或治療有什麼奇效，而是因為它讓人感覺自己受到傾聽。診斷這種予人肯定的特質——這種讓人因為終於獲得信任而開始感覺變好的能力——也是推動許多其他疾病診斷率提高的主要力量。

雖然查出萊姆病病因是波麗和康州衛生部通力合作的成果，但她並不同意研究者最早的疾病描述。研究者原先把焦點放在關節炎症狀，認為關節炎是這種病的關鍵特徵，所以最初命名為「萊姆關節炎」。但波麗的症狀既多又廣，絕非「萊姆關節炎」能一筆帶過。即使專家已經接手調查，但波麗為了說服研究者，還是自行記錄鄰居的症狀好一段時間。事實證明她是對的：研究人員深入了解後承認，這種病的確可能影響多種器官，萊姆關節炎遂改名萊姆病。

波麗當年的研究資料現在收藏在耶魯圖書館。我特地去那裡拜訪，翻閱她一箱又一箱的筆記、信件、相片和簡報，成疊的紙張滿滿記錄著各式各樣的症狀——皮疹、髖關節痛、失眠、喉嚨痛、夜間盜汗、咳嗽、腹瀉、癲癇、口吃、打嗝、顫抖、突發性懼高症、筆跡改變、嘴巴非自主開闔（mouth clicking open）、吞嚥異物感、複視、指甲凹陷、口臭、攻擊行為、猶豫不決等等。波麗將她打聽到的每一種沒有解釋的症狀全部記下，無可避免的是，許多原本不被認定為萊姆病的人也被放進了這個分類。

如果疾病沒有固定特徵或可靠的診斷檢驗，疾病描述很容易迅速擴大。每一種新醫療診斷都可能為過去無法診斷的問題提供解釋。病人想要答案，醫生也希望能提供答案，所以更能含括大量常見症狀的新診斷總是受人歡迎。與新診斷有關的症狀可以增加得非常快，因為每當有新的病人得到這個診斷，都會把自己的特殊經驗帶入其中。

萊姆病一開始被認定為關節炎，將當時得不到解釋的關節炎患者納入診斷分類。隨著疾病描述加進牛眼狀皮疹，有這種皮疹的人——不論有沒有關節炎——也可以得到這個診斷。再經過一段時間，比較沒那麼特殊的關節問題和皮疹也進入分類。隨著越來越多人得到這個診斷，新病人帶進這個分類的症狀也越來越不特別（如疲倦、注意力不足、記憶衰退）。最後無可避免的是，後來的病人只要出現無法解釋的疲倦或記憶問題，即使沒有最早界定萊姆病的典型症狀——關節炎或牛眼狀皮疹——也可能滿足診斷標準，被診斷為萊姆病。當疾病症狀缺乏特徵，又沒有明確的臨床表現和可靠的檢驗，診斷標準很容易出現這樣的變化。在框定出新疾病多年以後，被診斷為該疾病的人可能和最早的患者一點也不像，甚至沒有該疾病一開始被描述的典型特徵。我們在後面的章節會一次又一次看到這種現象，自閉症和ADHD等精神健康和行為障礙問題尤其如此。

然而，新病人不僅是單向地把自己的新症狀帶進診斷標準，從而改變診斷的特徵，他們也會因為被貼上診斷標籤而改變。瓦倫蒂娜得知自己有亨丁頓舞蹈症風險之後，她一度十分確信自己已開始發病。同樣地，一個人即使在正式診斷慢性萊姆病之前根本沒有相關症狀，也可能在得到診斷之後開始出現與慢性萊姆病有關的症狀。

所以，一個人起初可能只是出現無法解釋的症狀（如移動性皮疹）。後來醫生得知有一種叫慢性萊姆病的新診斷，如果遇上奇怪、難以診斷的皮疹，可以從診斷彈藥庫裡拿出新武器，告訴沒有診斷的病人他們可能是慢性萊姆病。病人得知慢性萊姆病的其他常見症狀後，自然而然會去尋找它們。於是身體過濾白噪音的機制受到干擾，病人變得疑神疑鬼，開始注意到一些似乎像是萊姆病的新症狀。殊不知那些新症狀其實是心身症狀，因心理預期和預測編碼而起。就這樣，一個一開始沒有非常典型的萊姆病症狀的人，因為診斷標籤的反安慰劑效應，漸漸出現典型的萊姆病症狀。

一九八〇年代末以來，萊姆病之所以疾病概述不斷擴大，確診人數持續攀升，固然是因為萊姆病本身症狀過於廣泛，加上技術難以突破，不易在人體內發現伯氏疏螺旋體。但無可諱言的是，媒體熱中「小蝦米媽媽對抗大鯨魚體系」的故事，也發揮了推波助瀾的效果。有一段時間，萊姆病猶如時尚疾病。一九八九年《紐約時報》的一篇文章也說：萊姆病「比戴安娜王妃和羅珊·巴爾（Roseanne Barr）更受矚目」。世界永遠不乏苦於身體症狀無法解釋的人，急於得到答案的人比比皆是，波麗尋求診斷的故事令太多人心有戚戚，最後，連不屬萊姆病流行區的人都相信自己得了一樣的病。

醫生和科學家通常能完整掌握發展新診斷概念的權力。但除了萊姆病之外，還有另一個診斷也是應病人呼聲而生——長新冠。創造這個詞的人是義大利人艾莉莎·佩雷戈（Elisa Perego）。

二〇二〇年五月二十日，她在推特以「長新冠」為主題標籤發文，引起熱烈迴響，帶出許多擔心新冠肺炎長期症狀的留言串。義大利在二〇二〇年二月中出現首例新冠病例，其後疫情爆發，嚴重肆虐，佩雷戈不久也被感染。雖然她的急性症狀並不嚴重，但遲遲難以復原。她和許多人一樣上社群媒體發文，表示自己明明是輕症，但症狀似乎一直沒有消失。傳統媒體當時都把焦點放在命懸一線的患者，社群媒體則讓大眾看見另一群雖未住院、但也備受折磨的人。佩雷戈邀請情況類似的病友上社群媒體串連，用主題標籤 #longcovid 分享輕症之後遲遲未能康復的經驗。她發起的運動如星火燎原，人們紛紛上網訴說自己的故事。到二〇二〇年六月，許多人以「#longhaulers」（長途客）自稱，預示慢性症狀者在數百萬之譜。

輕症後症狀持續的證言和「長新冠」一詞不脛而走，從社群媒體傳向新聞節目和報紙，再傳向醫學期刊。二〇二〇年六月，《大西洋》（Atlantic）雜誌科學作家艾德·楊（Ed Yong）在文中指出，許多年輕人遭受一波波症狀攻擊，一直沒能康復。[19] 七月，《英國醫學期刊》報導長新冠患者湧入家庭醫師診所。[20] 沒有多久，政治人物開始向民眾宣傳這種新的威脅，作為要求居家防疫保持安全的另一個理由。

早期對於長新冠的討論，大多是由病人社運者和病人醫生主導。紐約人費歐娜·羅溫斯坦（Fiona Lowenstein）在二〇二〇年三月染疫，雖然急性症狀不長也很典型，後來卻變成原本和新冠肺炎無關的症狀，例如蕁麻疹和鼻竇疼痛。她後來成立支持團體「新冠肺炎身體政治」（Body

Politic Covid-19），[21][22]以推動病人主導、參與的新冠肺炎研究為宗旨。他們稱這場運動為「健康民主化」，希望促成典範轉移，讓病人主導自己的健康照護。

英國也是一樣，帶頭倡議嚴肅看待長新冠的是病人。艾莉莎・佩雷戈博士雖然是考古學研究者而非醫學專業人員，卻在二〇二〇年九月投書《英國醫學期刊》，直指長新冠是「週期性、多階段、多系統疾病」。[23]她的共同作者是妮絲琳・阿爾文（Nisreen Alwan），一名同樣出現長新冠症狀的公衛研究者，後來成為許多長新冠公共論壇的常客。[24]

「長新冠」從一開始就充滿爭議（至少作為診斷概念而言是有爭議的）。阿爾文是率先支持長新冠患者的醫生之一，依照她的定義，「不論有沒有檢驗，只要出現疑似新冠症狀後數週或數月仍未痊癒」，就是長新冠。然而，這不是疾病定義。因為它非但沒有舉出特異症狀，也沒有檢驗結果為診斷設下界線。長新冠通常是自我診斷，不需要感染的證據，連新冠肺炎檢驗陰性都不能推翻。事實上，從當時到現在，長新冠患者有相當比例不是病毒檢驗陰性，就是根本沒做檢驗。[25]依據疫情早期所做的調查，英國長新冠支持團體成員有七成病毒檢驗陰性。在羅溫斯坦新冠肺炎身體政治的早期調查裡，長新冠患者檢出病毒陽性的只有百分之十五點九。[26]

沒有疾病定義的結果，是讓被歸為長新冠的症狀直線上升，短短幾日內便暴增至兩百多種。由於許多症狀太過常見（如頭暈、疲倦、憂鬱、焦慮、肌肉痛、頭痛、反胃、關節痛、失眠），反而很難找到沒有其中至少一種症狀的人。還有支持團體把「寂寞」、「恐懼」、「皮膚老化」也列為症狀。我參加過一個公開討論會，阿爾文在台上請大家考慮諮詢醫生，即使**沒有**症狀也該去，以免自己明明有長新冠卻不知道。問題是，長新冠診斷如果既不需要症狀、也不需要新冠肺炎檢出陽性，豈不代表每個人都有可能有長新冠？既然沒有診斷標準畫出界線，人人都能把長新冠當成疫情期間所有心、身之苦的原因。

將長新冠當成病毒感染導致的獨特疾病，其實有不少違反直覺之處。就大多數感染病而言（事實上，任何疾病都是如此），在病情高峰時病得越重，就越難恢復，也越可能留下健康後患。但長新冠和急性新冠肺炎的關係正好相反：輕症的人比重症住院的人更常得長新冠，[27]捱過急性感染的重症者比輕症者更能完全康復。還有研究顯示，和住過院的患者相比，沒住過院的長新冠患者症狀更多、也更嚴重。[28][29]

長新冠患者的人口組成也和住院病患有所不同。[30]因新冠肺炎住進加護病房或死亡者多為老年、男性、有糖尿病等合併症的病人，長新冠患者則多半年紀較輕，女性偏多，沒有糖尿病等風險因子。媒體裡的長新冠患者常常宣稱自己疫情前健壯過人——住院病患則恰恰相反，不僅年紀較大，身體也比較虛弱。此外，急性新冠肺炎有十分明確的症狀，長新冠的表現則種類多、變化快。有長新冠患者說症狀「千變萬化，像一群調皮搗蛋的老鼠在你家牆裡鑽來鑽去，咬斷電路，到處搞破壞」。[31]

幾年後，世界衛生組織（ＷＨＯ）將長新冠定名為「新冠感染後症候群」（post Covid-19），定義是：最初感染新冠病毒（SARS-CoV-2）三個月後症狀持續或發展出新症狀，症狀維持至少兩個月，而且找不到其他解釋。據世衛估計，光是在疫情爆發兩年之內，歐洲可能就有一千七百萬人受長新冠影響。[32]到二〇二三年三月為止，英國大約有一百九十萬人自認有長新冠。[33]二〇二四年三月，表示自己有長新冠症狀的美國人接近一千八百萬。[34]

不難想見的是，許多情況不同的人都被貼上長新冠的標籤，大致上能分成四類。

第一類是新冠病情嚴重到必須住院的人，這類患者症狀持續並不令人意外。我在疫情期間曾自願進入加護病房服務，見識過這種病毒的殺傷力。不論是病毒對器官的破壞、治療的副作用或長期住院的併發症，都有可能讓住過院的病患持續出現症狀（需要使用呼吸器的病人更是如此）。

第二類是曾經罹患新冠肺炎，但並未住院的人。其中一定有一部分會出現病毒後疲勞症候群（post-viral fatigue syndrome）的持續症狀。這種情況在病毒感染後並不罕見，相關紀錄不少，但目前所知有限。雖然病毒後疲勞症候群有時非常嚴重，甚至造成失能，但大多數會自動恢復。

第三類是在疫情高峰，由於醫療量能超載，面對面看診受限，有些人被誤診為新冠肺炎或長新冠。疫情期間很容易把一切怪在病毒頭上，忽略更常見的醫療問題。已有病例報告指出，有人當時被診斷為新冠肺炎，後來才發現是其他疾病，其中不乏癌症。

第四類的長新冠人數最多，病人的情況也與前三類判然有別。這類病人不是輕微感染（但檢查結果常常是陰性），就是自我診斷為新冠病毒感染，但持續出現的各種症狀多半與急性感染無關。第四類病人的症狀很難以病毒感染的病理機制解釋，但如果從心身症角度思考，反而豁然開朗。[35][36][37][38]

逐漸有證據顯示：有相當比例的長新冠是心身症造成的。許多研究已經證明：焦慮、憂鬱、壓力是長新冠常見的風險因子。[39][40][41][42][43]挪威研究發現，感染新冠肺炎前一年感到孤獨或遭遇負面事件，比病毒檢出陽性更能預測誰會出現長新冠。[44]英國一份調查三萬多名兒童和年輕人的研究也指出，孤獨感和長新冠高度相關。[45]德國有研究者在疫情期間追蹤健康照護工作者，發現心理負擔和對病症嚴重程度的預期，都是長新冠的風險因子。[46]法國也有研究顯示：自陳感染新冠病毒的人，會比檢驗確認感染的人更容易出現長新冠症狀。換言之，預期自己會生病，就會生病。[47][48]

長新冠的表現和心身症一致，兩者都有大量變化不定又違背解剖學常理的症狀。由於每一個器官都沒有明顯的病理變化，它對每一個人不同身體部位的影響也不一樣。和住過院正在康復的患者相比，沒住過院的長新冠患者症狀更多也更嚴重。長新冠的表現一再與生物學背道而馳。舉例來說，呼吸最困難的長新冠患者往往肺功能檢查最正常。醫學檢查無法解釋他們的症狀，甚至與症狀表現矛盾。[49][50]

作為心身症的長新冠可能因各種機制而起。正如我們先前看到的，反安慰劑效應能透過信念的力量創造身體症狀。在疫情期間，人們由於過度注意身體，體驗和使用身體的方式發生改變。

在身上不斷尋找感染證據的結果，是讓人開始察覺之前無心理會的症狀。不論是腎上腺素、飲食改變、酒精攝取、活動程度，都可能對整體健康造成負面影響，擴大身體白噪音。預測編碼也參上一角。預測編碼是大腦透過預期框架處理身體感知，既然大家都已見到新冠肺炎的傷害，預測編碼就能利用這些內心模型，以假訊號淹沒我們的身體。當恐怖的消息從四面八方湧入，有些人對長期患病的預期越來越強烈，終於蓋過身體健康的事實。隨著主流媒體和社群媒體被可怕的新聞和假訊息淹沒，長新冠也隨著恐懼大肆傳播。因此，與其說長新冠是一種病，不如說它是全體人類陷入疫情、無處可逃後可以預見的一連串後果。[51]

到目前為止，以病毒病理解釋長新冠的嘗試都有漏洞。現在經常聽到的一種說法是：「血液微凝」（microclots，血液裡的微小凝塊）是造成長新冠的原因，可能可以從中找出治療之道。考科藍審查（Cochrane review）其實已經進行過調查（考科藍審查是對特定主題現存研究成果的系統性評估），沒有發現任何證據支持這種理論。研究反而發現其他疾病的病人和健康者也有血液微凝。[52]

事實上，透過重症住院病患的案例，我們已經找到可能可以解釋症狀持續的病理原因。病毒對重症者的身體造成嚴重傷害，表現為發炎和持續感染，在住院和不幸死亡的病患身上都看得到這種現象。經常有人以為其他類型的長新冠病人也有這種情況，並以此反駁心身症的解釋——然而，目前沒有證據支持所有類型的長新冠病人都是如此。拿第四類長新冠病人來說——亦即輕症或自我診斷染疫，可是從臨床來看最可能是心身症的長新冠病人——他們不但總是檢驗正常，也看不到感染或發炎的證據。此外，這類病人有兩個明顯特徵：他們的症狀和檢查結果最看不出關聯，也最缺乏感染和發炎的證據。[53][54]有研究指出呼吸紊亂和精神症狀的相關性比肺部病變更高。[55]同樣值得注意的是：發炎指標上升也與壓力和精神問題有關，所以即使發炎指標上升，也可能是感染之外的其他因素所致。

急於為長新冠提出解釋的結果是強作解人，把可能有不同問題的病人歸為一類，在很不一樣的病人之間強行賦予共同點。雖然許多早期研究另有主張，認定急性新冠病毒感染之後會持續出現各種症狀，但那些研究水準不高，甚至沒有控制組。後來的研究顯示：控制組的症狀和長新冠病人一樣多。這代表並不只有感染過的病人出現長新冠症狀，引起這些症狀的更可能是疫情期間社交限制的某個層面，而非病毒本身。[56]

值得注意的是，長新冠和慢性萊姆病的表現非常相似。隨著感到不適的時間和地點不同，一個人可能得到其中任何一個診斷。這兩種病都有許多特異症狀（如疲倦、腦霧、憂鬱、疼痛、睡眠問題、頭暈），而且定義都很模糊，以致歸入兩者的症狀極多，數目遠遠超過確診的急性新冠肺炎和真正的萊姆病。

在目前的環境，我們很難坦率討論這兩種病症可能是心理機制所致。我知道這種對話會令一些人不快，部分原因是很容易遭到誤解。雖然心身症和詐病完全無關，但經常被混為一談。詐病是蓄意假裝生病，心身症則是下意識產生的醫學疾病，嚴重時足以讓人失能。被診斷為心身症的人可能覺得被醫療機構拋棄，因為在一般人眼裡，心身症「不如」其他疾病，所以這個診斷可能被當成貶低一個人的痛苦。許多人仍然以為心身症是想像的或別有所圖。

這些都是誤解。**心身症會造成真實的身體症狀**。就像被嚇到會心悸一樣，心身症狀是百分之百真實的經驗，只不過原因不是疾病。心身症並不代表一個人「沒事」，只代表問題出在複雜的心－身互動，而非病毒造成的組織病變。在我的職業生涯中，我花了不少心力讓大眾意識到心身症的嚴重性。我能向各位保證，心身症引起的疼痛和疲倦可以和癌症一樣可怕，這種解釋不應被當成貶低第四類長新冠患者的痛苦。

正因為這種對話非常艱難，公共討論裡很少看到長新冠的心身症解釋。有些醫生和科學家雖然強烈懷疑長新冠和慢性萊姆病是心身症，卻也欲言又止。這種擔憂已經阻礙對長新冠和慢性萊姆病的研究。有一位科學家發表了對於長新冠的研究成果，在指出有壓力的人更容易得長新冠之餘，也附上免責聲明，提醒讀者不可將她的作品「誤解為支持『新冠感染後症候群為心身症』的假設」。她後來表示後悔加上那則聲明，因為她原本只是想表達長新冠患者不是假裝，也沒有愚弄醫生，如此而已。[57][58]她後來也說，按照心身症的專業定義，她的研究的確支持長新冠是心身症。這名研究者一開始之所以不敢言明，或許也是因為知道這樣講可能引起誤解。

由於心身症太常被貼上不如其他疾病嚴重的標籤，病人往往排斥醫生以這種診斷解釋他們的痛苦。心身症和心理、社會所引起的痛苦仍受到高度汙名化，也經常被忽視。對全身出現多種症狀、急於尋求診斷和治療的人來說，長新冠和慢性萊姆病是優於心身症的替代診斷，因為它們不僅讓人避開汙名，獲得協助，也提供了支持網絡。此外，這兩種診斷還給予病人解釋，肯定他們的痛苦是真實的，讓他們感到安心。

除了醫療院所之外，社會普遍缺少照顧機構。這代表優先獲得處理的總是身體疾病，把不適表達為醫療問題比較容易得到幫助。只要希恩得不到診斷，就沒有機構承擔照顧她的責任。疫情期間，坐困家中但沒有染疫的人沒有支持系統，出現原因不明症狀的人也不容易見到醫生。換言之，許多人失去消除疑慮的機會。艾莉莎．佩雷戈的倡議運動說得一點也沒錯，受苦的不只有重症者。疫情期間能提供支持的機構不多，而醫學診斷是一塊敲門磚。沒有長新冠，許多遭受疫情社會、心理衝擊的人沒有發聲機會。

慢性萊姆病和長新冠這類疾病之所以日益常見，是因為它們讓需要幫助的人得到幫助。在此同時，診斷的主觀性也推波助瀾，促成這種現象。

我是在先進環境中工作的高度專業化醫生。我了解檢驗和科技運用得當時如有神助，更無意貶低今日科技診斷工具的重要性。在我踏入醫界時，這些工具有的還沒出現，有的仍不夠可靠。

在磁振造影（MRI）普及以前，我們得耗費幾個月、甚至幾年的時間，一再進行不舒服的侵入性檢查，才能診斷出多發性硬化症這類疾病。一路走來，我見過太多昏迷、癲癇、癱瘓或罹患神祕怪病的人，當年的我不知如何解釋，可是拜科技進步之賜，現在能輕易得到答案。ELISA是一九七〇年代出現的，西方墨點法則是一九八〇年代，兩者都是醫師診斷工具箱中不可或缺的好幫手，也是極為重要的研究工具。它們讓診斷變得更快、也更可靠。

協助診斷萊姆病的檢查非常有幫助。我在前面雖然談到它的結果有時不易解讀，但我的本意絕非詆毀，而是希望能讓更多人了解「光靠檢查不足以做出診斷」。單看檢查可能難以判斷診斷，甚至受到誤導。診斷既是藝術，也是科學。而或許會令某些人驚訝的是，相較之下，診斷還更偏向藝術。所有檢驗都有假陽性和假陰性，遇上症狀模糊的病人時，如果仍以檢查為唯一的診斷根據，很可能做出莫名所以的結論。如果醫生開立檢查時並不清楚哪些干擾因子會影響檢查，很容易過於相信異常或正常的結果。坦白說，醫生不可能對每種檢查的所有干擾因子瞭若指掌，如果遇上平時不常開立的檢查，很容易不知所措。事實上，即使醫生面對的是自己經常開立的檢查，也可能有不知所措的時候。我是神經科醫師，每個月會為許多病人安排腦部磁振造影檢查，可是在面對暫時被判定為「異常」的發現時，我仍不敢說自己每次都有十足把握。我不時會看著掃描結果陷入苦思，不確定某個發現和我的病人相不相關。遇上這種情況，唯一的解方是找同事或放射科醫師討論，以病人的故事為中心解讀檢查結果。

另外，雖然我提到許多慢性萊姆病和長新冠患者檢查結果正常，但我無意暗示醫生會只因為檢查正常，就認為某種疾病可能是心身症。醫生們不會這樣做。許多疾病難以透過檢查發現。我的癲癇病人檢查結果正常的並不少，但根據臨床症狀，我還是有一定信心為他們下癲癇診斷。心身症診斷也是如此——仔細觀察症狀如何表現、如何發展、如何不循解剖結構影響全身，還有身體檢查結果和症狀嚴重程度的落差。

診斷需要推理，需要整合檢查結果和臨床資訊。診斷是一門必須具備質性研究技巧的藝術，不是簡單分析幾種常見症狀就能得到結論。只要臨床證據夠充分，醫生往往願意擱下陽性或陰性結果，做出診斷。優秀的診斷醫師必須具備臨床敏銳度，而且通常經驗豐富。在執業生涯裡，醫生必須持續傾聽病人對自身症狀的主觀陳述，從中學習。我喜歡和病人對話，那些對話讓我知道，我們不太可能將症狀輸入電腦就得到可靠的診斷。例如和病人談到頭痛，有時我講出「抽痛」，他們會糾正我說：不是，是「痠痛」。當病人解釋起為什麼用某個詞比另一個類似的詞精確，往往是診斷討論最重要的時刻。醫學檢查固然有助於診斷，但不像人們以為的那麼客觀。檢查結果可能被誤用、誤讀或操弄。做檢查的醫生的素質和檢查本身的品質一樣重要，甚至更為重要。

建立新診斷同樣既是科學，也是藝術，但和診斷不一樣的是，建立新診斷必須更講求科學。為長新冠患者尋求協助時，費歐娜．羅溫斯坦的新冠肺炎身體政治運動呼籲健康民主化。但**科學的答案不能順從多數意見**。了解病人經驗固然是設定研究優先性的基礎，但科學研究還是必須嚴謹、有系統、有方法，對各種答案保持開放。萊姆病和長新冠在公眾面前吸引的鎂光燈太多，方向已超出研究者掌握。在長新冠的討論從社群媒體轉往主流媒體、再從主流媒體轉往醫學媒體的過程中，始終沒有經過充分的科學查核。社會要求立刻得到答案，以致科學家沒有足夠的時間後退一步，詢問關於長新冠最基本的問題：如何給予這種新疾病可靠的定義，以便按部就班展開研究？疫情期間的社會壓力讓科學家與醫師跳過這個關鍵步驟，沒有將不同類型的長新冠分開來個別研究，於是相關研究和對話跟著失焦。大眾排斥以心身症解釋長新冠的結果，是硬生生切斷了這條重要的研究途徑，最後受害還是那些為症狀所苦的人。

好的醫生必須具備充足的經驗，才能聽出病人敘述中的細微之別；必須了解臨床脈絡的重要性；不會事事依賴檢查；不會為每一種不適貼上標籤；知道何時該靜靜觀察，何時該採取行動。好的科學家必須思考嚴謹、謹慎客觀、具備創意、樂於發想，同時保持懷疑精神，不畏挑戰根深蒂固的假設。

CHAPTER 3 自閉症 Autism

波琵二十四歲，看起來充滿自信，但我知道這對她並不容易。一路走來，她遭遇的困難比一般人更多，直到最近才漸感自在。她原本陷入人生低谷，是最近得到的自閉症診斷拯救了她。

「很多人很想診斷出自閉症，但我不是那樣。」波琵對我說：「我本來已瀕臨崩潰，覺得再也無法忍受……這一切。」她比了比四周：「我唯一想到的辦法，就是做個了結。」

她想了結的是自己的生命。在此之前，她已認真考慮自殺兩次，二十歲時，自殺的念頭再次升起。

波琵的精神健康問題從十二歲就已開始，最早是憂鬱症造成自傷行為。少女階段逐漸出現飲食障礙，直到現在仍未完全獲得控制。這些變化事出有因：她雖然喜歡學校教的科目，卻不知道怎麼交朋友，還不斷遭到霸凌。

「一開始是說我壞話，怪咖、有病什麼的。後來變成把我推下滑板車，拿石頭或食物丟我。

上體育課時我成了活靶，他們直接對著我扔籃球。有一次我不得不逃回家去，眼鏡碎了，眼睛也腫了。」

波琵不僅在學校被欺負，校外生活也波折不斷，原本熱愛的打工變質之後更是如此。

「我有一段時間在水族館打工。」波琵笑著說：「我最喜歡兩棲類，自己也養了兩隻烏龜。其實我什麼動物都愛，養過蛇，養過蜥蜴，養過小老鼠、大老鼠、黃金鼠。我很喜歡水族館的打工，但後來不得不離開。」

波琵原本很喜歡這份工作，但兩名好同事離職後，她在工作環境中變得孤立，覺得壓力非常大。偏偏上司年紀比她大很多，而且本身也有健康問題，每次兩人獨處都讓波琵手足無措。雪上加霜的是，波琵當時的交往對象非常粗暴，有一次的衝突還鬧上警局。這次重大創傷之後，新的工作將波琵逼到臨界點，成為壓垮駱駝的最後一根稻草。

離開水族館後，波琵到一家高級汽車經銷商擔任展場接待人員。她一點也不喜歡這份工作。身為接待人員，她必須在門口迎接客人，殷勤端上咖啡，在展場上使出渾身解數施展魅力。這和她的個性與資質完全不合。那時的她本來就心力交瘁，工作壓力和不近人情的上司終於讓她崩潰。

「我其實不記得我是怎麼垮掉的。」波琵對我說：「我的大腦自動封鎖那段回憶，還得別人告訴我當時發生了什麼事。」

波琵情緒跌至谷底，什麼事也做不了。她認真考慮自殺就是那個時候。我問她後來是什麼原因讓她打消念頭。

「運氣好而已。我女朋友打電話給我，拉了我一把。」波琵當時的女友正好打電話來，無意間救了波琵。她繼續說：「我想起學校辦過危機處理小組的演講，就打電話給他們。」

波琵多次嘗試精神健康服務。第一次試圖自殺後，兒少精神健康團隊（child and adolescent mental health team，簡稱 CAMHS）前來訪視，當時她十三歲。後來她先後看過創傷諮商師和精神科醫師，他們轉介她嘗試眼動減敏與歷程更新治療（eye movement desensitisation and reprocessing therapy，簡稱 EMDR），一種據說有助於處理創傷記憶的技術。波琵覺得確實有幫助，可是在表定療程結束後，她再次感到茫然無助。

「妳覺得自己的情緒問題是霸凌造成的？感情問題造成的？還是這些事全加在一起的結果？」我問，設法釐清這些事件的先後順序。

「我覺得會發生這些事，都是因為沒人知道我有自閉症，所以我一直得不到需要的幫助。」

有自閉症的人自傷和厭食症的比例都比較高，在感情關係裡也比較容易被欺負。許多人直到出現精神問題才被診斷為自閉症。這個領域的許多專家相信，如果能在更早的階段為自閉者做好調適，應該可以預防這些精神和社會問題。波琵顯然深有同感。

「學校沒人發現妳遇到困難？」

「他們說青春期就是這樣，表現得像是我遇到這些事不過是成年禮。當年如果有哪個老師注意到我的一點點自閉症跡象，我的學校生活搞不好會有意義得多。但偏偏不是如此，我爸媽大概每兩週就得去學校一趟，因為我被霸凌。」她聳肩說道。

波琵的學校有特殊教育需求協調師，也有接受課外輔導的自閉生，但他們不認為波琵需要。

「這樣的話，最後是什麼原因讓你們想到可能是自閉症？」我問。

「我媽其實很久以前就提過一次。那時我去面試水族館打工，因為年紀太小，我媽陪我進去。後來她說我完全沒和面試的人眼神接觸。可是在那個時候，我以為只有男生會有自閉症，所以不認為自己有。我是後來垮掉以後又去看精神科，我媽才問醫生我可不可能是自閉症。」

精神科醫師和波琵談了兩個小時，做出自閉症診斷。我問波琵評估內容是否詳細。

「我們把我從小到大的經歷談過一遍，我從自己的角度說一遍，我媽也從她的角度說一遍。我填了很多表，我媽也填了很多表。然後我兩個星期後回診。因為當時第一個精神科醫生已經離職，所以我看的是另一個醫生，他們對我說我有自閉症。」

「聽到以後妳的感覺是？」

「其實我那時根本沒在聽，只顧著看牆上的一張幾何藝術，因為那些圖案沒有起點，也沒有終點。結果精神科醫生對我說那是他故意掛在那裡的，如果有人盯著看上好一段時間，他就知道那個人可能有自閉症。」

診斷之後的那個星期，波琵沒多想自閉症的事，也沒查資料閱讀或研究。

「但到了週末，我覺得我想多知道一點。我想知道有沒有人和我一樣。於是我上TikTok，發現那裡有一大堆。」

在社群媒體上看其他人的自閉症紀錄，波琵很快確信自己的診斷是對的。這個診斷不僅能解釋她從小到大的所有挫折，也改變了她看待過往經驗的方式。這份領悟讓她剎時覺得鬆了一大口氣。

「大家總說我看起來不像自閉症，可是，自閉症的人看起來應該是什麼樣子呢？大家不知道的是我一直戴著面具。」

波琵看穿了我的想法。一路談下來，我覺得她非常迷人，完全看不出任何溝通問題（但無可諱言的是，她的確是在自己的舒適圈裡談她最感興趣的主題——自閉症）。我對這種偽裝並不陌生。我雖然拙於社交應對，可是到某些場合也能表現得從容自信。我能了解她雖然對我展現輕鬆自在的一面，並不代表她心裡真正的感覺也是如此。

波琵說，她之所以看起來自然大方，是因為她懂得「戴面具」。「戴面具」是自閉者掩飾自身典型「自閉」行為的策略，透過模仿非自閉者的言行舉止，讓自己看起來「正常」，以便融入社會。我問波琵，摘下面具的她是什麼樣子？

「我不懂神經典型的人在想什麼。我也聽不懂反諷。」

波琵的世界黑白分明。她熱中的興趣不少，例如閱讀、藝術、音樂、植物。她受不了噪音，對特定材質或形狀的東西敬謝不敏。她不善於交朋友，和一個好朋友相處還可以，與一大群朋友聚會就有困難。波琵覺得自閉症診斷對她絕對必要，有了這個診斷之後，她才懂得坦然面對某些面向的自己。

「診斷出自閉症以前，我不知道我不是懶惰，而是因為多巴胺不對勁，所以沒辦法強迫身體做某些事。以前我不知道我有病理性迴避要求（pathological demand avoidance，簡稱PDA），也不知道我從小到大為那麼多東西不安是有原因的。」

有人說自閉症是腦內多巴胺濃度低造成的。多巴胺是一種與獎勵和愉悅有關的神經傳導物質。病理性迴避要求指的是自閉者難以順從要求，雖然不在官方自閉症描述之內，但逐漸被視為診斷的一部分。英國全國自閉症協會（National Autistic Society）舉了一些病理性迴避要求的例子，例如小朋友堅決拒絕刷牙或穿外套、無法回應自己身體的需求（如進食）等等。雖然許多兒童都有這類行為，但「病理性迴避要求」這個標籤意味的是：自閉者無法克服這種行為模式。

得到診斷後，波琵並沒有採取任何針對自閉症的醫療介入，但變得快樂得多。她覺得自己更能面對困難，因為她總算知道這些挑戰因何而起。做得到的時候，她嘗試卸下面具，容許自己露出最真實的一面。現在她是自由工作者，常受邀談自閉症，在社群媒體的創作也為她帶來一些收入。她並沒有放棄成為海洋生物學家的夢想。事實上，她一度錄取海洋生物學預科，但讀了一陣子發現情況不如預期，不得不輟學。申請的時候，學校表示有為自閉者設立支持系統，但入學之後她並不覺得得到支持，而且通學路程太長，所以她第一學年還沒讀完便決定離開。她打算將來再次嘗試，但在此之前，她的大學夢已暫時讓位給自閉症社群的新朋友。不過他們多半是線上互動，不會見面。

我問她ＮＨＳ體系是否幫助到她。

「我連宣傳手冊都沒拿到，但幸好沒有。不論ＮＨＳ或特教體系的人，對自閉症都還有一堆有害無益的觀念。」

「ＮＨＳ對自閉症的說法妳不滿意？」

「太多假資訊。」

「例如？」

「第一是功能標籤。說一個人是高功能，就好像在說他們的身心障礙不夠嚴重。第二是我不喜歡**『有自閉症的人』**（people with autism）這種稱呼，聽起來好像我把自閉症放包包裡帶著走似的。我就是**自閉人**。」波琵對我說：「我的腦袋就是這樣運作的。自閉症是我的一部分，不是像包包一樣能隨意放下的東西。」

自閉者常常被分成「低」功能或「高」功能，後者指智力正常或高於平均的自閉者，前者是有智能障礙的。部分自閉症社群認為這種區分有點失禮，因為這似乎小看了高功能者面對的困難。

有些人之所以強烈反對「光譜」的概念和「輕度自閉症」這個詞，也是基於同樣的道理。

該如何指稱獲得自閉症診斷的人也有爭議。有些人偏好「有自閉症的人」，認為這樣能區分疾病和當事人的身分認同。其實我們對大多數疾病的病友都是這樣做，有癲癇和糖尿病的人通常不願被稱為「癲癇人」或「糖尿人」，因為他們不想被自己的疾病界定。但自閉症情況不同，像波琵這樣的人越來越多（其中又以傳統上被歸為「高功能」或「輕度」者居多），他們喜歡「自閉人」這個稱呼，因為他們認為自閉是自己的一部分，自閉就是他們真正的自己。

得到診斷之後，波琵拍了不少影片談自己的自閉症經驗並上傳社群媒體。她已經吸引許多有同樣問題的人追蹤，多半和她同一個年齡層，往往也是一般歸為「輕度自閉症」的自閉症者。他們大多也反對「重度自閉症」這個詞，不贊同以此指稱嚴重失能、無法獨立生活的病友。

為什麼？波琵對我解釋：「被稱為低功能或重度自閉症的人，原本可能可以比大家以為的更獨立，但他們只因為這個標籤就被剝奪了選擇的自由。這個標籤讓他們好像很無能一樣，他們可能因此失去許多原本可以享受的樂趣。」

「照這樣說的話，妳給自己貼上『自閉』的標籤，不也是**低估自己**的能力、**限制自己**的未來表現嗎？」我大著膽子問。

「我知道有人認為說一個人自閉是給他們設限，但我不同意。」波琵態度堅決，沒意識到其中矛盾。

但我不得不承認，至少到目前為止，自閉症開啟了波琵的世界，也幫助她保持穩定。她認為診斷對她有益並非沒有道理。

有個問題從我們開始交談就揮之不去。猶豫了一陣，我終於開口：「波琵，我在想，妳的困難會不會是受到過去一些經歷的影響，而不完全是腦部神經發展疾病造成的？」

「其實我覺得是。如果沒經歷那些事，我會快樂得多。但我早就知道自己不太正常，別人也看出來了。」

波琵把她目前的一些困難歸咎於創傷經驗，但也同時認為要不是她天生神經發展與人不同，她不會遇到那些創傷。

已開發世界的大多數人，或許已經發現診斷為自閉症的人越來越多。在二十年前的美國，一百五十名兒童中有一名自閉症，現在是三十六名中就有一名。[1] 為什麼會增加這麼多？難道正如某些人所說，是因為我們越來越擅長做診斷？還是像另一些人懷疑的，其實是過度診斷？如果去問這個領域的專家，你可能會得到相反的答案，連最頂尖的學者也沒有共識。依經驗豐富的加拿大自閉症權威羅杭．莫特宏（Laurent Mottron）醫師之見，「北愛爾蘭兒童有五分之一為自閉症」一說「純屬幻想」。[2] 對全世界自閉症人數集體上升的現象，他認為「診斷率與實際情形完全

不符」。[3]可是對同樣經驗老到的自閉症研究者西蒙．拜倫－柯恩（Simon Baron-Cohen）來說，雖然全英國自閉症診斷率已增至三十六分之一，但他一點也不擔心過度診斷的問題，他說：「我認為現在看到的診斷率更接近實際比例。」[4]如果莫特宏是對的，代表有一部分人被錯誤貼上腦部神經發展疾病的標籤。這很重要，因為診斷對一個人的自我感（sense of self）影響深遠。可是，如果拜倫－柯恩的看法更接近事實，我們是不是該盡快著手，解決對學習和社會化與眾不同的兒童的歧視問題？

自閉症診斷沒有血檢，也沒有掃描，完全依賴社會對何謂正常行為的共識、對個案異常行為的觀察，以及個案對自身內心經驗的描述。一般來說，即使運用客觀的檢查，診斷還是會出錯，而自閉症既沒有檢查，也沒有完全客觀的臨床症狀，不論界定或診斷都難之又難。

界定和診斷精神疾病和神經發展疾病一直是棘手難題。為回應這項挑戰，美國精神醫學會在一九五二年首次發行《精神疾病診斷與統計手冊》（*Diagnostic and Statistical Manual of Mental Disorders*，以下簡稱DSM），描述所有精神疾病的典型臨床表現和診斷標準。二〇一三年出版的DSM第五版是第七次改版，也是5這部精神與心理疾病百科全書的最新版。[5]

DSM訂立的自閉症診斷標準有兩個重點，第一種是社交溝通和互動問題，第二種是侷限和重複的行為模式。要被診斷為自閉症，兒童必須同時具備這兩種類型的問題，而且必須在早期發展階段（五歲以前）就表現出來。此外，在個案身上必須找得到缺損（impairment）的證據。不過，這類障礙雖然在光譜嚴重的一端不難發現，可是在光譜輕微的一端就模糊得多。

在社交和溝通障礙的類別下，DSM描述從輕度到重度的缺損，重者如不開口說話，輕者如語言發展正常，但難以維持有來有往的對話。自閉症兒童往往較少運用手勢，常常無法體會別人的感受，多半缺少眼神接觸，對他人興趣缺缺，偏好獨處。在此同時，這些特徵不能只在會令許多人畏縮的情境出現，也不能只在單一場合（如學校）出現，而必須在熟悉的環境裡（如家裡）也表現出來。

侷限和重複的行為模式表現方式很多。有的孩子是強烈依戀某種東西，有的是對特定材質異常喜愛或極其厭惡，有的個性非常僵化，多數會出現自我刺激行為（stimulatory behaviour，有時簡稱「刺激」〔stims〕），例如不斷晃動身體或跳躍。異常迷戀某些事物可能占據他們許多時間，以致排擠生活其他層面。他們的興趣可以非常專一——例如不只是對汽車感興趣，而是對某牌汽車的引擎尺寸感興趣；不只是對倫敦地鐵感興趣，而是對倫敦地鐵的某一條線感興趣。對一致性的需求，可能讓他們在例行行動被打斷時明顯不安。

雖然我們目前陷入自閉症診斷不足或過度診斷的爭辯，但眾所公認的是過去確實診斷不足。直到近年，沒有學習障礙的自閉兒仍經常被當成笨或是怪，因為他們無法適應制式學習方式或傳

5 譯註：DSM-5之前有I、II、III、III-R、IV、IV-TR，因此DSM-5為第七版。

統學校環境。隨著大眾意識提升，以及主動鑑別在學自閉兒的計畫大力推行，大多數人同意診斷不足的問題已大幅改進。現在的問題是：我們是否矯枉過正？還是仍有努力空間？主張目前過度診斷的人批評個案增幅過於劇烈，自閉症的定義越來越模糊：從一九九八到二〇一八年，英國的自閉症診斷上升了七點八七倍。另一方面，也有人為診斷率提高喝采，但認為目前仍然診斷不足，女性和成人尤其如此。

但毫無疑問的是，我們現在看到的自閉症，和自閉症剛剛開始進入公眾視野時的模樣很不一樣。一九四三年，兒童精神科醫師里歐・肯納（Leo Kanner）仔細觀察他的十一名小病人（八男三女），寫了一篇鉅細靡遺的描述。他認為這些孩子患有某種獨特的疾病，表現為「極端自閉孤僻」（extreme autistic aloneness），特徵是完全無法以正常方式與他人建立關係。對這些孩子來說，人的意義和書架或檔案櫃差不多。即使面對家人或其他的孩子，他們的反應還是和見到陌生人一樣。這些孩子行為僵化，常自顧自地沉浸於特定事物，不時發出無意義的聲音，也出現重複行為。

到一九六〇年代，在羅娜・維恩（Lorna Wing）的努力下，肯納的自閉症開始轉變成今日的自閉症類群障礙（autistic spectrum disorder）。維恩是精神科醫師，本身也育有一名自閉兒。在調查倫敦坎伯韋爾區（Camberwell）接受兒童精神治療的許多孩子之後，維恩和同事認為自閉症遠比過去以為的普遍，而且會影響各種智力程度的孩子，不只出現在學習問題嚴重的孩子身上。維恩指出，這種病以三種典型缺損為特徵：**社交互動困難、難以與人溝通、缺乏想像力**。她沒有改變自閉症的基本診斷特徵，但降低了診斷標準的典型症狀門檻，將症狀較輕的個案也診斷為自閉症。她也參考了漢斯・亞斯伯格（Hans Asperger）一九四〇年代的研究。亞斯伯格注意到有些自閉兒表現不同，不但智力正常或高智商，語言發展也正常，甚至早熟。維恩創造出「類群障礙」的概念，一端是肯納版的自閉症（典型案例是重度障礙、不開口說話的孩子），另一端是社交問題較輕、有時頗有學究風格的兒童。

想了解自閉症的轉變，最好的辦法是比對各版ＤＳＭ對自閉症的定義。首次收錄自閉症的是一九八〇年的ＤＳＭ第三版，當時名為「幼兒自閉症」，書中列舉的主要特徵是語言發展嚴重扭曲或缺損，以及對某些東西異常迷戀，有時近乎執迷。不過，這些異常行為必須在兩歲半前出現才符合診斷標準。一九八七年，ＤＳＭ第三版修訂版發行，診斷標準做出調整。放寬「症狀必須在兩歲半前出現」的限制，改成較為彈性的「於嬰幼兒期或童年早期發病」。這種更動讓「幼兒自閉症」變成「自閉症」，立刻將年紀較長的兒童納入診斷群體。

從一九八〇到一九九〇年代，為顧及不完全符合自閉症診斷標準的人，又增加了幾個附屬標籤。「非典型自閉症」和「廣泛性發展障礙非特定型」（pervasive development disorder, not otherwise specified，以下簡稱 PDD-NOS）都是這段時間新創，用以描述不能稱作「自閉症」的社交障礙。因為這些類型雖不符合診斷標準，但又與常人有異。一九九四年ＤＳＭ第四版發行，將亞斯伯格症納為獨立診斷，用於智商和語言發展正常或高於平均的兒童。

由於第四版中每個自閉症亞型的症狀高度重疊，醫生應用時往往出現不一致；加上雖然第四版將典型自閉障礙分成社交互動和溝通兩類，但因為分類過於任意，而且兩種障礙在兒童身上的表現其實非常相似，診斷變得更為複雜。於是，二〇一三年出版的ＤＳＭ第五版再次更改標準，希望能藉由減少滿足診斷所需的基本症狀回應這些問題。第五版也將與溝通和社交兩類缺損有關的症狀併為一類。取消了PDD-NOS和亞斯伯格症等亞型，按羅娜・維恩的主張合併成單一診斷「自閉症類群障礙」（austism spectrum disorder，簡稱ＡＳＤ）。第五版雖然還是要求在早期發展階段就應看出症狀，但刪除三歲以前必須出現顯著症狀的條件。換句話說，第五版不再特別設下年齡限制，保留個案自幼便學會掩飾症狀的可能性。最後，第五版也納入感官處理障礙（例如對特定聲音或材質有不良反應），成為自閉症全新的特徵。

減少滿足診斷所需的症狀，原本應該能讓第五版的自閉症診斷標準更加縮限，進而降低自閉症診斷人數。[6]但其他修訂卻將年紀較大、症狀較輕、表現較非典型的人也納入自閉症群體，整體效果是讓自閉症範疇進一步擴大。除此之外，第五版也採取醫療實務中常見的作法，為可能不再符合新自閉症診斷標準的人設立新的診斷標籤——社交（語用）溝通障礙（social〔pragmatic〕communication disorder）。在醫療實務上，當疾病定義修訂可能導致原本有診斷的人失去診斷，通常會創造可以含括這些人的新標籤，避免有人因此失去診斷。所以，診斷消失的頻率比新診斷出現的頻率低得多，DSM第一版有一百零六種診斷，第五版的診斷將近三百種。

八十年來逐漸修訂自閉症定義的結果，是讓自閉症的面貌大幅改變。五十年前普遍認為自閉症盛行率是萬分之四，現在全世界平均盛行率是百分之一。二〇二三年，加州據稱二十二名八歲兒童中有一名自閉症，德州是六十四分之一。同年，北愛爾蘭是二十分之一，澳洲七十分之一，比利時一三四分之一，法國一四四分之一。[7][8][9]

除了盛行率之外，還有其他變化。以前認為自閉症主要是男生的疾病，一九八〇年代的男女比是四比一，現在則是三比一，並快速趨近二比一。[10][11] 成人診斷為自閉症的人數也穩定上升，據英國研究，從二〇〇八到二〇一六年，成人自閉症人數增加一點五倍。[12]

看見自閉症盛行率驚人暴增，一部分人憂心自閉症顯然已被過度診斷。另一方面，由於區分自閉者和非自閉者十分困難，令今日是否偏向過度診斷的問題更形複雜。自閉症在一九四三年是幼年發作的疾病，得到診斷的都是社交溝通問題嚴重的兒童。我在醫生生涯裡也見過不少這種失能程度的自閉症患者，他們大多無法以語言溝通，需要有人協助才能完成普通的日常工作（如穿衣、洗澡），而且多半需要隨時監看，以保護他們的安全。相較之下，今日日益膨脹的自閉症社群有企業家伊隆·馬斯克（Elon Musk），[13] 也有演員安東尼·霍普金斯（Anthony Hopkins），[14] 與最早的自閉症族群形成強烈對比。

不過，儘管診斷人數大幅攀升，許多自閉症專家認為診斷**不足**的問題依然存在，在女童與成年女性中尤其如此。他們的論點是：社會裡有一部分人並不認為女性也有自閉症，即使女性表現出可能符合診斷標準的症狀，在這樣的人面前還是不會被認真確認，以致得不到診斷。這些專家還說，女性表現的自閉特徵和男性略有不同，而由於目前的診斷檢查太偏重男性表型（phenotype，可觀察的特徵），所以經常無法為女性診斷自閉症。最後，這些專家也擔心女性太善於隱藏典型特徵，很容易被漏診。換句話說，他們相信有些人太擅長「假裝」成「正常人」，連老師、家長、診斷醫師都看不穿偽裝。

然而，這些主張自閉症診斷不足的論述頗有可議之處。例如有人認為女性的自閉特徵太「細微」，不易發現，以致診斷不足，但我們必須思考的是：自閉特徵由輕到重是漸進而連續的，每個人或多或少都有一些，可輕微的自閉特徵不是缺損，不需要診斷為自閉症。[15]我們很多人容易誤解別人的動機，或是拙於社交、不擅長維持有來有往的對話、過於執著某些事，但除非這些人格特質嚴重到構成缺損，再加上其他典型症狀，才算是自閉症。值得探問的是：如果我們要求檢查必須嚴格到足以發現細微症狀，是不是把未達診斷門檻的社交障礙看得太嚴重？必須以放大鏡檢視才能發現的「缺損」，是否嚴重到需要給予醫學診斷？

另一種診斷不足的論點是：因為女生的表型和男生不同（表型在這裡指的是一組可觀察的自閉症特徵），所以會被漏診。假設女生的自閉症表現和男生不盡相同，確實不無道理。舉例來說，自閉症男生著迷的經常是火車或引擎，自閉症女生著迷的東西可能不太一樣（這個領域的專家舉的例子是馬和明星）。[16]為女生評估自閉症時，如果過於側重尋找自閉症男生常見的興趣，很容易問錯問題，忽視她們異常熱中於其他事物。這種論點也認為女生承受的社交壓力通常較大，就算有自閉症也不太會表現出來。於是旁人僅看到一名女生似乎有交友動機，只是不斷更換交友圈子，卻沒發現她其實沒有長久而堅固的友誼。

這種論點的問題在於：現在越來越受關注的所謂「女性自閉症」，雖然某些面向和自閉症原始表型不同，但其他面向仍是一致的。即使自閉症女生著迷的事物和男生不同，她們還是符合現行DSM對自閉症的描述。因為DSM關注的表型不是自閉者對什麼事物著迷，而是他們對某些事物多麼廢寢忘食。此外，這種論點認為自閉症女生之所以比男生更融入社交活動，是因為女生更有社交動機，但這種解釋牴觸自閉症原始表型。自閉症原始表型說的是：自閉者強烈偏好「獨處」。許多疾病在男性和女性身上表現不同，嚴格檢視診斷標準是否存在這類偏差絕對有益，但改寫自閉症面貌的基本描述是另一回事，對此，我們必須提出質疑。畢竟，如果某種疾病完全是由行為表型界定，而女生的表型全然不同，我們還能說女生有這種病嗎？

另一種常見的說法是：由於自閉症過去一直被當成男性的疾病，所以我們其實並不真正了解自閉症在女生身上的樣貌。但事實上，在肯納最早描述自閉症特徵時記錄的十一名兒童中，有三名是女生——薇薇安、愛蓮、維吉尼亞。她們展現的行為和肯納描述的另外八名男生大同小異。換句話說，女性自閉症的例子始終存在，為了讓不符描述的人取得診斷而創造新表型的風潮，其實是最近才出現的。[17]

將「戴面具」的掩飾行為納入診斷考量也值得商榷。沒有人一出生就知道社會規範，每個孩子都得學習如何在社會許可的範圍內行動。可是，「戴面具」基本上也是學習社會規範，並藉由遵守規範融入社會生活，這樣說來，「戴面具」和孩子後天學習社會化有什麼分別呢？兩者的差異一度在於維持「正常」所需付出的精力。高功能自閉者或許能掩飾一小段時間，但這樣做十分耗神，不可能長久。面具遲早會落下，露出典型的自閉症特徵。可是在自閉症的標準挪移之後，診斷評估人員不再需要等待觀察面具是否落下。即使一個人的社交能力看起來完全正常，只要他們表示自己必須耗費龐大心力才能維持表象，就可以做出自閉症診斷。面具理論要我們假設個案有自閉症，即使看不出跡象，也要假設他們有自閉症。

當然，雖然我認為診斷不足的論點有其缺陷，但它們其實只是延續自閉症診斷一路走來遇上的問題——在此同時，它們也延續了DSM之中所有診斷面臨的問題。自從DSM問世以來，這些問題從來沒有消失。八十年來，自閉症診斷標準不斷修訂。為納入女性和輕症者的非典型表現而改寫表型，只是這股趨勢的最近發展而已。儘管如此，我們還是必須在某個地方劃出界線，阻止診斷蠕行，不讓診斷標準日益擴大。只要越界，不符典型症狀和行為的人就不能得到診斷，典型症狀和行為程度不足的人也不可以。可是，我們怎麼知道什麼時候該劃下界線？在我看來，答案應該不難——在新的一群人得到診斷，卻沒有證據顯示診斷對他們有益的時候，就該劃下界線；在診斷造成的傷害超過好處的時候，也應該劃下界線。

診斷自閉症的目的是提供支持，協助患者融入社會。通常只有行為問題嚴重的重度自閉者會給予藥物治療，輕症者如果需要治療，機構提供的多半是社會和教育適應練習，以及心理和行為療育。這種形式的支持其實對每一個人都有幫助，即使對沒有自閉症的人亦然。既然如此，我們似乎根本不必擔心過度診斷會造成問題？但事實上，沒有任何一種診斷毫無風險，即使診斷之後不需使用藥物治療，也不需接受令人不快的干預，亦是如此。診斷一旦擴張，對個案和病友群體都有可能造成傷害。診斷能透過標籤效應使人失能，擴大診斷標準則會讓診斷過於空泛，失去為病友預測疾病發展和指出最佳治療方針的能力。

中重度自閉症患者由於失能程度較重，明顯需要支持，所以最能因治療獲益，診斷帶來的傷害也最小。最不能因治療受益、也最容易受診斷傷害的，其實是輕度自閉症患者。這類患者目前面臨的問題是：社會太熱中於做出更多自閉症診斷，卻沒有嚴格檢視潛在的傷害。二〇二〇年，有研究檢視一百五十個自閉症早期療育計畫，想釐清相關人員是否同時考慮到療育的潛在傷害和益處。這些計畫都不涉及藥物實驗，研究評估的是各種行為療育的效果及其造成的傷害（「傷害」包含生理和心理不適）。結果發現：在接受檢視的一百五十個計畫裡，有一百三十九個沒有考慮治療造成的傷害。[18]在個案退出實驗時，有些機構甚至沒有調查那些孩子為何退出。有些孩子退出的原因其實是與療育有關的不良事件，但相關人員連這些事件都不視為傷害。那些計畫的研究者似乎信心滿滿，堅信自己的療育方式一定有益，或者至少是中性的，沒什麼人覺得應該查明缺點。

診斷的潛在負面效應還有很多。自閉症的汙名與兒童低自尊有關，自閉症診斷可能侵蝕一個人的自我決定能力（亦即激起動機、掌握自己人生的能力）。[19][20]機會之窗可能對自閉症患者關閉。有土耳其研究者指出：偏見、孩子自覺與人不同，以及為接受特殊教育所花的時間，讓自閉症兒童較難參與體育活動。[21]評估過程、醫療化和家長壓力的影響同樣不容小覷。有些人可能認為診斷代表自己做不到某些事，於是根本不嘗試，讓診斷成為自我應驗的預言。[22]既然神經發展問題是無法改變的科學事實，何必多此一舉？一向十分關注自閉症的兒童精神科醫師艾瑞克·方邦（Eric Fombonne），也曾對自閉症過度診斷問題表達憂心，他說：「有自閉症類群障礙診斷，可能大幅侷限一個人的社交和教育經驗，對他們的自我認同形塑造成深遠影響。」[23]

自閉症診斷也可能掩蓋真正需要處理的心理社會問題。當我們以自閉症的濾鏡解釋孩子何以遭到霸凌、虐待、出現飲食障礙、自傷或自殺，恐怕是張冠李戴，錯將他們的個性和脆弱歸咎於他們無法控制、也無法改變的問題。當我們把自閉症診斷當成替罪羊，將所有心理社會問題歸咎於孩子大腦連結錯誤，很容易不再追問：造成孩子痛苦的原因究竟是什麼？

證據顯示，早期療育確實有助於孩子社交發展，在學齡前進行效果更加顯著。另一方面，雖然目前沒有證據支持獲得診斷對成人無害，但也沒有證據支持得到診斷對他們有益。雖然根據一些傳聞，有不少成人被診斷出自閉症之後變得更能接納自己，但目前沒有證據證明獲得診斷能帶來實質益處（例如活得更輕鬆、人際關係改善、工作成功、實現抱負等等）。得到診斷固然讓人感到獲得認可，但負面認知的潛在影響不可不慎，我們今日面臨的問題是：在仔細權衡為成人診斷輕度自閉症的利弊之前，已經有許多人迫不及待尋求診斷。有自閉症標籤可能被別人視為能力不足，自己也可能這樣以為。換句話說，自閉症診斷可能縮限、而非擴大自己的可能性。告訴一個人他們的大腦「與眾不同」或神經發展「異常」，可能對他們的心理造成各種影響，可是在我們釐清後果之前，已經有許多人接收到這樣的資訊。

過度診斷不是誤診。在個體層次很難發現過度診斷，因為診斷若能解釋一個人的症狀或難處，大多人會因此感到安慰。過度診斷必須從群體層次評估。當你發現獲得診斷的人越來越多，但全體人口的長期健康指標沒有跟著改善，就很有可能已經發生過度診斷的問題。照理而言，及時獲得輕度自閉症診斷能讓人取得協助，生活應該能較為順遂。但實際上，自閉症診斷率已穩定攀升三十餘年，時間應該已足以看出獲得診斷的益處，我們卻很難發現任何改善。

在美國，CDC調查顯示兒童憂鬱和焦慮的比例逐漸升高，從二〇〇三年的百分之五點四，上升到二〇一二年的百分之八點四。[24]在英國，自陳曾經自傷的人口比例從二〇〇〇年的百分之二點四，上升至二〇一四年的百分之六點四；出現飲食障礙的青少女比例從二〇一七年的百分之零點九，提高到二〇二三年的百分之四點三。儘管許多國家積極推動輔助教學，但英國、澳洲和許多歐洲國家的輟學率仍是史上最高。不分兒童或成人，所有年齡層的精神健康問題普遍惡化。

在英國，因健康問題而離開工作崗位的人數節節攀升，其中超過半數有精神健康問題。[25] 同樣在英國，十六到三十四歲因病無法工作的人裡，有三分之一自陳是因為憂鬱症或焦慮症。

當然，影響精神健康的因素很多。但如果診斷為自閉症的兒童人數增加，真的只是因為診斷不足的問題獲得導正，我們應該能看見某些群體漸入佳境，例如精神健康或社交能力在某種程度上有所改善，但實際上恰恰相反。不但自閉症人數增加，其他精神健康疾病的人同樣也在增加。英國現在有五分之一的兒童有精神疾病，而且比例逐漸提高。[26]

寫書期間，我訪問了一位從事相關工作的心理師。除了參與自閉症診斷之外，她也協助發展新的表型，好讓更多女性能得到診斷。我問及過度診斷的可能性，她回覆說：「我們總是說服自己：提供診斷是為了幫助人們好好生活，所以診斷是必要的。」

診斷可能出於善意，或許也能讓人稍感寬慰，但我們如果從不仔細思考這樣做會不會造成傷害，也從不充分檢視長期後果，徒具善意並不足以證成過度診斷的正當性。無可否認的是，自閉症是面臨困難和需要幫助的人有心尋求、也願意接受的診斷。在欠缺其他照顧資源的情況下，自閉症診斷可能可以提供這樣的協助。如果自閉症診斷能幫助人們向前邁進，或是帶給他們長久的慰藉，給予診斷或許值得。可是，目前沒有證據證明自閉症診斷擁有這種效果，診斷帶來的肯定感似乎也沒有促成更有意義的改變。然而，個案面臨的困難卻是真實的，將這些困難醫療化恐怕不是解方。

「我們自閉人希望大家正面看待診斷。」邁爾斯對我說：「不要老是說我們做不到什麼，多談談我們做得到什麼。醫學檢查太負面，讓我們覺得被批判和貶低。」

邁爾斯五十多歲時被診斷出自閉症，今年六十歲。他是退休銀行員，已婚，三名子女都已成年，其中兩名（一男一女）在三十多歲時都被診斷出自閉症。兒子建議他也去做評估。邁爾斯人際關係不佳，職場風波不斷，屢屢因為和同事或客戶起衝突而離職，在同一家公司待最久的紀錄是三年。職涯發展始終不如意，邁爾斯上網做評估，結果似乎證實了兒子的懷疑。他隨後去私立醫院看精神科醫師，但醫生認為他不是自閉症。邁爾斯鬱鬱不樂，尋求第二意見。下一位心理師同意他有自閉症。

診斷確定以後，邁爾斯看待人生的眼光不一樣了。他發現孤僻是天生的，難怪自己從不喜歡團隊合作，也無法忍受吵雜的環境，這樣的特質在銀行業注定失敗。沒過多久，他接受資遣。那段日子，他除了偶爾在家提供諮詢之外，大部分的時間都花在園藝。

剛開始交談時，我問邁爾斯希望我怎麼稱呼他的診斷。

「別把這說成什麼障礙。」他對我說。

我提醒他，雖然我不會說他有障礙，但因為「自閉症類群障礙」是DSM的正式名稱，我可能還是會經常提到這個術語。

「這又是另一個錯。」邁爾斯說：「它怎麼會擺進DSM裡？這根本不是精神健康問題。」

邁爾斯否定DSM對自閉症的大多數陳述。他不接受「自閉症類群障礙」這個正式標籤，因為他認為「類群」和「障礙」都有貶意。對他來說，自閉症不是殘疾，只是和一般人不一樣而已（但他也承認，他以自閉症為由稱病退休）。和邁爾斯持相同看法的人不在少數。連英國全國自閉症協會都把官網上的「障礙」改成「病症」（condition）。

「你同不同意有些有自閉症的人比其他人狀況嚴重得多？就他們而言，我們恐怕沒辦法把診斷看得太正面？」我邊問邊想起我的病人，他們大多因為自閉症嚴重失能，無法獨立生活。

「不，我不同意。」邁爾斯說：「他們有沒有學習障礙誰說了算？妳嗎？自閉人總是被低估。不能只因為一個人不說話就說他們不聰明。」

我詢問邁爾斯取得診斷的詳情。他說那次評估是一對一面談，他自己一個人去，談了一個半小時多。會談時他說了童年時和成年後遇到的困難。他說他從小不喜歡交際，常常祈禱午休時下雨，就不必去操場玩。他討厭上學，對學校毫無歸屬感。

「你覺得自己為什麼這麼晚才診斷出自閉症？」我問。

「因為我掩飾得太好，這麼多年一直裝成神經典型者。」

邁爾斯說他從不在外人面前卸下偽裝，只有在家裡有安全感時才這樣做。

「你覺得自己主要的自閉特徵是什麼？」我問。

「我看妳想問的是我有什麼問題吧？」他嘆了口氣，為自己預先料中我的問題露出一絲倦意：「我們實在受夠了這種成見。自閉症不是只有負面特質，我認識一些很聰明、很有天分的自閉人。」

當然，他是對的。有自閉症不代表一個人一定不聰明、不能幹、沒創意。我也的確和他想的一樣，還在試圖了解他有什麼問題。我本來想順勢探詢他的困難，確認是否嚴重到足以成為醫療問題。

「自閉人不想被『治好』。」邁爾斯糾正我的想法：「神經典型者總是以為自閉人有問題，但我們最大的問題不在自己，而是你們硬要我們融入你們的世界。」

和邁爾斯想法相近的自閉者大有人在，而且越來越多。他們不認同醫界以缺陷定義自閉症，希望能把重心放在自閉者的特別之處。他們呼籲鼓勵自閉者做真實的、自閉的自己。對抱持這種觀點的人來說，「治療」的概念是種侮辱。要自閉者壓抑自閉特質，無異於要同性戀接受性傾向扭轉治療。

似乎有越來越多人認為，現在有自閉症的人變得這麼多，是因為獲得自閉症診斷輕而易舉。

但實際上，雖然自閉症診斷缺少生物標記，但若是執行得當，診斷過程是嚴謹而健全的。在世界上大多數地方，正式的自閉症診斷必須使用兩種半結構式面談量表，一是自閉症診斷觀察量表（Autism Diagnostic Observation Schedule，以下簡稱 ADOS），二是自閉症診斷訪談量表（修訂版）（Autism Diagnostic Interview-Revised，以下簡稱 ADI-R）。作為診斷工具，ADOS 評估的是案主目前的溝通與行為困難，ADI-R 則是把焦點放在早期發展，並特別側重四到五歲的階段。理想上每次面談應該由不同專業人員進行，全部完成可能需要幾個小時的時間。評估應該參考不同資訊來源，例如各方人士在不同環境中對案主的觀察，如果案主是兒童，必須請師長提供佐證。最適評估錄影存證，以提供不同領域的專家重新審視，達成共識才做出診斷。無論如何，診斷不會僅憑一名臨床專業人員的判斷決定。

ADOS 及 ADI-R 和萊姆病檢驗一樣，有許多需要注意之處。案主面臨人生危機時不可進行自閉症評估，有自殺傾向時更不可以。如果沒有其他資訊可供參考，診斷工具本身不可用以決定診斷。自閉症診斷和萊姆病及大多數疾病的診斷一樣，必須考慮臨床脈絡——亦即病人的敘述。溝通困難的原因所在多有，可能是學習障礙，也可能是焦慮症。因此，評估者必須受過廣泛的醫學訓練，具備豐富的經驗，才能分辨造成溝通問題的究竟是不是自閉症。

評估的某些層面高度考驗評估者的專業素養。當接受評估的對象是成人，評估者很難確實掌握他們早期發展的問題。除了沒有校方提供參考資訊之外，如果成年人的父母沒有陪同出席，評估者將更難達成診斷的基本要求。此外，雖然有沒有缺損對是否符合診斷標準至關重要，但有或沒有的界線難以拿捏。DSM沒有界定光譜輕微那端的狀況多麼嚴重才算缺損。

一位自閉症評估專家告訴我：「這個問題沒有明確答案。因為有些事對某個人來說是一大挑戰，對另一個人來說可能是小事一樁。例如如果有人說超市的燈光很刺眼，他受不了，我會問他有沒有辦法走進超市。如果可以，但走這樣一趟會讓他精疲力竭，累得只想上床睡覺——這就構成缺損。因為他雖然做得到，但是得付出龐大代價。這種缺損有時候連家人都不知道，因為他們會暫時離開，重新調整自己。」

進超市便心力交瘁，可是連家人都沒發現，但這種狀況算不算缺損完全由評估者決定。有的評估者可能認為這已經夠嚴重了，是缺損，然而別的評估者可能認為不算。裁量的主觀性讓診斷的門戶向各種臨床判斷大開。

掩飾的概念也破壞了診斷工具的客觀性。即便評估者認為案主的情況未達診斷自閉症的程度，案主還是有可能透過陳述主觀感受推翻評估結果。換句話說，縱使一個人在評估過程中表現的典型自閉行為極少，若是主張自己其實掩飾了自閉特徵，還是有可能得到自閉症診斷。哪怕ADI-R和 ADOS 判定一個人不算自閉症，掩飾的概念還是讓他們可能獲得診斷。

診斷工具對不同族裔、不同年齡層的信度也有不確定性。相關檢查是透過觀察已經驗證的樣本而設計的。樣本是由一組專家診斷為絕對典型自閉症的人，照理而言是確保檢查準確的良好基礎。然而，驗證組的人大多是白人，第一語言為英語。沒有證據顯示這些檢查同樣適用於年紀較大的成年人、少數族裔、不懂英語者、身體殘障者、複雜精神疾病者，但我們逕自認定它們適用。

我和一位自閉症評估者談過之後，對做出診斷的細節之詳盡、參與人數之多深感敬佩。但這種複雜度也為診斷品質和自閉症研究帶來問題。外界要求醫療體系提高、加速自閉症診斷的壓力，很可能也是造成過度診斷和誤診的原因之一。診斷工具對檢查水準有一定的要求，但評估者未必有足夠的時間和經費達成。英格蘭目前有一百二十萬人等著接受自閉症評估，[27]平均等待時間是一年。等待時間這麼長，評估很難持續提供耗時又需要龐大團隊的服務。在美國，為了讓更多人方便獲得評估，有些自閉症機構的團隊已經提出呼籲，懇請教育人員和第一線醫療人員接受ADOS訓練。在美國奧勒岡州，學校已經可以不經醫療評估直接為孩童診斷。但ADOS原本只是臨床診斷的輔助工具，老師們即使對兒童發展、教育瞭若指掌，終究不是診斷醫師。有些疾病很容易被誤判為自閉症，需要廣博的心理學知識才能分辨，但老師們未必具備這樣的條件。

現在已經可以看到社會壓力對診斷醫師造成的影響。美國曾在二〇二二年推出一項研究計畫，招募已經由基層機構診斷為自閉症的兒童參與。招募過程會依研究標準為他們重新評估，確認參與者真的符合自閉症診斷。結果發現：許多人在基層機構評估時被過度診斷或誤診，不符自閉症研究標準的比例高達四成七。[28]英國最近也有研究發現：不同自閉症評估機構的診斷率差異相當大，有的機構有八成五的委託人獲得自閉症診斷，有的只有三成五。[29]這只代表一件事：診斷工具在正確使用時或許可靠，但每個實作者的使用方式未必一致。

最震聾發聵的或許還是艾倫・法蘭西斯（Allen Frances）醫生的提醒。他是精神醫學榮休教授，曾任DSM第四版工作小組主持人，統籌修訂自閉症診斷標準。他已公開表示後悔參與放寬診斷標準，也對檢查品質提出質疑，諄諄告誡：「正因為自閉症診斷影響深遠，而且經常不夠嚴謹，家長和成年病人應該盡可能尋求第二意見。」他也曾對過度診斷的負面效應表示憂心，並說道：「不正確的診斷可能帶來有害的汙名、絕望、低期望和錯誤的治療方向。」[30]

評估方式不同也對研究標準造成影響。雖然研究者經常招募有自閉症的人參與相關研究，但未必有經費和時間進行耗時、昂貴的正式評估，確認參與者的診斷合乎標準。於是，有些研究者改採權宜之計，容許符合基本篩檢問卷和自我診斷為自閉症的人參與。可是，基本篩檢工具原本只是用於將大群體篩選為較小的群體，後者還是必須通過更嚴格的檢查，才能納入研究。換言之，基本篩檢工具的假陽性率非常高。至於自我診斷，許多人將自閉症簡化為少數幾種特徵（例如交友困難、社交焦慮、難以忍受噪音等等），不曉得臨床診斷的複雜性和需要滿足的條件。簡言之，邀請自我診斷者加入研究根本違背科學原則，只會產生極不精確、無法解讀的結果。

逼迫心理師、醫師、教師、家長給予遭遇困難的兒童醫學標籤，同樣容易造成過度診斷和誤診。擔心孩子的家長往往以為這樣做能幫助他們。對許多人來說，取得醫學診斷是獲得額外支持的唯一辦法，不僅在醫療服務和財務補助上是如此，有了診斷也能向學校爭取特殊待遇。美國的保險公司給付自閉症行為治療的費用，一年能為自閉症家庭省下幾萬美元——前提是有正式診斷。對校方來說，學生獲得診斷有時可以作為提高教員員額的依據，也能順理成章為孩子延長測驗時間。當孩子因為得到支持而表現得更好，不僅對他們自己有益，也有助於提升校譽。自閉症診斷既然有這麼多附加價值，有些家長在即使情願孩子沒有這個標籤也能得到支持的心態下，還是難以抵擋診斷的誘惑。我在寫作本書時見過好幾位左右為難的家長，一面承受讓孩子接受自閉症評估的龐大壓力，一面努力抗拒。

我們也無法忽視社會傳染的影響。這種因素不僅鼓勵過度診斷，也正改變自閉症診斷的意義。社群媒體充斥為自閉症診斷歡天喜地的人，但其中許多人對箇中意義一知半解，無意間散播大量錯誤資訊。二〇二三年的一份研究發現：主題標籤「自閉症」的 TikTok 影片已吸引一百一十五億人次觀看，可是在最多人觀看的一百三十三部影片裡，提供正確資訊的只有百分之二十七。[31] 這股歪風連聲譽卓著的主流媒體都不能免，他們在某種程度上浪漫化了自閉症，將其描繪成讓人與眾不同的特質，而非造成缺損的發展障礙。[32] 有些職涯和人生令人稱羨的成功人士，雖然從未公開宣稱自己有自閉症診斷，卻被好事者遠距診斷為自閉症，慈善家比爾．蓋茲[33] 和導演提姆．波頓[34] 都是如此。已經作古的名人也被回溯診斷，例如米開朗基羅、查爾斯．達爾文、詹姆斯．喬伊斯、亞伯特．愛因斯坦等等。[35] 名人屢屢對神經發展疾病大放厥詞，但似乎所知有限。二〇一八年，歌手羅比．威廉斯對某報表示：「我覺得我少了什麼，我有很大的盲點，可能是亞斯伯格症或自閉症。我不曉得我在什麼光譜上，但我一定有某種狀況。」[36]社會大眾對自閉症的態度變得輕忽隨便，動不動就說社交能力稍微笨拙的人「在光譜上」。

榮休教授烏妲．弗瑞斯（Uta Frith）是認知發展理論大師，也是備受推崇的自閉症研究先驅，她的作品至今仍對這個領域深具影響力。在她看來，自閉症患者和一般人的界線模糊之後，恐怕會讓相關研究陷入泥沼。獲得自閉症診斷的原本是一群界定嚴格、同質性高的人，現在卻變成一群界線寬鬆、異質的人，這會讓研究者越來越難查明自閉症的發生原因，也越來越難確認如何協助自閉症患者。用弗瑞斯的話來說：「自閉症診斷已經擴張到臨界點，偏離設立診斷的初衷。如果設立診斷的初衷是預測個案需要什麼，現在恐怕已經沒辦法透過診斷達成這個目的。」當「自閉者」既包括自閉特徵顯著、甚至不會說話的重度自閉症患者，也包含症狀輕微到成年以後才發現的人，把這兩種人放在一起研究，恐怕很難從他們身上看出到夠多共同點，進而設計能查出單一病因的實驗，發展出對他們全體都有幫助的治療方式。弗瑞斯建議：「對於現在這些全部被貼上自閉症標籤的人，研究者必須努力思考如何釐清他們的根本症狀。少了這一步，探索自閉症病因的研究將一無所成。」[37]雪上加霜的是，部分輕度自閉者逐漸形成社會壓力，不但大聲疾呼拋棄「重度」自閉症等術語，更要求科學家將所有有自閉症的人視為單一群體。如果科學家能將幾個同質性較高的次群體合併觀察，應該能提高找到共同點的機會，但部分自閉者的壓力已讓科學家選擇受限。

長新冠的討論也有社會壓力介入，影響恐怕是負面的。而現在，自閉症研究似乎也陷入同樣的困境。二〇二一年，自閉症研究者西蒙・拜倫－柯恩發起基因研究計畫Spectrum 10K，目標是查出自閉症的潛在基因成因。這項研究原本可望成為自閉症領域同類研究中規模最大的，豈料短短幾週之後就因輿論壓力終止。[38]自閉者不滿該計畫沒有充分諮詢自閉症社群便開始進行，對此表達關切。社運人士則擔心研究侵犯隱私權，甚至可能為優生計畫鋪路。我們在接下來幾章將會看到，這種以群體為基礎的基因研究其實十分常見，許多也達成非常實用的成果，對病人絕對有幫助（但這並不是說它們完全沒問題，我們稍後還會詳談）。Spectrum 10K的獨特之處，在於它是唯一一個遭到這種反對的計畫。反對者不是重度自閉症患者或他們的家人，而是輕症者和自稱掩飾自閉特徵的團體。他們許多人和邁爾斯一樣，也反對「重度」一詞。

這正是我對自閉症過度診斷風潮感到憂心的主因：過度診斷效應似乎正在衝擊肯納的自閉症兒童，還有我所照顧的重度自閉症成人。這群嚴重失能的人沒有支持就不能生存，但他們現在必須和症狀輕微得多的人一起排隊，等待資源。TikTok上看不到我那些重度自閉症的病人，只有為得到診斷而寬慰或慶祝的人、呼籲正面看待診斷的人、要求從自閉症對話中清除「類群」、「障礙」、「缺損」等詞語的人。最需要幫助的人反而變得最沒人看見。

「回過頭看，其實十分明顯。」阿嘉莎說：「真不曉得當初怎麼沒看出來。」她和我談的是兒子以利亞，今年二十歲。

「一歲時的他不說話，只是不斷拍手，好安靜的一個孩子。我那時還想這孩子好乖，我們運氣真好。等他更大一點，我們放《夢不落帝國》（*Peter Pan 2*）給他看，他乖乖坐著看，一看就是幾個鐘頭，還會跳上跳下咿咿咿咿地發出聲音，一次又一次……我們那時只覺得好可愛喔。」

以利亞的姊姊是高功能自閉症。然而即使家中已經有一名自閉兒，以利亞的爸媽並沒有認真看待這些早期跡象。雖然以利亞一直不說話，但阿嘉莎告訴自己男生說話本來就比女生晚，何況以利亞情感豐富，喜歡擁抱。

「有人說自閉症就是孤僻，可他並不孤僻。」阿嘉莎說：「我媽媽說她覺得以利亞難以與人產生連結，我不覺得，我猜是我太愛他了吧。現在想想，我當時八成是因為不想面對現實，所以才對那些跡象視而不見。」

到了兩歲，以利亞還是不說話，父母決定帶他去看臨床心理師。心理師問的第一個問題是：他會指東西嗎？不會。阿嘉莎得知會指東西代表有想像力，不指東西是自閉症的早期跡象之一。以利亞的其他行為也符合自閉症特徵，例如他堅持整整齊齊排好玩具，代表他需要秩序；他不斷拍手和跳上跳下也符合重複行為（或「刺激」）。經過詳細評估，以利亞被診斷為學習障礙和自閉症。

隨著年紀漸長，以利亞的自閉特徵變得越來越明顯。保持固定習慣對他非常重要，他只吃雞塊和豆子；吃完晚餐後只要盤子上還有番茄醬，一定得立刻清洗，即使在外用餐也一樣。雖然他是相當可愛的孩子，卻開始出現許多重度自閉症患者令人困擾的行為。例如不斷用頭撞地板，心情不好時會打自己的頭。他瘋狂來回奔跑，不管人在哪裡都不例外。他沒有風險或危險的概念。阿嘉莎必須隨時盯著他，以免他或別人陷入危險（以利亞鬱鬱不樂時會咬和打陌生人）。他需要全天候的看顧，每一件事都需要旁人照料和協助。

阿嘉莎說：「他長得太可愛，一頭金髮又捲又漂亮。但每次他坐在別人膝上，我都得警告他們小心，免得他突然用頭撞人。」

以利亞二十歲了，情況毫無改善。他還是會一次跳上好幾個鐘頭，還是會和兩歲時一樣攻擊陌生人——只不過他現在是六呎高、將近一百公斤的彪形大漢。

阿嘉莎說：「最令我喪氣的是，整個自閉症論述都被**輕症者的聲音**帶著走。這影響到服務、影響到資金，當然也對我的孩子產生切身影響。我們家附近明明有一所自閉症學校，但他們只收智商正常、跟得上全國課程標準的孩子。這些學校逐漸只收高功能學生，醫院裡等候協助的自閉兒太多。像以利亞這樣的孩子被忽視了。」

以利亞一開始上的是普通學校。雖然他不交朋友，似乎不知道朋友是做什麼用的，但普通學校還是協助他適應團體生活，也教導孩子如何與以利亞這種類型的人相處。有老師一對一教他，課程也為他量身定做。班上上數學課時，以利亞做計算題。他學會基本程度的計算，也學會認字母讀書。可是到了七歲，以利亞和其他孩子的差距變得太大，家人只好送他去特教學校。

二十歲的以利亞能說五個字以內的簡單短句。我和他見面時，他胸前緊抱四隻觸感特殊、螢光色的塑膠毛毛蟲。以利亞醒著的時候手裡一定有兩種東西，一是毛毛蟲，二是 iPad。他也喜歡游泳、網球、迪斯可。他還是喜歡跳，所以買了張彈跳床。他去星巴克喜歡點那堤。

以利亞仍在學習基本生活技能。他有工作，在附近一家商店裝水果盤和清洗碗機。他也能去店裡買些小東西。但這一切都要有人看著，否則他會自顧自闖進車道。他需要的照顧和小時候一樣多。

「他學會用自己的亞馬遜帳號了。」阿嘉莎笑著說：「他現在會自己上網買毛毛蟲。買完以後就迫不及待去窗邊等著，一直說：『郵差，郵差，郵差。』直到郵差送來。」

阿嘉莎敘述的一切都與典型自閉症一致。以利亞沒興趣交朋友，容易情緒失控，堅持特定習慣，執迷特定物品。他會不斷播放同一首歌或同一支 YouTube 影片，一再重複，直到阿嘉莎勸他暫停，否則全家都受不了。

阿嘉莎一家努力協助以利亞控制情緒，不要發脾氣攻擊人，盡可能讓他在一般人的世界正常生活。當他在公共場合感到不快，一家人會使用各種技巧安撫他。阿嘉莎最擔心的莫過於他行為失控，被送進機構安置。

阿嘉莎和許多重度自閉症兒童的家長一樣，越來越擔憂目前對於自閉症的討論造成誤導，讓自己的孩子逐漸被邊緣化。

「這種神經疾病是先天的。大眾以為看一看媒體上的自閉者就能了解這種病。但能現身媒體的人智商正常，言語無礙，有穩定的工作，能與人開會或登入 Zoom 開線上會議。這些輕度和自認為自閉症的人沒見過以利亞這種情況，以為所有自閉者都和他們差不多，但以利亞和他們的共同點少之又少，根本不一樣。」

阿嘉莎道出的也是我的憂慮。當我一面為寫作本書訪問相關人士、一面收看自閉者上媒體暢談自己的故事，我經常想起我和邁爾斯、甚至波琵對話時產生的疑問：**他們口口聲聲要為重度典型自閉者發聲，但他們真的認識這樣的人嗎**？此時此刻，不論在公共領域、公司董事會、慈善機構，還是在學術研討會，代表自閉症族群的經常是照顧需求較低的人。他們絕大多數都能在社會上正常生活，也沒有明顯的自閉症外在特徵，因為他們懂得掩飾。

有些自閉症倡議人士批評無口語自閉兒的父母（亦即和阿嘉莎一樣的人），說他們不該為孩子代言，因為只有自閉者才能為自閉者發聲。對這些倡議人士來說，協助和以利亞一樣的人控制行為是殘酷之舉，因為我們永遠不應要求自閉者改變自閉特質，這樣做無異於要求自閉者改變身分認同。邁爾斯顯然相信我們應該鼓勵自閉者做自己，完全展現所有自閉特質，堅決反對任何可能造成相反效果的治療。

阿嘉莎說：「我必須教會以利亞忍受他受不了的噪音。如果我不教他，就是讓他的世界越來越小。如果我真的聽推特和電台那些輕度自閉者的建議，以利亞最後一定會住進照顧機構，被五個人壓著注射利培酮。」利培酮是強效精神藥物，用以控制自閉者的攻擊行為。

為了讓以利亞平安生活，阿嘉莎總提醒別人他的心智年齡是四歲。阿嘉莎希望每個照顧他的人都牢牢記住：以利亞雖然看起來像大人，但仍有小孩子的需求。但這樣說兒子的時候，阿嘉莎每每被指責將以利亞幼體化。

「輕度和自認為自閉者討論自閉症的方式，讓我覺得他們似乎很排斥智能障礙。大家不願接受自己的小孩智商不高或低於平均，只想相信自閉兒的表象之下藏著一個聰明的孩子。但我就是愛以利亞，愛這個智商低於五十的他。你我輕輕鬆鬆就能學會閱讀，可是對以利亞來說，每一個字他都得用盡全力才學得會，每一個學會的字都彌足珍貴。我愛他是因為他的實際智商，不是因為對他有什麼幻想。」

以利亞的照顧需求非常高，每一點進步都是他和家人的努力成果。我在神經科看過許多和以利亞一樣的人，也見過許多和阿嘉莎一樣的家長。看著他們與重度失能的成年子女互動，常令我肅然起敬。他們設法用最親密的方式了解自己不會說話的孩子，直到能從細微的表情和情緒變化看出他們的需求。

「大眾其實不再認為以利亞在自閉症類譜上了。」阿嘉莎對我說：「我已經摸索出應付他情緒失控的辦法。先拉出空間，免得他用頭撞我，然後非常堅決地對他說：『冷靜下來。』不斷地講，該講幾遍就講幾遍。我得讓他知道我很認真，他才會重新把自己穩下來。最近我在公車上又用這招，突然發現其他乘客都在看我。好喔，這下我終於有觀眾了。」她笑著說：「於是我轉過頭去對他們說：『**這才是自閉症**，和電視上不一樣**！**』」

「他們怎麼說？」我問。

「他們別開視線。」

CHAPTER 4 癌症基因 The Cancer Gene

這本書有兩個焦點，一是過度診斷的問題，二是標籤的力量如何既肯定我們受苦的經驗，又可能加劇這種經驗。在這樣一本書裡看到自閉症、長新冠、慢性萊姆病的討論，許多人應該不會意外。畢竟，每一個人都明白醫學和健康在某些面向有灰色地帶。由於精神疾病沒有客觀量尺劃定「正常」與「異常」的界線，爭議性更高。

因此，談到過度診斷和過度醫療化的問題，我們很容易以為精神醫學領域最為嚴重。但事實上，即使是高科技主導的癌症和基因診斷領域，過度診斷和過度醫療化的問題也屢見不鮮。可以想見的是，癌症預測型檢驗一旦問世，有意嘗試的人應該不在少數。這樣的機會或許已指日可待。我在第一章談過亨丁頓舞蹈症預測型檢驗的課題，在可見的未來，有機會做預先診斷的人會變得更多，能預先診斷的疾病也會更多。

在機會到來的那一天，我建議你回想我們到目前為止談過的所有重點：診斷主要是一門臨床藝術；健康和生病之間的界線常常是模糊的；即使診斷是正確的，進行治療仍可能弊大於利。因為，正如我們即將看到的，連最尖端的診斷也適用這些規則。

從我進醫學院至今已有四十年光陰，乳癌治療的故事變化驚人。在過去，確診乳癌感覺上無異於被判死刑。剛當上醫生的時候，我在外科病房認識了一名乳癌末期的年輕女子。即使事隔多年，我對她記憶猶新。她是建築師，當時才三十多歲，每個人都拚了命想救她。她原本即將步入禮堂，有一枚閃閃發亮的訂婚鑽戒，未婚夫每次探病都帶來讓她戴上一會兒，探完病再帶回家保管。可惜她瘦了太多，戒圍對她已經太大。她診斷出癌症時癌細胞已經擴散。我那時二十多歲，她年紀和我好近，擁有我夢寐以求的人生，看著她一日不如一日，我著實心驚。

一九九〇年代治療進行性乳癌的效果遠不如今日。儘管她已熬過手術、化療和電療，挽回一命的希望依然渺茫。如果她年紀較大，我想醫生不會採取侵襲性這麼高的治療方式。也許她可以在家或安寧病房離世，不必在綜合醫院逼仄的病房受這種罪。可是在第一次住院以後，她連出院的機會都沒有。她太年輕，還有大好前程，不論是她自己、她的未婚夫、她的家人、她的醫生，每一個人都不顧一切全力以赴，想從這絕境之中爭得更多時光。她化療幾乎做到人生最後一日，在過世之前匆匆舉行婚禮。許多職員說那場婚禮很浪漫，我只覺得無比辛酸。

那名年輕女子有乳癌家族史，她的母親四十多歲時也是因為乳癌去世。當時社會對家族癌症已有一定了解，所以她在確診很久以前就知道自己有罹癌風險，可是她沒辦法預防，最後在一九九二年離世。兩年後的醫學突破若能早幾年發生，她或許不致英年早逝。

一九九〇年時，科學家便已發現乳癌基因可能在第十七對染色體，但尚未掌握確切位置。一九九四年先是在第十七對染色體發現 BRCA1 基因，一年後又在第十三對染色體發現 BRCA2。大家常常以為 BRCA1 和 BRCA2 是「癌症基因」，實際上恰恰相反。每一個人都有這兩個基因，它們正常時能促進DNA修復，壓抑腫瘤發展，但要是發生變異（舊稱突變）會失去保護作用。許多基因變異都會提高各種癌症風險，但我們最了解的是 BRCA 變異，目前已經在這兩個基因中發現超過四千九百種高風險癌症變異。[1] 這些變異會提高乳癌、卵巢癌、輸卵管癌、腹膜癌的風險，對攝護腺癌、胰臟癌、黑色素瘤也有一定影響，但程度較低。

BRCA 變異在檢查上的價值和亨丁頓舞蹈症基因類似，也是用來為未發病的健康者做預測診斷。但 BRCA 變異的預測價值和亨丁頓舞蹈症基因不同。[2] 有亨丁頓舞蹈症家族史的人如果發現該基因，只要活得夠長，一定會發病。BRCA 變異則只是風險因子，雖然會顯著提高某些癌症的可能性，但不是每個帶有癌症變異的人都一定會得癌症。BRCA 不同變異的風險各有不同，有的比其他更容易造成死亡。經過數十年癌症基因研究的累積，遺傳學家已經為幾千種變異建立風險預測模型。女性一生罹患乳癌的風險大約是百分之十二，但如果帶有某些 BRCA1 變異，風險會提高到百分之六十到八十五；如果帶有某些 BRCA2 變異，則會提高到百分之四十到六十五。女性一生罹患卵巢癌的風險大約是百分之二，但 BRCA1 的高風險變異會將機率提高到百分之三十九到五十八，BRCA2 的高風險變異會將機率提高到百分之十三到二十九。[3]

亨丁頓舞蹈症和癌症的另一個重大差異是：亨丁頓舞蹈症無法治療，有 BRCA 高風險變異的女性則有機會採取行動，防止癌症發生。其中最重要的手段是預防性手術，也就是在癌症發作前切除健康的乳房、卵巢和輸卵管。

外婆確診卵巢癌、媽媽確診乳癌那年，蘿莘只有八歲，不得不同時看著兩名至親經歷化療。蘿莘的媽媽當時才三十多歲，情況一度危急，陷入醫療誘導昏迷一週，家人幾乎放棄希望。最後她渡過難關，但蘿莘的外婆不幸去世——那時她五十多歲，距離確診四年。

這只是蘿莘一家與癌症長期鏖戰的開始。十二年後，蘿莘二十歲，正懷著第一個孩子。媽媽喚她進廚房坐定，邊吃外賣中餐告訴蘿莘自己診斷出卵巢癌第三期，和當年奪走她母親生命的疾病一模一樣。好在蘿莘的媽媽再次抗癌成功，雖然幾年後又一次罹患乳癌，但還是活了下來。她現在年過五十，健康快樂。蘿莘和媽媽一起經歷太多風雨，感情十分緊密。

遺傳導致的乳癌只有百分之五到十，卵巢癌是百分之五到十五。但蘿莘的家族既有乳癌又有卵巢癌病史，而且發病年齡低於四十歲，代表遺傳致病的可能性非常高，一般建議做基因檢測。但因為十八歲以下的健康者不建議做預測型基因診斷，蘿莘等到二十五歲才接受檢查。在英國，接受亨丁頓舞蹈症預測診斷前至少要做三次諮詢（美國則規定兩次），過程往往十分漫長。但因為癌症可以治療，預測診斷是預防性的，所以檢測之路快速得多。蘿莘和遺傳諮詢師只談了一次，談完以後就採集了血液樣本，回去等候消息。幾週後，她在上班時接到一通她不認得號碼的電話。遺傳諮詢師告知她有高風險 BRCA1 變異，罹患乳癌的機率是百分之八十七，卵巢癌是百分之六十。

我和蘿莘見面是十年以後。

「回過頭看，一切發生得太快。」她對我說。

蘿莘事前多少已心裡有底，但還是覺得措手不及。家人大驚失色，最為難過的莫過於媽媽，因為她知道是自己把這個基因遺傳給女兒。母女兩人頓時陷入蘿莘可能罹癌的恐懼。一夕之間，蘿莘從完全健康變成隨時都在留意癌症跡象。於是，在得知陽性結果八個月後，二十六歲的蘿莘決定切除雙側乳房，並進行乳房重建。決定下得很快，復原步步維艱，與手術有關的一切盡是創傷。蘿莘覺得外科醫生不了解切除健康乳房對她意義沉重，雖然身體傷口得到完善的治療，但心理創傷幾乎無人聞問。或許因為這樣，一年半後懷上第二胎時，她第一次真正感受到這個決定的衝擊。

「我參加的課程全都在說母乳最好！我聽了只覺得落寞。他們一直說餵母乳能強化母嬰連結，那我該怎麼和我的小孩強化連結？」

別人的反應也令蘿莘神傷。一位阿姨得知她選擇切除乳房，問她說：「妳為什麼要對自己做這種事？」說她勇敢的人也不少，但她聽了只覺怨懟，因為對她來說，自己根本不是什麼勇者，而是別無選擇之下只能採取激烈行動。儘管如此，她並不後悔選擇手術，畢竟她見過媽媽苦戰癌症三次，慘勝；也見過外婆因此失去性命。決定接受手術是為了保命，但與這個決定共存艱難無比。她的感情生活出現裂痕。男友說的話讓她覺得自己不再有魅力。生下第二個女兒不久，蘿莘選擇分手。其實她很怕結束這段關係，擔心再也沒有男人會愛上自己。她對自己的新身體並不滿意，希望再次進行乳房重建，但醫生不太情願，因為他們認為第一次重建沒什麼問題。最後，在蘿莘堅持之下，他們勉為其難再次動刀。

「在手術之前，妳怎麼看待自己的身體？」我問。

「我胸部超棒的！我很喜歡。手術完醒過來的時候，我滿腦子都是我到底幹了什麼好事。生老大的時候，餵母乳餵得非常不順利，我一直在想第二胎一定可以做得更好，結果沒機會了。我討厭我的新胸部，看起來像是黏上去的。」

蘿莘也不怎麼喜歡再次重建的乳房。她覺得不自然，而且沒有乳頭。有些女性會為了美觀保留乳頭和乳暈，但移除較能防癌。防癌是蘿莘的首要考量。

「我還在努力喜歡新胸部。」她對我說。

到了三十歲，蘿莘又移除卵巢、子宮、輸卵管和子宮頸。這次調適更為艱辛。雖然早就知道這代表自己再也無法生育，但同樣地，她直到術後才真正感受到這件事的重量。

「我本來也不覺得我會再生孩子，但誰知道呢？」她說。

又一次，她受到的照顧全部集中在手術和防癌層面。至於必然伴隨這項決定而來的心理衝擊，她沒得到多少關心。她尋求心理師協助，也參加公司裡的停經支持團體。她是團體中年紀最小的，和其他人差了二十歲。她們歡迎蘿莘加入，但她總覺得彆扭。也許該說，她覺得自己不屬於那裡。

「我覺得自然停經的女人很難了解一夕停經的心情。」

手術停經比正常停經突然得多。這種身體變化一般會花數年時間逐漸過渡，讓女性慢慢調整，手術則是驟然切換。開刀之前，蘿莘交給醫生一塊荷爾蒙替代治療（ＨＲＴ）貼片，請他一完成手術就貼上。但蘿莘的停經症狀並未完全改善。

「我現在像個空瓶。」蘿莘笑道：「什麼都拿掉了。」

「但妳覺得動兩次手術是正確選擇？」我問。

蘿莘想了一陣子才回答：「我這樣做是因為恐懼。我一輩子都活在癌症陰影下。我媽媽不只一次差點沒命，她非常為我擔心。我覺得有開刀的壓力。其實，我還是不太確定這是不是我自己的選擇。至於這樣做正不正確？」她往後一靠，再次陷入沉思。「我覺得是。我很高興自己做了這個決定，因為癌症的陰影終於不見了……呃，嚴格來說並沒有完全不見……」她笑了：「乳房組織沒有完全清除，所以我還是有可能得乳癌。而且我最近看到，BRCA 可能造成胰臟癌，但你總不能把胰臟拿掉……。」

乳房切除術和卵巢－輸卵管切除術降低罹癌風險效果顯著，能減少兩種癌症百分九十五的風險。[4] 如果蘿莘能重新選擇，她知道自己還是會做同樣的決定。她現在比較不擔心癌症，活得積極自信。她交了新男友，不久就要步入禮堂。她說男友喜歡她的身體。雖然她經常拿手術開玩笑，但男友明白這是蘿莘在提醒要好好呵護她，而他始終貼心。蘿莘的兩個女兒十分亮眼，雖然她們可能也有同樣的癌症變異，但目前年紀太小，還不能做檢測。蘿莘不擔心她們，因為她很清楚，如果有朝一日她們也面臨手術抉擇，她知道怎麼給予支持。但當然，最期待的還是到時醫學更加進步，根本不需要動手術。蘿莘的媽媽已經三度擊退癌症，現在五十八歲，母女兩人仍是彼此最大的支柱。蘿莘的爸爸是木訥的蘇格蘭人，始終是她的堅強後盾，也一路陪伴妻女度過風風雨雨。蘿莘的弟弟也遺傳到高風險 BRCA1 變異，這使他罹患乳癌的風險從百分之零點一上升到百分之一，也提高了他罹患攝護腺癌和胰臟癌的機率。他的未婚妻正懷著他們的第一個孩子，有可能遺傳到他的異常基因。蘿莘的幾個阿姨、舅舅也有這個癌症變異。

「我好像把我們家講得很悲慘。」道別的時候，蘿莘對我說：「但我們其實滿幸福的。」

這正是她帶給我的印象。劫波渡盡，依然幸福。

最早提出乳癌可能透過家族遺傳的是保羅・布洛卡（Paul Broca）醫生，時間是一八六六年。布洛卡是解剖學家，最著名的事蹟是在大腦左前額葉定位出語言表達區。由於他的妻子年紀輕輕便罹患乳癌，他也研究過癌症，將妻子家族乳癌病史上溯四代，後來撰文推論乳癌會遺傳。但他的看法當時頗受懷疑，或許是因為當時絕大多數乳癌患者沒有家族病史。

一九七〇年代早期開始出現預防性乳房切除術和卵巢–輸卵管切除術，但選擇這樣做的人少之又少。因為在沒有基因檢測的時代，人無法確知自己是否遺傳到父母的癌症傾向，預防性手術是一場豪賭。此外，早期的乳房切除術常常沒有充分移除乳房組織，無法完全發揮預防功能。到了一九九〇年代，一來因為發現 BRCA 基因，二來因為手術技術日益進步，預防性手術的大門從此敞開。

預防性手術是沉重的決定，但接受手術者即使有機會重新選擇，多數女性還是和蘿莘一樣，會再次選擇手術。儘管手術之後經常出現不良反應——百分之五十的女性遭遇身體形象和性方面的負面效應，[5] 百分之五十六的女性必須接受更多手術 [6] ——多數患者仍不改決定。乳房切除術衝擊心理，也影響性關係，卵巢切除術則與性功能障礙及情緒障礙有關。荷爾蒙替代治療效果有限。雌激素降低還可能造成心血管疾病、高血脂、高血壓、骨質疏鬆症、憂鬱症。[7]

事實上，有些動過手術的女性即使不動手術，也不會發展成癌症。知道這點之後重新審視手術的負面後果，無疑更令人心痛。由於沒有一種 BRCA 變異的癌症風險是百分之百，所以會有不動手術也不會罹癌的幸運兒，只是沒人知道誰是幸運兒。因此，選擇手術根據的其實是統計數字，亦即為了幫助一大部分女性預防癌症，可以接受有一小部分女性會接受非必要的手術。但即便是風險最高的幾種變異（例如蘿萍的），在接受預防性乳房切除術的人裡，還是有百分之十到十五即使不動手術也不會發展成癌症，在接受預防性卵巢切除術的人裡則是百分之四十。如果病人的基因變異致病風險不算高，我們通常不會建議手術，因為手術非必要的機率很高——有時超過百分之五十。儘管如此，有些面臨這種機率的女性還是選擇動手術，因為她們和蘿萍一樣，也經歷過自己的媽媽、祖母、姊妹、姑姨、堂表親死於癌症。不論自己是否注定罹癌，她們都不願焦心等待答案揭曉的那一天。

創新的治療方法多半是從少數人開始實驗，接著擴大實驗範圍，再做有安慰劑和控制組的大型雙盲實驗。但預防性手術不能按照這種程序，因為我們不可能對有高風險 BRCA 變異的女性進行隨機實驗，對照動預防性手術和不動手術的結果。由於這樣的實驗必須強迫一些女性動手術，拒絕另一些女性動手術，不論在實務上或倫理上都不可行。所以，預防性手術只要有「這樣做正確」的假設便可進行。雖然近年會提供統計數字供女性參考，幫助她們做出選擇，但這些統計數字直到近年才有。可以想見在剛剛出現預測型檢驗那段時間，女性選擇預防性手術需要多大的勇氣和信心。回過頭看，她們的膽識著實令人佩服。

三十年的經驗足以讓遺傳學家提高風險評估的正確率，也足以讓外科醫師精進各種手術術式。可是在癌症及後續手術的領域，三十年的時間仍不算長。沒有經過隨機臨床實驗的任何創新，一定會在更長的時間裡遭受種種未知因素的考驗。預測醫學是很新的領域，充滿不確定性。和蘿莘交談時，明顯感覺得到手術對她造成創傷，但她認為完全值得，因為她深信手術救了自己一命。可是，手術真的救了她一命嗎？癌症預防性手術是否真的能延長一個人的壽命？這個問題其實比許多人以為的困難得多，但這正是評價預防性手術的關鍵。如果許多人希望徹底斷絕癌症發展的機會，接受預防性手術，代表這群人幾乎全都不會罹患癌症。但另一個問題不會因為這群人存活而消失——不做任何治療還是能存活的人有多少？按過度診斷的定義來說，不做治療仍能存活的人全都受到過度診斷。

圍繞癌症篩檢計畫的爭議，有助於我們進一步了解這個問題。

在醫療服務完善的國家，衛生機關經常呼籲特定年齡層的人接受癌症篩檢。篩檢是一種鑑別工具，用意是在顯然健康的人裡找出某種疾病風險特別高的人。癌症篩檢的目的是在症狀未發之

前發現癌症，通常從中年開始進行。世界各地從一九七〇年中期以降逐漸引進乳癌篩檢，換句話說，我們評估乳癌篩檢利弊的時間比預防性手術長很多。

研發新藥必須符合嚴格的規定，可是對有 BRCA 變異的人來說，預防性手術和篩檢計畫都沒經過層層審核便獲放行。大家往往假設預防性手術和篩檢對我們好，可以降低其所篩檢的癌症死亡率，整體而言能挽救許多人的性命。這種說法表面上很有道理，實際上經不起考驗。從許多癌症篩檢計畫來看，這些假設已經被多次證明是錯的。癌症篩檢計畫未必能減低癌症死亡率，也未必能減低全體死亡率。有些篩檢計畫只是將更多人診斷為癌症、為更多人治療癌症，卻對死亡率毫無影響。

為什麼會這樣？首先要了解的是，不是每一種癌細胞都會生長到致病或致死。透過篩檢發現癌症是一回事，因為出現症狀或自我檢查而發現癌症是另一回事。後一類癌症已經出現生長跡象，篩檢發現的癌症則可能只是一小群異常細胞，不透過醫學檢查根本不會發現，可能也永遠不會生長到出現症狀。有些惰性癌症生長極慢，許多人根本不知道它們存在，就這樣和癌細胞共存了一輩子。

其次，雖然有些癌症生長緩慢，有些癌症會造成健康問題，但科學界目前還沒辦法區分兩者。我們直到近年才有敏感到足以偵測極早期癌症的科技，尚未長期追蹤這些癌症的自然發展過程。而篩檢計畫只預設所有癌細胞都會惡性生長，威脅生命，所以只要發現便一概採取具侵襲性的治療方式。

有一項在底特律進行的研究證明了這點。爬梳死因並非攝護腺癌的男性死者屍檢報告後，研究團隊發現：五十世代的男性有百分之四十五有早期攝護腺癌，六十世代的男性則將近七成。[8]美國攝護腺癌的終生罹癌風險為百分之十三，換句話說，由於屍檢才意外發現攝護腺癌的死者占大多數，這種癌症在他們生前並未造成嚴重健康問題。但這種癌症如果是篩檢發現的，沒人敢說哪些人的癌細胞會惡性生長、哪些人不會有問題，所以他們可能全部都會接受許多非必要的侵入性治療。攝護腺手術不是小事，三分之一的男性術後會出現勃起功能障礙。除此之外，這種手術還會造成其他問題。

所有癌症篩檢都得在診斷不足和過度診斷之間取得平衡。這裡的「診斷不足」指的是漏掉快速生長的癌細胞，「過度診斷」代表查出放著不管也不會危害健康的早期癌症，前者必須盡可能減少，後者也要盡力避免。從許多癌症篩檢的結果來看，大多數計畫明顯偏向過度診斷。成功的篩檢計畫應該能預防末期癌症，降低癌症死亡率和全體死亡率，但這些計畫往往達不到目標。

一九八〇年代引入頸部超音波為甲狀腺癌篩檢工具後，全世界甲狀腺癌診斷率大幅提高。但仔細檢視末期甲狀腺癌診斷率和甲狀腺癌死亡率，卻能發現情況並無改善。在美國，接受甲狀腺癌治療的人數幾乎增加四倍，卻沒能挽回更多人的生命，甚至沒有延長壽命。[9][10]這樣的結果強烈表明篩檢發現的癌症多半不需治療。這是過度偵測造成過度診斷的明顯例子。

乳癌、攝護腺癌、黑色素癌篩檢計畫都有同樣的問題——發現早期癌症而接受治療的人變多，末期癌症和死亡率卻沒有減少。近日有研究發現：在篩檢發現的攝護腺癌患者之中，大約有六分之一是過度診斷。[11] 也有學者指出澳洲黑色素癌過度診斷的情況「令人擔憂」，高達百分之七十六。[12][13] 對乳癌過度診斷最切實的估計都在一到三成之間，但二〇二三年在美國進行的一項研究指出：七十歲以上女性的乳癌過度診斷率恐怕超過三成，八十歲以上更可能高達五成四。[14] 按考科藍審查解釋，「過度診斷率三成」換算成實際數字代表：為兩千名女性做癌症篩檢，能挽回一個人的生命——在此同時，有十名女性會接受她們不需要的癌症治療，[15] 亦即非必要的乳房切除術和電療、化療。

當然，不是每個人都同意癌症篩檢的過度診斷率如此之高。畢竟，如果普遍認為癌症篩檢過度診斷率過高，篩檢計畫就不會風行各國醫療體系。舉例來說，根據二〇二二年對英格蘭NHS病患所做的研究，每篩檢出一千名癌症患者，過度診斷的只有三人。[16] 過度診斷的估計數字之所以各有差異，是因為評估癌症篩檢計畫成效極其困難。準確評估過度診斷的唯一確切辦法，是篩檢出早期癌症的患者全都不予治療，只追蹤觀察。但這種辦法可行性低，所以篩檢造成的過度診斷問題不易解決。

評估癌症篩檢計畫成效通常會參考兩大指標——**特定癌症死亡率**和**全因死亡率**（all-cause mortality）。特定癌症死亡率只考慮篩檢鎖定的癌症的死亡率，全因死亡率則是全部死因的死亡率。認定癌症篩檢計畫有沒有成效，很大部分取決於參考的是哪個指標。

篩檢計畫的追蹤研究多半只看特定癌症死亡率。這種作法不無疑義，因為要是不深入分析，這個衡量方式有過度樂觀之虞。過度敏感的篩檢計畫會找出許多根本不會發展的癌症，讓這些人接收非必要的癌症治療。為許多實際上不需要治療的癌症患者治療，無異於人為地膨脹存活率，讓癌症患者看似比過去長壽。換個方式來說，被過度診斷的人接不接受治療都會存活，不會反映在特定癌症死亡率上，因此以特定癌症死亡率評估癌症篩檢成效並不恰當。另一方面，被過度診斷癌症的人不可能知道自己無論如何都能存活，所以接受治療根除癌症之後，他們可能還覺得自己非常幸運。於是，過度診斷的癌症篩檢計畫不但造成存活率提高的假象，而且病人滿意度高，兩個「成果」都再次鞏固「盡早診斷一定最好」的信念，讓這個假設永遠立於不敗之地。回饋效應讓癌症篩檢計畫注定成功，不斷擴大。最後，特定癌症死亡率不僅常常無視化療、電療、手術的後果，也經常忽略癌症診斷的心理、財務負擔。

相較之下，以全因死亡率評估癌症篩檢的成效往往沒那麼樂觀，甚至有點令人失望。二〇二三年，《美國醫學會雜誌》（*Journal of American Medical Association*）刊登了一篇癌症篩檢計畫綜合分析。研究人員選用的指標不是特定癌症死亡率，而是探究篩檢計畫對**整體死亡率**是否有所改善。這份研究涵蓋人數超過兩百萬，篩選目標包括攝護腺癌、乳癌、大腸癌。就大腸癌篩檢而言，篩檢計畫延長了一百一十天的壽命。至於其他癌症篩檢，沒有證據顯示檢出早期癌症有助於延長壽命。[17]

簡單來說，在這個兩百萬人的群體中，有些人因為篩檢出早期癌症並接受治療，因此活得更長。篩檢計畫的確挽救了他們的生命。但因為其他人接受了他們其實不需要的治療，所以整個群體的**整體存活率**（全因死亡率）並沒有改善。在這些「其他人」中，有一些人即使沒檢出癌症，還是能存活，所以他們的存活並不會影響全因死亡率；但另一些人卻可能因為非必要的治療而縮短壽命，抵銷掉因篩檢而增加的壽命。篩檢改善了一個人的人生，就可能同時破壞另一個人（甚至更多人）的人生；拯救一個人的生命，就可能失去另一個人的生命。全因死亡率統計數字告訴我們的是：我們並沒有在診斷不足和過度診斷之間取得平衡。

當然，支持擴大篩檢的人另有主張。他們認為：全因死亡率研究之所以未能反映存活率提高，是因為涵蓋的人數還不夠多。但這種主張無異於要求我們忽視既有證據（亦即許多篩檢計畫對整體死亡率毫無影響），信任實際上並沒有做過的研究（亦即涵蓋人數更多的全因死亡率研究）。醫界其實也意識到這個問題，所以不斷修訂和改善篩檢計畫，設法避免太多過度診斷。然而，篩檢計畫不論如何精心調整，為了挽救一部分人的生命，就一定會讓另一部分不需要治療的人接受治療。

檢出高風險 BRCA 變異的女性面臨的問題，和篩檢是否真的能提高存活率一模一樣——乳房切除術真的能延長她們的壽命嗎？雖然乳房切除術確實能降低乳癌風險，但直到目前為止，還沒有夠多證據顯示它真的能延長高風險者的壽命。

預防性卵巢－輸卵管切除術不一樣。目前已經證明，為降低卵巢癌風險而進行這種手術，的確能改善全因死亡率。換句話說，預防性卵巢－輸卵管切除術的確能挽救生命。卵巢癌擴散快，篩檢檢出時往往已是末期，也已經擴散。由於篩檢發現的卵巢癌不太可能根治，因此強烈建議手術，主要考量是時間點。停經女性因為卵巢已失去功能，選擇是否開刀切除相對單純。雖然手術可能造成心理創傷和身體併發症，可是對大多數人來說，接受手術利大於弊。相較之下，這個問題對停經前女性要困難得多，因為她們不動手術就極可能惡化，動手術不但要適應一夕停經，也必須接受往後不可能生育。該為生育子女延遲手術多久是十分個人的決定，病人必須自己決定。對於有 BRCA1 變異的女性，醫師通常建議三十五歲前進行卵巢－輸卵管切除術；BRCA2 變異由於風險較低，一般建議四十五歲前動手術。

至於該不該做預防性乳房切除術，在許多層面都困難得多。乳癌篩檢比較容易發現初期的局部性癌症，和篩檢發現的卵巢癌不同，篩檢發現的乳癌治癒率往往非常高。因此，是否該做預防性乳房切除術未必攸關生死。

卵巢癌高風險女性的治療方式只有手術，乳癌高風險女性還有其他選擇。除了手術以外，她們還可以選擇追蹤監控——提高篩檢頻率，定期接受造影和理學檢查，以便盡早發現癌症。標準乳癌篩檢是從五十歲開始，每兩到三年做一次乳房攝影；高風險者則是從大約二十五歲開始（或是從檢出變異基因開始），除了每年進行乳房磁振造影之外，四十到五十歲時再加上乳房攝影。

女性如何回應高風險 BRCA 變異是十分現實的問題。她們可以選擇長期承受監控癌症的重擔，與癌症的恐懼共存，也可以選擇立刻接受重大手術，徹底做個了斷。問題核心在於她們認為自己能夠忍受哪一種壓力，是長期戒備癌症來襲，每年掃描檢查（可一旦發現，需要化療的機率是百分之六十四）？還是切除健康的乳房，免去後顧之憂？選擇監控固然可能始終沒有發現乳癌，不需要切除乳房，但終生篩檢的壓力不容小覷。亨丁頓舞蹈症基因曾帶給瓦倫蒂娜多大的恐懼，BRCA 變異就可能帶來多大的心理煎熬。此外，磁振造影約有一成會發現略不正常、卻又稱不上異常的變化，雖然其中一些最後會證明並無大礙，但隨之而來的反覆檢查一定令人焦慮。二、三十歲就開始監控乳癌的女性，幾乎一定會在幾次年度檢查中遇到假警報。

這是癌症基因的故事裡最令我訝異的部分——這門科學這麼新，可是在女性必須做出重大決定時，可靠的相關資訊卻這麼少。同樣令我驚訝的是，儘管我們理應等候科學提供更明確的答案，卻有這麼多人急著回答這些問題。女性的癌症風險是用統計模型評估的，可是，最準確的風險統計模型是二〇一七年以後才建立的。十五年前，女性只要檢出 BRCA1 變異，大多會直接得知自己的乳癌風險是百分之八十五。但實際上，「百分之八十五」只是最高的數字。科學界後來還為更多人做了更多檢測，大幅改進預測模型，讓每個人的風險評估能更加準確。然而，預防性手術從一九九〇年代晚期就開始增加，遠遠早於個人風險評估修正。也就是說，十五年前得知自己羅癌風險高達百分之八十五的女性，如果改用現在的模型重新評估，許多人的風險就會低於百分之八十五。這代表當年恐怕有許多人接受了非必要的手術。換作今日，也許不會有這麼多人選擇手術。

我們本應仔細比較切除乳房和追蹤監控的存活率，可惜數據不多，直到二〇二四年才直接進行調查，比較兩種選擇的病人是否滿意自己的決定。許多女性還來不及知道哪種選擇的病人過得較好，便匆匆在手術和監控之間做出選擇。

有證據顯示：有些女性是因為恐懼才選擇手術，其中可能也有社會潮流影響。二〇一三年，影星安潔莉娜・裘莉公開透露自己有 BRCA1 變異，也已接受預防性手術。在此之後，全世界有越來越多人進行基因檢測，選擇乳房手術。[18][19] 雖然美國全國醫學指南並不建議中度風險的女性切除乳房（中度風險指風險高於平均二到四倍），但這群女性的手術率與高度風險女性相去無幾，代表許多手術並非嚴格必要，也不符合指南建議。有些人擔心預防性手術增加是非必要的，更多是出於恐懼，而非基於事實。[20][21]

美國和英國的手術率最高，各約百分之五十和四十。相較之下，德國面臨同樣難題的女性只有百分之十一選擇手術，[22] 法國和波蘭更低至百分之五。[23] 雖然不同國家和文化在許多領域的醫療作風有異，但這樣的差距令人驚訝，也讓我們不得不思考幾個十分重要的問題。到底是英國和美國的手術太多，還是法國、德國、波蘭的手術太少？這個問題原本應該只要比對數據，就能得到答案。但複雜之處在於：如果是法國、德國、波蘭處理遺傳性癌症的手段太溫吞，是否代表這些國家罹患末期癌症的女性更多，死於癌症的也更多？或者相反，代表這些國家追蹤監控做得更完善，所以女性不需要預防性手術？此外，監控的不確定性對這些女性產生什麼影響？因為沒有相關研究，我無法回答這些問題。但如果面臨抉擇的是我，我一定想知道答案。然而在這個領域，醫療介入已先於證據而行。

另一方面，雖然乳癌、婦癌和其他遺傳性癌症都能預測診斷，但應對方式不盡相同，比較這些差異同樣耐人尋味。以大腸癌為例，遺傳性大腸癌往往和林奇氏症候群（Lynch syndrome）有關。正如 BRCA1 變異會提高乳癌風險，有些基因變異也會將大腸癌風險提高到百分之八十五。但對於大腸癌高風險族群，似乎沒有人建議預防性切除大腸，大眾也興趣缺缺。事實上，預防性大腸切除術並不比蘿莘經歷的幾次手術複雜，乳癌篩檢也不像大腸癌篩檢那麼不舒服又有侵入性。可是對於大腸癌防治，醫生和病人似乎有志一同，都認為監控優於手術，為什麼呢？

這些不確定性無疑都很重要，因為不久以後，或許很多人都會面臨蘿莘的抉擇。醫學趨勢向來是新的科技出現之後，先試行於一小群人，再逐漸擴大到更多的人。其中假設是某種東西若能證明對一些人有用，對其他人一定同樣有用。但我們經常對於新的診斷類型一頭熱，沒有認清學習妥善運用新科技需要時間。

對於該不該為健康的人做 BRCA 檢測，目前 CDC 和 NICE 指南制訂的標準大致相同，都限於近親有高風險癌症病史之人。但情況正在改變。不用多久，沒有癌症家族史的人也能做癌症基因。有些地方已經放行。接下來必須了解的是：遺傳學家建立癌症風險預測模型時，不只是觀察哪種 BRCA 變異與哪種癌症有關而已。為人評估癌症風險時，他們還會把委託人的癌症家族史放進演算法。為沒有癌症家族史的人評估風險時，預測結果可能與有癌症家族史的人大相逕庭。將基因檢測擴大應用於新的群體時，我們將面臨種種不確定。

長久以來，我們已經知道某些族群遺傳癌症的風險比其他族群更高。例如在阿什肯納茲（Ashkenazi）猶太人中，每四十人就有一人有 BRCA 變異。因此，為有猶太血統的人進行 BRCA 檢測的門檻向來較低。這個族群的人即使不盡符合CDC和NICE 設立的檢測標準，有時仍可獲得檢測。考慮到他們風險較高，英格蘭NHS機構近日推出新的政策：滿十八歲的人只要祖父母一人以上為猶太裔，便提供免費 BRCA 基因檢測——即使沒有癌症家族史亦然。

從表面來看，以下這個論點似乎簡單明瞭：如果我有和蘿莘一樣的 BRCA 變異，我罹患乳癌和卵巢癌的風險當然和她一樣，乳癌是百分之八十七，卵巢癌是百分之六十，不是嗎？實際上沒這麼單純。不論萊姆病檢查或自閉症評估，都必須考慮**脈絡**。基因診斷雖然有高科技光環，但也是如此。所有檢查結果都需要一定程度的**臨床解讀**，基因檢測也不例外。

將 BRCA 篩檢擴及於沒有癌症家族史的女性，究竟是不是明智之舉？我向NHS基因醫學教授安妮可・盧卡森（Anneke Lucassen）求教。她反問了一句話，簡潔有力地總結了這個問題。

她笑著說：「告訴我，妳建不建議妳的病人做全身磁振造影當篩檢檢查？」

不，我不建議。拿診斷檢驗當篩檢工具實在不太聰明。磁振造影的發現必須透過病人的症狀解讀。如果我的病人說他們頭痛欲裂，我安排腦部磁振造影，發現一顆動脈瘤（血管變薄膨脹），我會合理假設頭痛是動脈瘤造成的。動脈瘤確實會造成劇烈頭痛，檢查結果和症狀相符，這次磁振造影可以視為診斷檢驗，接下來可以轉介病人接受手術或放射線治療。

不過，如果是健檢時做磁振造影發現腦動脈瘤，我的反應會完全不一樣。除非動脈瘤非常大，或是有症狀顯示已經開始滲漏，否則不一定需要治療。對於健康檢查磁振造影發現的無症狀動脈瘤，我會當成偶然發現。磁振造影偶然發現動脈瘤的情況其實不算少見，一般認為有動脈瘤的健康人口高達百分之三。由於動脈瘤的治療方式風險不低，所以如果動脈瘤沒有造成問題，我們不會自動予以治療。每一個人身體內的差異和身體外的差異一樣大。許多人的內臟都有從沒造成問題的腫塊和囊腫，不需要治療。

同樣地，遺傳學家也需要完整臨床資訊才能解讀基因檢測結果。對遺傳學家來說，家族史是脈絡的核心。許多研究告訴我們，某些變異會讓有癌症家族史的人罹癌風險提高。然而，同樣的變異對沒有癌症家族史的人會造成什麼影響？目前全面性的資訊仍然不多。也許 BRCA 變異對不同的人影響也不一樣。事實上，已經有證據顯示與癌症有關的變異對每個人影響不同。

盧卡森教授說：「如果妳熟悉英國生物銀行（UK Biobank）這種人口世代（population cohort）

資料庫，妳就知道問題出在哪裡。六、七十歲年齡層有高風險 BRCA 變異的人數，比他們罹患癌症的人數還多。所以，雖然帶有 BRCA 變異又有家族史的人罹癌風險是六成到八成五，但帶有 BRCA 變異的一般人未必風險一樣高。這樣一看妳就知道，基因密碼的預測性並不像我們以為的那麼準。」

英國生物銀行是大型人體生物資料庫，包含五十萬名英國參與者的基因和健康資料。它是世界上最全面、也最廣獲使用的生醫資料庫，全世界許多醫療研究都有用到它。這個資料庫其實並不完美，因為絕大多數參與者都是白人，而且健康程度和經濟情況都足以自願參加研究。但無論如何，英國生物銀行仍是十分珍貴的資料庫，因為它定序的基因體比任何研究都多，而且能取得所有參與者的健康紀錄。正如盧卡森教授所說，在生物銀行的群體中，許多健康者帶有已知容易罹患特定疾病的變異，但不知何故，他們並沒有罹患那些疾病。這個發現確認了遺傳學家長久以來的懷疑：除了致病基因以外，還需要加上其他條件才會發病。

雖然我們對致病基因已有一定認識，但目前仍無法掌握是哪些因素讓某些人不會得癌症。人類基因體是完整的人類ＤＮＡ序列，時至今日也只解碼了其中一小部分。每一個造成疾病的基因變異，都可能有另一個可以阻止發病的變異。此外，同一個變異對每一個人造成的風險是不一樣的，因為還有其他遺傳或非遺傳因素會發揮影響，但我們仍未完全釐清是哪些因素。

家族性糖尿病同樣證明了這點。有一種基因變異會提高糖尿病族群的風險。有嚴重糖尿病家族史的人如果有這種變異，有七成五的機率會罹患糖尿病。不過，一般人口中其實有百分之十有這種基因變異，沒有糖尿病家族史的人即使有這種變異，糖尿病的風險也不會提高。

如果癌症基因的情況和糖尿病基因一樣，對沒有癌症家族史的人做 BRCA 檢測恐怕很難解讀結果。由於之前從沒做過大規模的人口檢測，沒人知道一般人口中有多少人有高風險 BRCA 變異。有 BRCA 變異、卻沒有癌症家族史、也沒有罹患癌症的人可能比我們以為的多很多。如果確實如此，為沒有癌症家族史的女性做檢測，恐怕只是讓更多女性接受不必要的重大手術。二〇一七年以前，由於風險模型不如今日準確，有 BRCA 變異的女性多半會被自動告知她們有八成五的罹癌風險，可是依照後來的風險模型，她們的風險其實沒那麼高。這種事很可能再次發生，也很可能成為自我永續（self-perpetuating）的現象。畢竟，當這些動了非必要手術的女性沒有罹癌，人們很容易將成績歸功於 BRCA 篩檢計畫，殊不知她們許多人即使不動手術也不會得癌症。這種誤解可能造成骨牌效應，不僅促成更多篩檢計畫和更多手術，也讓這些女性不可能知道她們受到過度治療。[24]

「看到電郵說我有 BRCA 基因的時候，我的世界簡直是天翻地覆。」茱蒂絲對我說：「那是我這輩子最糟的一天。當初做檢查的時候，我打從心底認為自己不可能有這種東西。雖然我常對

自己的健康想東想西，但我本來也以為做了檢查就可以讓自己安心。」

現在不必透過醫生就能自費做 BRCA 檢測，價格只要一百二十九英鎊或一百四十八美元、一百四十八歐元。23andMe、Randox Health 等私人公司已經推出直售型檢測（Direct to consumer testing，簡稱 DCT），只要成年就能購買，內容包含祖源檢測與醫療檢測。這些公司有時會把檢測當成禮物推銷，慫恿消費者買來當聖誕禮物或生日禮物。**一人檢測，全家同樂**。廣告往往是幾個歡樂的卡通人物解釋遺傳學。做過這類基因檢測的人非常多，到二〇二三年為止，據估已經超過兩千六百萬人。[25]換句話說，當我還在憂心醫療機構推行基因檢測過急，這些公司已經把疾病基因檢測當成商品出售——而且既不正式要求知情同意，也不提供面對面諮詢——我的憂心簡直成了笑話。

茱蒂絲在洛杉磯當記者。在物理治療師建議下（他認為基因檢測有助於茱蒂絲擬定健身計畫），她決定向私人公司購買祖源與醫療篩檢。雖然茱蒂絲有個姑姑死於乳癌，但她沒意識到家族可能有 BRCA 變異，沒有多想就勾了 BRCA 檢測，最後由電郵通知檢測結果。

「我把信點開時一點也不擔心。」她對我說：「邊看邊想，哇！原來我的祖先全都是同一個地方來的！接著，哇！原來我天生是香菜控！每個結果對我來說都無關痛癢，我就這樣不花腦袋邊點邊看，結果最後跑出來一個『您有 BRCA 突變：BRCA1』。」

如果是在醫療機構做基因檢測，檢測前通常必須經過諮詢，檢測結果也必須親自傳達。但直售型健康檢測總是包裝成遺傳風險評估，而不是診斷，所以業者可以省去這些過程。線上衛教資訊會以文字或影片形式提供，也會說明生活習慣對健康的影響和遺傳一樣重要。大多數公司會提醒基因檢測結果可能影響家人，也會建議做健康檢測前先與遺傳諮詢師討論。但當然，如果見遺傳諮詢師和直售型檢測一樣方便又便宜，也沒人需要低價版基因檢測了。

當消費者寄出唾液樣本供分析，即代表他們已讀完、聽完也了解公司提供的所有資訊——理論上是如此。

「我其實只是一直點、點、點。」茱蒂絲承認。

「有些網站會建議消費者先諮詢專業人士，妳印象中有看到嗎？」我問。

她說：「可能有說『請與您的醫師討論』，但老實說，我根本沒注意。我記得有幾個可愛角色解釋遺傳學，把新科技講得有光環似的，一點也沒有醫學檢驗那種嚴肅感。」

茱蒂絲受過良好教育，見多識廣，而且身為記者的她很懂得查資料做功課。但遇上直售型檢測，她和大多數人遇到服務條款一樣——不看細則，一路往下滑，需要勾「同意」的地方就勾同意。於是，收到 BRCA 陽性結果時的她毫無心理準備。她不是唯一一個遇上這種情況的人，研究顯示：在購買直售型檢測做健康篩檢的人當中，有百分之三十八在寄出樣本時從沒想過結果可能是壞的。[26]

茱蒂絲不曉得該詢問誰的建議，便打電話給她的婦科醫生。

「我的婦科醫生聽完就說：『好消息！』」茱蒂絲笑了出來：「這是怎樣？我從沒碰過這麼糟的事，結果她居然是這種反應。我想了很久才想通她為什麼這樣說。做醫生的一定看過很多病人得癌症、化療，然後死掉。但我這個病人對她說的是我驗出這種結果，所以我不會像別的病人那樣錯過治療時機。」

商業使用的DNA定序技術並非臨床等級，假陽性率十分驚人，調查顯示高達百分之九十六。[27]由於這種檢測不算「診斷」，即使BRCA變異檢出陽性，也不應當作最終結果。檢出陽性之後本應與醫生討論，進一步做更準確的基因檢測。但消費者得閱讀細則才知道。

好在茱蒂絲受到良好支持，不但醫師細心協助，保險公司也爽快給付。她去基因醫學科就診，醫師除了提供建議之外，也重新做了一次檢測。結果臨床級檢測同樣檢出BRCA1變異陽性。茱蒂絲有阿什肯納茲猶太人血統，而且姑姑年紀很輕就罹患乳癌，所以到頭來茱蒂絲的確有這種變異，罹癌風險確實很高。她和蘿莘一樣，覺得自己非採取行動不可。

茱蒂絲說：「我是個容易焦慮的人，受不了長期監控。何況我四十八歲了，已經有兩個孩子，不久以後也會停經，所以手術對我來說不是太困難的決定。我先切除卵巢。是腹腔鏡手術，感覺不像動了大刀，像是暖身手術。可是乳房開刀前我很害怕，手術前檢查的時候我哭到發抖。但我告訴自己，雖然對我來說這是大事，可對我的外科醫師來說，這只不過是另一個星期二，想著想著就沒那麼緊張了。」

確認自己有 BRCA 變異對茱蒂絲的家族也意義深重。她的手足、父母、姪甥、姑姑、阿姨、叔伯、舅舅、堂表兄弟姊妹都有可能有這個變異，而且都已到了應該得知她的檢查結果的年紀。有些人後來去做了檢測，有些人還沒。茱蒂絲的一對兒女都十多歲，很快也需要思考這個問題。

不知自身基因情況的權利很容易遭直售型檢測踐踏。我訪談的一名加拿大女性告訴我，她的父母都做了直售型檢測，媽媽得知自己有兩個會提高失智症風險的 APOE e4 基因變異，爸爸也有一個。換句話說，這種高風險基因她無論如何都會遺傳到至少一個，也可能遺傳到兩個，她的失智症風險一定比一般人高。她從不想做這種檢測，但父母無意間為她做了。

商業檢測還有隱私和保密的問題。在做過直售型檢測的兩千六百萬人中，據稱有八百萬人同意提供自己的匿名化數據供其他用途，但沒人真正了解箇中意涵。他們究竟同意了什麼？這無異於交出自己的一部分，卻不知道最後會流向何方。沒人知道這些數據會被如何使用，或者能不能受到良好保護，不致外洩。

但茱蒂絲很高興自己做了檢測，也動了手術。這次直售型檢測歪打正著，意外化解了她做基因篩檢之前的不安。茱蒂絲有很長一段時間擔心自己活不了多久，她的媽媽在她十四歲時診斷出多發性硬化症，一個阿姨死於克隆氏症（Crohn's disease），一個姑姑死於乳癌，她向來害怕自己逃不過同樣的命運。對她來說，得到採取行動預防癌症的機會，就像獲贈一件奇怪的禮物。她很清楚自己在許多方面都是幸運的：她有處理意外結果的資源；她的保險公司給付所有花費，包括心理諮商在內；她的記者生涯培養出查明自身處境的能力。在決定採取預防性手術之前，她和將近三十名做過同樣手術的女性談過。她聽過結局圓滿的故事，也聽過不好的故事，在決定下一步之前就已了解所有可能結果。儘管如此，她還是為其他資源不足的女性憂心，對醫學檢查商業化的未來感到不安。

「我擔心沒有醫療資源或婦科醫生的女性會兩手一攤，把檢驗結果拋諸腦後。妳應該有個可以打電話商量的對象。我收到結果時一個人在辦公室，一片茫然，滿腦子都是：**現在是什麼狀況**？但我起碼有人可以打電話。」

直售型檢測不太可能提供諮商。加上諮商之後的費用會變得太高，令消費者卻步。目前還沒人追蹤研究消費者對陽性結果的反應，但已有人嘗試為這個領域制訂規範。不過，正如大家所知，基因檢測的這個領域向來善於規避規則，遊走於灰色地帶。事實上，直售型 BRCA 檢測不僅假陽性率高，假陰性率也高。BRCA 基因中與癌症有關的變異不知凡幾，但直售型檢測只檢查少數幾種。阿什肯納茲猶太人常見的幾種變異通常包括在內，但其他許多變異都成了漏網之魚。

如茱蒂絲所說：「就我理解，如果 BRCA 突變是一本字典，商業檢測只調查其中三頁，而且那三頁寫的是阿什肯納茲猶太人。我能檢出是我運氣好。如果我是黑人女性或醫界不太關注的族群，結果可能非常不一樣。」

醫學研究的許多領域都是如此，就當前遺傳知識而言，歐洲白人的代表性遠高於其他種族和文化的人。BRCA 商業檢測檢出陽性固然不能盡信，檢出陰性其實也不見得準確。這帶出一個問題——既然如此，為什麼要做這種檢測？

直售型健康篩檢的問題甚至比癌症基因商業檢測更大。直售型健康篩檢的賣點往往是：透過檢測，消費者能得知自己罹患哪種常見疾病的風險更高，若能預作防範，改變生活習慣，至少可以減低部分風險。這類檢測聲稱，藉由評估多基因風險評分（polygenic risk scores，以下簡稱PRS），它們可以發揮預警作用。

過去幾年，大型研究使用大量受試者的完整基因密碼，探索多種基因變異組合與常見疾病的關聯。研究人員比較罹病者與未罹病者的基因變異，先從中歸納高風險基因模式，再運用這些資訊計算多基因風險評分，藉此推估個案罹患特定常見疾病（如心臟病、糖尿病）的風險。由於PRS涉及的基因太多，評估疾病風險的可靠性遠遠不如 BRCA 變異的統計模型。

支持PRS的人認為，這種工具能找出容易罹患特定疾病的人，促使他們採取行動，預防疾病，有助於增進健康。舉例來說，讓心臟病風險高於平均的人得知這項資訊，能提醒他們改變生活習慣，削弱其他增加心臟病風險的因素。批評PRS的人則認為，這套評分機制的預測力不像它承諾的那麼準，不僅高估了遺傳因素對疾病的影響，更忽略了比遺傳更重要的環境和生活習慣，何況我們對其他遺傳變數的了解仍十分有限。

盧卡森教授對我說：「以大部分疾病而言，遺傳因素只占易感風險（susceptibility risk）一小部分。雖然現在ＰＲＳ正紅，可是要預測一個人將來會不會得癌症或心臟病，看他們出生地郵遞區號的效果可能和基因密碼一樣好。」

人不是基因的奴隸。行為和環境都可以改變基因的表現方式，換句話說，我們在某種程度上能控制遺傳而來的疾病易感性。飲食、運動、睡眠等因素都能打開或關閉基因功能。基因密碼本身不會變，但身體讀取密碼的方式可以調整，這就是表觀遺傳（epigenetics）。舉例來說，某些基因對調控細胞生長舉足輕重，雖然抽菸會改變這些基因的功能，增加罹癌風險，但戒菸也能扭轉這項改變，讓這些基因恢復大部分功能。由於表觀遺傳機制，即使ＤＮＡ完全相同，細胞還是會因基因調控的變化而產生非常不同的表現。基因密碼只是ＤＮＡ的字母排列，無法完全主宰我們的未來。

大多數基因都是易感性因子，不是致病原因。基因對疾病的影響常常不如其他非基因因素重要，但基因檢測既走在時代尖端，又有科技光環加持，常令人過度高估ＰＲＳ的準確性。事實上，已經有許多研究指出，經ＰＲＳ判定罹病風險高的人，真正發病的比例低至百分之十到十五。換言之，這代表有百分之八十五的人被非必要地貼上高風險標籤。[28]如果這樣做的結果只是鼓勵人們保持健康習慣，倒也無妨，但要是帶來非必要的檢查和健康焦慮，恐怕有害。

ＰＲＳ宣稱能預測多種嚴重疾病的風險，如哮喘、憂鬱症、冠狀動脈心臟病、高血壓、恐慌症、皮膚癌、子宮肌瘤、青光眼等等。理論上這是要為健康問題提出預警，好讓人及時採取預防措施。但這樣做真的有用嗎？大多數人都知道該擦防曬乳、不該抽菸、飲食要健康，難道我們真的需要基因檢測提醒，才能牢牢記住這些訊息？真的需要PRS示警，才願意做醫生早已建議的事？與其針對個人做基因檢測，得到難以解讀的結果，不如把有限的資源用在改善公衛計畫，推廣健康生活習慣。此外，目前已有研究證明：透過直售型檢測獲得複雜遺傳風險資訊的人，多半不會真正改變行為。[29][30]也有人擔心人若得知自己罹患特定疾病的風險偏低，會變得肆無忌憚，忽視原本可以維持的健康習慣。

在整體人口層次，針對大型群體進行的PRS能獲得深具啟發的結果，不僅具有研究價值，也能為研擬大型公衛政策提供參考。然而，若是把PRS延伸運用於臨床情境，當成個人診斷檢驗工具，恐怕不無疑義。因為在科學上，再有用的工具只要用錯脈絡，承載了過多期待，效用都會大打折扣。基因定序技術一日千里，遠遠超過我們了解基因密碼的能力。

可能有不少人購買直售型檢測是因為對祖源好奇，但祖源檢測的問題不比醫療檢測小。不僅同一個人寄樣本給不同公司可能得到不同答案，加拿大廣播公司（Canadian Broadcasting Corporation）也做過調查，發現有同卵雙胞胎請同一家公司做祖源檢測，卻獲得不同的結果。

我認為人們未必了解檢查結果的限制，可是對支持直售型檢測的人來說，我這種看法或許太家長心態。但我要說的是：檢查結果非常複雜，而且有許多但書。即使對醫療專業人員而言，解讀檢驗結果都是一大挑戰。

人們有多容易誤解檢驗結果？英國前衛生大臣馬特．漢考克（Matt Hancock）是很好的例子。二〇一九年，時任衛生大臣的漢考克披露自己做了直售型檢測，[31]結果顯示他罹患攝護腺癌的風險是一成五。他把這件事當成警世故事向媒體公布，說他很感謝能得知這項結果，不僅讓自己有機會和醫生討論攝護腺癌，也提醒自己以後一定要持續篩檢。漢考克認為這次檢測救了他一命，也趁機表示希望能讓基因檢測更加普及，嘉惠NHS內的每一個人。他深信基因檢測能預測疾病，保障生命。

他對媒體說：「要不是做基因檢測，我絕不會發現這件事。」

但漢考克既誇大也誤解了他的檢查結果。在那段時間，與他同齡的男性罹患攝護腺癌的終生風險平均只有一成二，換句話說，他的終生風險只略高於平均而已。更重要的是，他往後十年罹患攝護腺癌的風險趨近於零。[32]

新科技魅力無窮，不論科學家或一般大眾都抵擋不住。在許多人眼裡，進步就是現代化，大家總認為現代醫學比過去的醫學更了不起，殊不知吸收新科技需要時間。

一八九五年，威廉．康拉德．倫琴（Wilhelm Conrad Roentgen）意外發現X光。隔年，X光成了有趣的新玩意，在現代社會掀起熱潮。由於製作X光的零件不難取得，人人都能在家拍攝X光片，只要小到能放進X光機裡的東西，都拿來拍。X光變得像奇蹟療法，能做的事遠比診斷疾病更多。大家以為X光能殺菌和美容，醫生甚至用X光除毛。可是到一八九七年，人們開始發現皮膚出現與X光有關的灼傷。到了一九一〇年，參與開發X光的醫生陸續死於癌症。學習使用新科技一定有陣痛期，不論新的技術多麼劃時代、對醫學影響多麼深遠，都一定會經歷這段過程。X光改變了醫療，價值至今不減——因為我們已經學會如何安全使用。

我很難不開始思索：我們是否正處基因檢測的「一八九六年」？不論在醫療體系內外，基因檢測勢頭正盛。當基因檢測變得廉價又容易取得，醫學一定會發生翻天覆地的變化，基因診斷和篩檢的價值也一定會延續到未來。基因檢測越多，檢測結果就越可靠，檢測本身也會變得更加實用。然而，儘管我們表現得像是已經到了那一天，實際上並非如此。我們雖然已經擁有全基因體定序技術，解讀結果的能力卻遠遠不足，兩者之間的差距遠比我們以為的巨大。

我也不禁擔憂：我們對自己檢測生物異常的能力過於自負，也對科技過於著迷，變得像走進糖果店的孩子。醫學裡有相對簡單的事，也有極為困難的事。釐清癌症為什麼在不同的人身上發展不同，遠比發現癌症困難；治療遺傳疾病遠比發現遺傳疾病困難；查明基因變異的意義也遠比發現基因變異困難。開花結果需要慢慢等待，在等待過程裡，我們很容易經不起誘惑，不斷重複早已習以為常的事。但這樣做沒有好處，因為事實證明：增加檢驗和診斷不一定能改善人的健康，何況診斷本身就有讓人生病的力量

現在，不但死於癌症的人更多，診斷出癌症的年輕人也比過去更多。這些是扎扎實實的癌症，不是篩檢發現，而是因為出現症狀而察覺。社會的確應該高度重視癌症，癌症也絕對是科學

家和醫師的一大挑戰。雖然和過去相比，癌症治療的效果已經大幅提升，但還是有許多生命有待救治。以乳癌為例，全世界每年仍然有將近七十萬名女性死於乳癌。[33]儘管如此，我們還是應該提升辨別力，區分會惡化的癌細胞和不會惡化的癌細胞。我們必須進一步了解哪些因素會造成細胞癌變，哪些因素能防止這種變化。在我們找出答案以前，不曉得還有多少人得接受根本非必要的毒性治療。

恐懼是過度診斷的驅力。不論專業人員或一般大眾，都很容易在癌症的恐懼之下匆匆採取行動。但有些時候，我們不妨先停下來想一想。對於篩檢發現的某些初期癌症，現在會建議靜觀其變，[34][35]定期追蹤，多花點時間思考下一步。但想擁有這種奢侈，我們必須更公開、更清楚地展開說明，讓大眾更加了解篩檢計畫可能導致的癌症過度診斷。在需要追蹤觀察的時候，也一定要有值得信賴的醫師提供指引。面對癌症的威脅，任何人都不該孤軍奮戰，在孤立無援的處境裡單打獨鬥。

有人認為癌症過度診斷的問題和遣詞用字有關。[36]現在的作法是：快速生長也已經引起症狀的腫瘤叫癌症；篩檢發現的少數異常細胞——即使沒有擴大生長的明證——也叫癌症。有人建議給高度局部性的異常細胞換個名稱，讓病人不致因為恐懼倉促決定，也讓醫生不致因為恐懼過度治療。用醫療記者愛德華·戴維斯（Edward Davies）的話說：「病人和醫生有時會被恐懼淹沒，對已知最佳的知識、研究、資訊視而不見。」[37]**恐懼的解方是知識、信任和支持**。

我收到篩檢通知時會參加，也建議別人這樣做。如果有一天我不幸驗出陽性，我會給自己一些空間，仔細想想各種選擇。但我也會時時提醒自己：篩檢只是預防癌症的方法之一。和遺傳因素相比，抽菸、肥胖、酗酒、飲食、日曬對罹癌風險影響更大。如果我想更健康、更長壽，降低這些風險因子才是最實在的辦法。

ADHD、憂鬱症與神經多樣性
ADHD, Depression and Neurodiversity

安娜的中學階段過得十分辛苦，現在回想仍是一場夢魘。她不是不善交際，也交了好些朋友，但她每每緊黏朋友不放，黏完一個再黏一個，結果有人指責她利用朋友。安娜個性衝動，總想著討好別人，也容易跟著起鬨。有一件事尤其令她難以釋懷。當時她在期中轉學，第一天到新學校，有兩個女生很照顧她，她原本鬆了一口氣，孰料到了午餐時間，幾個女生開始嬉鬧，彼此慫恿對同學惡作劇，於是安娜對男生吐了橘子汁。雖然當下刺激有趣，事後卻後悔不已，覺得這件事為她的中學生涯蒙上陰影。

「第一天到新學校就做那種事，別人會怎麼看我？」安娜說著說著就紅了眼眶。

從小到大，安娜覺得自己不斷遭到排擠、批評和誤會。她逼自己像變色龍一樣適應新環境，靠耍寶搞笑維持生存，但卻自尊低落，也經常為自己講出的話後悔。畢業後的她考進藝術學院，讀著讀著又覺得自己沒有藝術天分。她需要獲得肯定才敢繼續走這條路，可是，儘管她入選展覽，也有人向她買畫，她還是決定轉換生涯跑道。由於安娜的媽媽是護理師，安娜熟悉職業型態，也喜歡這份工作規則清楚、指引明確的特色，決定也成為護理師。

她告訴我：「對我來說，這份工作簡直完美。每天都不一樣。而且我喜歡與人互動，喜歡讓人感覺變好。」

然而，安娜雖然喜歡這份工作，也表現得不錯，卻還是經常覺得自己不適任。她說：「我覺得自己腦子不錯，但別人不這麼想。我有點口拙，沒辦法很快回話。」

到了二十出頭，她被工作壓得喘不過氣，隨時都覺得疲憊不堪，還犯了一些絕不能讓別人知道的錯。

「為了收拾自己捅出的婁子，我只好加班到很晚。」她對我說。

她很疲倦，卻睡不著，也控制不了情緒。她自恨記憶力差，經常把鑰匙忘在莫名其妙的地方（有一次就忘在冰箱），還會忘記關爐火和拔掉熨斗的插頭。

「我老是記不得別人跟我講過什麼，像他們有幾個孩子之類的。我討厭這樣，因為這讓我看起來好像對別人漠不關心，但我明明不是。」

安娜其實曾多次尋求醫療協助。二十多歲時，家庭醫生將她診斷為憂鬱症，開了抗憂鬱藥給她。但那些藥使她感覺遲鈍，所以決定停藥。她也看過營養師，營養師說是念珠菌感染，必須管控飲食。安娜一開始覺得有幫助，但幾個月後又不見效。她改成每週和心理師晤談，一談就談了十年。雖然她覺得獲益良多，但情緒依然起伏不定，不時爆發重度憂鬱症，間或保有一些較為快樂的時光，其中一次認識了現在的丈夫馬拉奇。

四十多歲的時候，安娜偶然和一名診斷出ADHD的朋友閒聊。聊完之後，她開始懷疑自己也是神經多樣者。

「朋友總是調侃我心不在焉，連地毯上的花紋都能將我絆倒。」她笑著說：「連我自己都覺得自己怪怪的。所以看到朋友寄來的神經多樣性報導，我覺得非常震撼，像是被公車撞到一樣，那根本就是在寫我。」

讀過一些資料之後，安娜付費接受ADHD線上評估。那時恰逢新冠疫情封城，無法面對面評估。診斷過程包括填寫問卷，需要安娜、馬拉奇和安娜的媽媽在會談前完成。診斷會談九十分鐘，安娜覺得過程非常仔細（她認為那名評估者是精神科醫師，但不確定）。評估者多次把安娜的注意力帶回自己身上，讓她發現過去沒留意過的事。例如被問到是否經常坐立不安的時候，安娜說沒有，但評估者指出她在會談過程中不斷擺弄頭髮。安娜這才發現自己的確坐立不安，也想起她經常在開會時塗鴉或轉筆。

「他問我開會時有沒有奪門而出的衝動，我也說沒有。但我越想越發現是我偽裝得太好，我知道自己根本不可能奪門而出，所以把衝動壓抑到連自己都感覺不出來。」

安娜恍然大悟，原來自己一輩子都在壓抑ADHD特質。這個診斷讓她豁然開朗。原來記性差和無法對人清楚表達自己的想法，都是因為她的神經處理過程較為緩慢。無怪乎她總是感到疲倦，因為偽裝正常和掩飾錯誤已經耗去她所有的精神。

安娜現在服用興奮劑派醋甲酯（methylphenidate，商品名利他能〔Ritalin〕）。

「第一次吃的時候，我簡直不敢相信自己的腦袋會這麼清楚。」

經過幾次劑量調整，安娜感到明顯進步。她能更快做出決定和判斷輕重緩急，也更有精力。我問她這項改變是否為她的生活帶來什麼實際影響，例如職場和人際關係方面？

「我有因此過得更好嗎？說有是有，說沒有也沒有。」她說。

安娜的同事很樂意提供支持，也為她做了一些調整。例如安娜需要安靜，便為她準備了一間低天花板的個人辦公室（她說天花板低能減低噪音回音），也允許她在吵鬧的環境中戴著降噪耳機。同事間相互提醒進她辦公室之前一定要敲門或出聲，不要突然闖進去，因為她專心工作時被打擾會很不高興。安娜也拿到身心障礙證明，有助於向別人解釋她的困難和特殊需求。儘管如此，安娜還是覺得工作十分艱辛，總是得不斷提醒別人她有身心障礙。情況嚴重到她不得不告假而去，現在也沒有回去上班的打算。反覆出現的問題是：不論是安娜或是她的雇主，都不知道她真正需要的是什麼。

「就算有人問我需不需要幫忙，我也不曉得他們該怎麼幫。」她對我說。

雖然安娜請病假休養，但這其實是她開始善待自己的跡象。她變得比較能認清自己哪些事做不到，也容許自己不去做。以前她明明知道自己厭惡人多擁擠的派對，卻還是會逼自己去，現在她直接婉拒，請朋友改約比較適合她的地方。

家人和朋友怎麼看她的診斷呢？她告訴我，每次她講起自己的症狀，別人的反應通常是「大家都是這樣」。每個人都有一團混亂的時候，也都有工作做不下去的時候。

「差別在於我一整天都這樣，而且每一天都是。」安娜說：「我從來沒有好過。」

ADHD被視為醫學病症（condition）是從一九六八年的DSM第二版開始，當時稱為「兒童期過動（hyperkinetic）反應」，描述只有一行，說這種不專心又躁動不安的情況到青春期就會消失。一九八〇年的DSM第三版引入「注意力不足症」（attention deficit disorder，簡稱ADD）一詞，一九九四年的DSM第四版再加入「過動」（hyperactivity），讓「注意力不足症」變成「注意力不足過動症」（ADHD）。據DSM第五版的描述，ADHD是干擾社交功能或發展的不專注和過動樣態（patterm）。依照診斷標準，症狀必須在十二歲以前表現於多種情境，降低社交、學業或職業功能品質。輕、中、重度ADHD的界線非常模糊。診斷重度ADHD必須有「顯著缺損」，輕度ADHD只需要「微小缺損」，中度ADHD造成的缺損則「介於輕度與重度之間」。至於哪種程度的困難算缺損？目前沒有共識。

取得ＡＤＨＤ診斷的通常是兒童，成年以後才首次診斷出ＡＤＨＤ的情況直到最近幾年才出現。和所有醫療問題一樣，ＡＤＨＤ有輕有重。我印象最深的ＡＤＨＤ案例不是我的病人，而是我朋友的女兒坎德拉。坎德拉八歲時被診斷為重度ＡＤＨＤ，她精力旺盛，欠缺專注力，說話極快，和前一個人還沒講完話，就馬上找上另一個人，話題更是隨時切換，沒人跟得上她的思路。她是個熱情可愛的孩子，我也覺得她非常聰明，但卻無法驗證，因為她對什麼事都沒辦法專心。我有一次和她們母女一起購物，帶著這樣一個活蹦亂跳的孩子，教人一刻也不敢鬆懈。她對什麼事都感興趣，但都不會持續太久。我不知道她的爸媽得花多少精神盯著她，原本也以為她一定會一轉眼就不見人影。幸好沒有。她受到良好的照顧，平安長大，成為深具創意的成年人。她依舊有欠缺專注力的問題，求學階段十分辛苦，但還是找到了安身立命之處——成為藝術家，這份工作正好能讓她以自己的速度、自己的方式揮灑，盡情發揮她彈性思考的天賦。

像坎德拉這樣的重度ＡＤＨＤ患者，診斷率其實相當穩定。輕度ＡＤＨＤ的人數目前已大幅超過重度ＡＤＨＤ。和自閉症診斷的情況一樣，ＡＤＨＤ診斷的數量在過去三十年驚人暴增，但增加的幾乎都是光譜偏輕度的那一端。全球兒童ＡＤＨＤ的盛行率平均是百分之七。[1] 在美國，兒童ＡＤＨＤ的診斷率從一九九〇年代的百分之六，增加到二〇一六年的百分之十。[2] 在英國，青少年的ＡＤＨＤ診斷率從二〇〇〇年到二〇一八年增加一倍。[3] 在診斷率通常較低的德國，ＡＤＨＤ診斷在十年間增加了百分之七十七，從二〇〇四年的百分之二點二，增加到二〇一三年的百分之三點八。[4]有綜合分析指出突尼西亞的盛行率是百分之十四，伊朗是百分之二十二。[5]從全世界來看，診斷為ＡＤＨＤ的兒童有八成五是輕度或中度。診斷膨脹的情況經常出現在診斷灰色地帶，也就是「正常」與「異常」界線模糊的地方。

不過，ＡＤＨＤ診斷相對增幅最高的不是兒童，而是成人。及至成年才診斷為ＡＤＨＤ的案例過去十分罕見，現在在某些地方卻高達每二十名成人就有一名，[6][7]但幾乎全是輕度。從二〇二〇到二〇二三年，英國尋求ＡＤＨＤ診斷的成人暴增四倍。[8]ＤＳＭ診斷標準調整是成人ＡＤＨＤ診斷逐漸增加的原因之一。經過多次修訂，原本應該在青春期消失的「兒童期過動反應」變成「注意力不足過動症」，可以在任何年齡給予診斷。這是目前的情況。

自閉症診斷的許多不確定和爭議也出現在ＡＤＨＤ診斷。構成診斷的症狀變得越來越細微，產生診斷蠕行。ＡＤＨＤ的診斷過程稍微不如自閉症正式，除了要由一名合格專業人員進行詳細臨床評估，也有多種評分量表可供參考，協助評估者量化可能代表不專注或過動的症狀。但因為許多量表十分依賴案主自己陳述的症狀，所以診斷一定有主觀性。另一方面，由於症狀高度偏向質性，非常難以量化，不同專業人員很容易做出不同診斷。在理想情況下，評估應該要進行一連串面談，而且診斷者最好不只一名。此外，雖然ＤＳＭ舉出不少患者可能會有的困難，例如「經常遺失東西」、「直接對話時，常好像沒在聽」、「經常逃避」、「經常太多話」、「經常坐立不安」，但頻率多高才算「經常」，恐怕言人人殊。在此同時，診斷標準提及症狀必須嚴重到降低社交、學業或職業功能的品質，但這非常難以量化。最後，照理來說，一個人一定是在生活中遇到困難，才會前來尋求ADHD評估，這代表他們全都很有可能被評估者視為「缺損」。

ADHD診斷有一些有趣的社會趨勢，或可說明ADHD診斷和潛在過度診斷的部分問題。首先，研究在在證明：和年紀稍長的兒童相比，班上最年幼的孩子更容易被診斷為ADHD。[9]這代表有些人把不成熟當成神經發展問題。此外，有些國家國內的診斷率也有顯著差距，很難用文化差異或醫療普及程度解釋。例如挪威醫療免費，全民皆可輕鬆就醫，但有些地區的診斷率低於百分之一，有些地區高於百分之八；[10]在美國，密西西比州有ADHD的兒童據稱多達百分之十四，但加州只有百分之五。[11]這些數據顯示：有些醫生的診斷數比其他醫生多出不少。

許多有ADHD的人也有一種以上相關診斷，如自閉症、焦慮症、憂鬱症。有研究發現：在ADHD成年人裡，有第二種精神疾病診斷的占百分之八十七，有第三種的占百分之五十六。[12]二〇一三年，DSM第五版首次容許同一個人同時診斷為ADHD和自閉症。在此之前，這兩種診斷只能有其一。DSM第五版發行後，同時具有這兩種診斷的人不斷增加。第三章的波琵在二十歲時被診斷為自閉症，現在還有ADHD、憂鬱症、飲食障礙症。安娜有憂鬱症病史，現在正在考慮尋求自閉症評估。

ADHD和自閉症的某些特徵重疊，例如社交困難、暴躁、憤怒、資訊處理較慢、過度強烈的興趣和執著、愛插話、不懂察言觀色等等。為什麼這兩種相互重疊的診斷同時並存？有兩種解釋：許多人認為這是意料中事，因為既然這兩種疾病的大腦神經發展與一般人有異，出現多種不同情緒和行為問題的風險自然更高。但我認為，這種情況更可能是因為這兩種疾病都定義不清，以致同一群人必須以兩種診斷解釋同樣的困難。

DSM將ADHD列為神經發展疾患。當某個醫療問題進入DSM，會引起一系列有趣的發展。雖然這種病的誕生是因為委員會共識，而非科學進展，但因為獲得DSM承認，它彷彿頓時成為實實在在的科學問題。獲DSM收錄讓這種病感覺像獨立實體，進而成為研究者的研究對象，讓科學界開始密集探究它的生物機制。一旦發現有些家庭有基因關聯，或是某些患者的大腦發展與常人有異，這種病便獲得認可，在DSM中的地位更形穩固。接著，各種專門的診斷與治療服務開始發展，病友支持團體也陸續成立，這種病就此站穩腳跟，延續下去。

當DSM稱ADHD為「神經發展疾病」，不論編輯委員會的原意是否如此，這種界定給人一種印象：ADHD是一種獨特、具體、源於大腦、肇因為生物機制的發展障礙。許多公共對話反映出這種印象，例如線上雜誌*ADDitude*說ADHD是「影響大腦規劃、專注、執行任務等功能的神經疾病」；[13]愛爾蘭ADHD基金會說ADHD是「大腦神經傳導化學物質、正腎上腺素、多巴胺分泌不正常導致的醫學／神經疾病」。[14]然而，足以證明ADHD是「醫學／神經疾病」或「神經疾病」的證據何在？

研究的確顯示ADHD兒童與健康的控制組兒童大腦結構有異，前者的大腦或大腦區域比後一組略小。但十分重要的是，這些不同不是「異常」，而是兩組對比之後才看得出的差異。放射科醫師無法透過掃描診斷ＡＤＨＤ，因為ＡＤＨＤ者的腦部掃描是正常的。類似這樣的腦部掃描差異，常常被當成支持「ＡＤＨＤ是先天大腦發展問題」的證據，但實際上不該如此。因為大多數聲稱發現腦部差異的研究不僅樣本數偏少、只針對兒童進行，而且結果無法重複驗證。雖然它們提供了一些有趣的線索，有助於指引未來的研究方向，但無法證明ＡＤＨＤ是大腦「疾病」或獨特的醫療問題。此外，雖然腦部差異和ＡＤＨＤ有關聯，但兩者之間不一定有因果關係。舉例來說，童年生活的創傷和匱乏可能影響腦部發展，造成可能被診斷為ＡＤＨＤ的行為。在這種情況下，腦部結構的變化雖然和ＡＤＨＤ有關，但不是造成ＡＤＨＤ的原因。

也有研究透過監測腦部血流或攝氧量，觀察大腦活躍情形，結果發現ＡＤＨＤ組和健康控制組的大腦活躍模式不同。但同樣地，這些研究多半只針對兒童，而且「不同」不代表「異常」。人與人間所有的差異都或多或少與生物機制相關。大腦活躍研究偵測得出思考方式不同，也分辨得出人格特質差異（例如晨型人或夜型人）。實驗發現有和沒有ＡＤＨＤ者的大腦功能差異，只能說明不專注或過動是真實的，不代表ＡＤＨＤ是腦部疾病或「異常」，也不代表ＡＤＨＤ有單一致病因素。

也有人試圖用遺傳研究證明ＡＤＨＤ是獨特的生物性「疾病」，因為針對雙胞胎的研究發現，ＡＤＨＤ的遺傳因素占百分之七十六到八十八。但有些人恐怕會失望，因為這並不代表我們已經發現可以解釋ＡＤＨＤ的基因變異。事實上，對大型人口全基因組關聯分析（genome-wide association studies）的綜合分析顯示，ＡＤＨＤ的遺傳因素只占百分之二十二。[15] 這項研究和雙胞胎研究的數據落差這麼大，代表我們還無法確定ＡＤＨＤ受遺傳影響多深。問題究竟出在哪裡？也許ＡＤＨＤ是多種基因變異和許多非遺傳因素互動的產物；也許單一變異的遺傳影響不大，真正重要的是環境因素。無論如何，目前發現與ＡＤＨＤ相關的基因變異皆非ＡＤＨＤ獨有，不僅在沒有ＡＤＨＤ的人身上也可以找到這些變異，其他疾病也有。換句話說，光有基因變異不會造成ＡＤＨＤ。ＡＤＨＤ可能和心臟病、糖尿病一樣，是多基因造成的，遺傳影響或許只占一小部分，童年生活環境透露出的訊息或許比醫學檢查更多。

另一種常見說法是ＡＤＨＤ是低多巴胺造成的，但這種論點同樣證據不足，無法證明兩者之間的確有因果關係。支持這種說法的研究往往樣本數少，何況還有別的研究結論恰恰相反，指出ＡＤＨＤ者沒有多巴胺失調的情形。然而，每當有研究發現與神經多樣者有關的生物性特徵，大家往往在確切證明之前便已迫不及待展開討論。

反駁這些說法不是為了主張ＡＤＨＤ沒有生物性因素，更不是否定ＡＤＨＤ的生醫研究。ＡＤＨＤ當然有生物性因素，也需要生醫研究。但生物性並不自動等於疾病。不僅所有精神疾病都有生物性因素，所有感覺、所有人格特質、所有稍縱即逝的念頭、所有身體變化，不論「正常」或「異常」，也都有生物性因素。再平凡無奇的經驗都會以某種方式反映於大腦。研究已經證明，連你喜歡哪個品牌的巧克力都與神經有關。另一方面，ADHD毫無疑問也受遺傳因素影響，一等親有ADHD的人也有ADHD的機率是一般人的五到十倍。可是，有基因關聯和遺傳性未必等於「疾病」（全基因組關聯分析也能用來預測一個喜不喜歡香菜）。雖然生醫研究有助於了解病理機制，也有助於釐清大腦如何形塑個性、傾向等人類特徵，卻不一定能像許多人以為的那樣，將ADHD認定為神經問題、獨特疾病或主要源於大腦的疾病。

研究ADHD會遇上的問題和自閉症一模一樣。隨著輕度ADHD也可獲得診斷，有這個標籤的人同質性越來越低，研究者越來越難在他們身上找到生物性的共同點。重度ADHD的兒童——那些學齡前就出現明顯問題、情況嚴重到不可能正常上學的孩子——或許真的有某種獨特疾病，而且這種病真的有單一而強烈的基因關聯，但隨著ADHD群體納入越來越多新人，這一點更難證明。

坦白說，儘管相關生醫研究已經進行數十餘年，可是到目前為止，我們還不曾發現ADHD者共有的腦部異常。沒有生物標記能區分ADHD和其他疾病，也沒有生物標記能分辨ADHD者和一般人。連有心尋找ADHD生物「成因」的研究者都不得不承認：這種特質會以許多方式表現在各式各樣的人身上，長期結果各有不同。儘管如此，我們還是繼續將有ADHD特質的人擺進同一個醫學類別，把他們當成同質的群體加以研究或治療，彷彿他們無一例外，統統都有大腦發展疾病。

不論在醫界或社會，現在都流行將精神健康問題和行為障礙**生物學化**（biologising）——更精確點說，是**病理化**（pathologising）。不難聽見有人說憂鬱症是血清素不足，而不是對生活處境的反應。例如波琵，她相信自己是因為神經傳導物質多巴胺不足，所以有些事勉強不得。這樣看待一路走來的困難讓她輕鬆很多。

在我看來，現在之所以熱中尋找生物標記，期盼能藉此證明精神問題和心理困擾是「真實」的，無非是希望證明有些人確實有難處，並非無病呻吟。在這種氛圍下，有些病人越來越排斥從社會或心理角度解釋疾病，認為這猶如醫學的煤氣燈效應，無異於否定他們真實的感受。人對痛苦的理解很容易受描述痛苦的方式影響。或許正因如此，ADHD、自閉症、憂鬱症現在常被視為神經多樣性的表現。

「神經多樣性」一詞，是澳洲社會學家茱蒂．辛格（Judy Singer）在一九九八年創造的。雖然實際上不是醫學術語，但聽起來像，所以有生物學化／病理化效果。辛格曾在訪問中談到一開始怎麼想出這個詞：「我是從『生物多樣性』得到靈感的。那是個政治詞彙，強調環境中最好要有多樣性。我那時覺得心理治療變得有點被人看笑話，都是神經科學家說了算。所以我想，不如把它們併在一起吧。『神經多樣性』一聽就很重要，我認為它能正當化人們要求得到認真對待的訴求。」[16]

我的工作領域也強烈傾向為人的痛苦尋找生物成因，例如近年會把伴有神經症狀的心身症稱為「功能性神經疾病」（functional neurological disorder，簡稱FND）；過去一度稱為「心因性癲癇」或「心身型癲癇」的病症（幾十年前稱為「歇斯底里」），現在也改稱「功能型癲癇」。許多人比較喜歡新的名稱，因為能提醒大家心身症是大腦處理功能的問題。有些醫學圈子也越來越排斥「心理」這類術語，因為這類術語雖然是中性的，但可能造成誤會，讓人以為相關症狀純粹是精神問題，從而忽視或低估再真實不過的身體障礙。在許多人眼裡，稱某個醫療問題是「心理的」會立刻讓它重要性大減。

有些人或許會說我是「心理派」醫生。有些醫生會問病人「哪邊有問題」？有些醫生的問法是「發生了什麼事」？我是後一類。許多心身症起於重大生活壓力。心身症的身體症狀固然是真實的生物／生理變化，但肇因不是疾病，如果沒有壓力觸發也不會出現。有時候人遇到困難，生理上的戰與逃路徑過於活躍，引起一連串身體變化，讓人誤以為是身體出了問題。和病人談心身症時，我通常會把重點放在觸發反應的外在事件，而非延續反應的體內生理過程。我的一些同事作法正好相反，更側重於生物層面。他們理解病人症狀的方式也許和我一樣，但偏向從大腦和身體的生理變化提出解釋，而不是從外在壓力切入。

身為「心理派」醫生，我希望能協助病人了解造成他們生病的是社會環境，藉此賦予他們力量，讓他們相信自己將來有能力應付外在壓力。如果把焦點放在體內生物機制，我擔心會增加他們的無力感，讓他們以為自己只能被動受疾病之累。「生物派」醫生之所以不傾向這樣做，或許是認為太強調社會和心理觸發因素像是在責怪病人，可能讓他們覺得生病是自己的錯。兩種作法沒有對錯之分，只是不一樣而已。但當然，最理想的作法是按每個病人的情況調整溝通方式。

了解所有病症的生物機制是必要的，這點我百分之百同意。可是精神健康和行為障礙一定也有心理社會因素，我擔心過於偏重生醫層面可能讓我們忽視這些問題。此外，造成精神健康問題的體內生物機制未必可以改變，但社會和環境因素可以。以ADHD為例，童年虐待、忽視、多次寄養安置、目睹暴力、胎兒酒精暴露，都已證實會增加ADHD風險。這些問題無不需要社會和心理介入，卻都不受目前的ADHD討論青睞。DSM第五版明確指出：「當個案因為行為得當頻繁受到獎勵、受到密切監督、置身於新的情境、專注在非常有趣的活動、不斷接受外在刺激」，ADHD的症狀可能完全不會出現。換句話說，改善兒童的生活環境能減少神經發展問題，而且效果能持續到他們成年。可惜的是，相關討論很少觸及ADHD的這個面向，也許是因為這類問題比大腦生化機制敏感得多、也困難得多。

同樣不能忽視的是：將ADHD視為神經化學疾病對製藥業是一大利多。如果ADHD的確是因化學失衡而起，便可以用化學方式治療。派醋甲酯（商品名「利他能」）和右旋安非他命（dextroamphetamine，商品名「阿德拉」（Adderall））等興奮劑「治療」的出現，也是ADHD診斷膨脹的部分原因。過去十年，英國的ADHD處方增為七倍；[17] 從二〇〇六到二〇二二年，紐西蘭的ADHD成人增加十倍；[18] 從二〇〇六到二〇一六年，美國的興奮劑處方增加二點五倍。[19]

世界各地都看得到ADHD處方增加的現象。ADHD是醫學疾病，也是一門生意。正因為大多數人相信ADHD是大腦神經傳導物質失衡，興奮劑才能大發利市。如果人人同意ADHD是童年傷痛所致，沒有人會建議服用興奮劑，畢竟興奮劑無法抵銷童年傷痛的影響。

興奮劑是ADHD成人的一線用藥，通常對ADHD兒童保留，直到教育和行為支持失敗後才使用。在DSM第五版編纂ADHD的工作小組中，有七成八的人揭露自己和藥品公司可能有財務利益衝突。[20]藥廠也經常贊助病友倡議團體和ADHD基金會，以及提供ADHD資訊的教育、專業、消費者網站。

諷刺的是，用藥物治療成人ADHD是否有效目前尚無定論。有研究說興奮劑有效，但其中絕大多數是短期研究（不超過十四週），而且許多只由一個研究團隊執行，未經其他研究團隊複製實驗，驗證結果。在此同時，二〇二二年的一份考科藍審查指出：就治療ADHD成人而言，沒有充分證據顯示派醋甲酯比安慰劑有效。這份審查報告檢視了二十四個實驗（總計五千零六十六名ADHD參與者），結果發現主張藥物有益者多半品質不佳。[21]藥物或許能幫助ADHD者專注於重複、尋常的任務，卻未必能增進創意，提高對人際關係、工作、成就等更重要的複雜心智能力。

健忘、缺乏動機、無法忍受噪音、社交焦慮、分心、難以專注都是人類經驗的一部分，但也都已逐漸病理化。雖然批判DSM將「正常」病理化不難，指責它鼓勵把人類所有痛苦醫療化也很容易，但我認為我們沒有DSM也寸步難行。我們需要分類疾病的系統，少了分類系統，我不曉得醫療院所和研究機構該怎麼做事。舉例來說，如果思覺失調症患者被貼上各種不同的標籤，無法歸為一類，科學家就不可能研究思覺失調症。專業人員必須有共同的語言，才能討論病情、提供服務，保險公司也需要診斷標籤證明病人真的生病了。

DSM的問題並不出在DSM本身，而是出在我們將它奉為圭臬。此外，即使DSM的範圍已經明顯過大，我們似乎也很難導正現狀。當縮限診斷標準可能剝奪一部分人的診斷，醫界通常會創造新的診斷標籤，好讓這些人不致失去診斷。DSM第五版便是如此。由於最新標準可能讓某些人不再符合自閉症的定義，於是創造出新的「社交（語用）溝通障礙」分類。事實上，DSM每次改版都會建議一些未來值得考慮為「病症」（conditions）的問題。DSM第五版委員會就建議下一版或可加入「咖啡因使用疾患」，指足以造成缺損或困擾的咖啡因濫用。這種生物學化已經是進行式：雙胞胎研究顯示咖啡因濫用是遺傳的，與ADORA2A基因變異有關。

醫學模式總是不斷自我重複，即使原始模式不盡理想亦然。憂鬱症現在也歸入神經多樣性之下。在ADHD之前，輕度憂鬱症也沿著類似的軌跡行進，變成可以使用藥物治療的大腦化學失衡疾病。一九五〇年代開發第一代抗憂鬱藥伊米帕明（Imipramine）時，藥廠原本擔心沒有市場。

他們實在不必擔心——這類藥物後來成為製藥產業的金雞母。

和ＡＤＨＤ一樣，憂鬱症的化學治療之所以大獲成功，是因為情緒低落被解釋成大腦化學失衡。一九六七年，英國精神科醫師亞列克・柯朋（Alec Coppen）提出憂鬱症的病因是血清素低。他的看法廣獲接受，幾十年後依然風行，大多數抗憂鬱藥仍以提高血清素為目標。然而，二〇二三年刊登於《自然》（Nature）期刊的綜合分析提出反駁，指出血清素理論可能從頭到尾都是錯的，根本沒有證據顯示血清素低和憂鬱症有關。[22]雖然有些研究的確主張兩者有關聯，但即使是這些研究，也無法證明憂鬱症是化學失衡造成的。目前普遍接受的看法是：雖然血清素低可能在某些人身上觸發憂鬱症，但並不是多數人罹患憂鬱症的原因。

可是，如果血清素低不是憂鬱症的病因，為什麼幾十年來提高血清素的藥能讓人感覺好轉？雖然這個問題目前沒有確切答案，但是對許多人（或許超過一半）來說，好轉可能是因為安慰劑效應。已經有越來越多研究者認為，對輕度憂鬱症患者而言，抗憂鬱藥的療效不大於安慰劑。[23][24]我們不應輕看安慰劑效應帶來的改善，不論機制如何，病人感覺好轉是最重要的。有人認為我們應該在醫療中更正式地運用安慰劑效應，但不一定要透過化學治療。

抗憂鬱藥對重度憂鬱症的療效比較有證據支持，但也不乏質疑之聲。[25]憂鬱症研究和自閉症、ＡＤＨＤ一樣，也因為疾病逐漸同質化而陷入泥沼。當我們以同樣的態度對待重度和輕度憂鬱症，彷彿兩者沒有分別，當然更難確認怎麼治療更為有效。如果我們連輕微的悲傷都給予憂鬱症診斷，將來恐怕任何程度的情緒低落都能冠上醫學術語。可以理解的悲傷逐漸被生物學化。DSM第五版改變了標準，容許給予喪親兩週以內的人憂鬱症診斷。這樣的改變雖然立意良善，希望不要漏掉任何一名需要醫療協助的人，但如此一來，等於也把人對困境的合理反應病理化。

每個人都有情緒低落的時候。持續不到兩個月、也沒有自殺意圖的憂鬱症，其實不一定需要醫學治療。大多數輕到中度的憂鬱症和悲傷都會自動消失，不需醫療協助。將這些情況醫療化可能造成非必要的治療，甚至因為太過留意症狀和干預正常回應策略而延遲復原。這種作法也會破壞研究品質，因為這無異於給痛苦程度不同的人貼上同樣的醫學標籤，以同一種方式治療實則不同的人。

現在，英國據說有五分之一的年輕人有精神健康問題，這是十分驚人的數字。[26]然而，有精神健康診斷的人暴增，到底代表我們變得更悲傷、更困擾？還是我們變得更善於診斷精神健康病症？或者，這只反映出我們變得更傾向把人類正常的情緒病理化？

近日發表的一份世代研究正好嘗試回答這些問題。這份研究橫跨二十年（二〇〇〇年到二〇二〇年），檢視兩千九百萬名十六歲以上英國居民的電子病歷。結果看似能支持「精神健康問題日益惡化」的說法，而人數增加最多的是十六到二十四歲這個年齡層。[27]但細加審視之後，我們發現：這份研究其實只能證明為精神健康問題求醫的人變多。至於我們是否比過去更焦慮、更憂鬱？是否更容易為這類症狀看醫生？是否更傾向把情緒低落和焦慮當成醫學問題？這份研究都無法回答。此外，醫生本身的觀點可能也有改變，越來越傾向把過去不會視為精神健康問題的症狀記錄為精神健康問題。

不過，這份研究確實找到一些證據，可以支持「實際罹患憂鬱症和焦慮症的人隨著時間而增加」——換言之，人們的確症狀更多、也更嚴重，不只是把一般的情緒低落當成憂鬱症而已。但即使是這種解讀，也應該審慎以對。因為我們身處的時代鼓勵大家注意自己的感受，在這種氛圍裡，我們已經逐漸習慣以醫學術語指稱感受。宣導活動讓許多人開始關注過去不會在意的症狀，鼓勵他們為過去不會當成醫療問題的不安求醫。舉例來說，不敢上台講話在如今可以診斷為社交焦慮症。

許多問題其實有待商榷，顯然不應驟下結論。即使是廣獲接受的「定論」，也應細加深究。例如近年普遍認為：診斷出精神健康問題的年輕人之所以越來越多，社群媒體難辭其咎。事實上，精神健康與社群媒體的關係遠比我們見到的複雜，相關假設經常沒有想到社群媒體帶給年輕人的正面影響，例如娛樂、教育資訊、人際連結等等。有研究指出社群媒體能強化同儕支持和人際連結，提高自尊心。[28] 也有研究說社群媒體的幽默內容緩和了疫情期間的壓力。[29] 此外，英國近日調查三千名十到十五歲的青少年，結果顯示精神健康問題和使用社群媒體並沒有關聯。[30]

雖然有研究發現使用社群媒體和憂鬱症有關，但兩者之間的關係也可能和我們以為的相反，不是使用社群媒體導致精神健康問題，而是原本就有精神健康問題的人更依賴社群媒體。[31] 也許使用社群媒體有利有弊。網路霸凌和沉迷「讚」、「留言」、「追蹤數」或許的確不利身心健康；[32]過度使用社群媒體也可能排擠生活其他面向；花大把時間在社群媒體的年輕人比較不在意運動，有些類型的社群媒體容易引起外貌焦慮，讓使用者因而比較痛苦。不過，據某些專家估計，有精神健康問題的年輕人之所以變多，其實只有百分之十能歸咎於社群媒體，另外百分之五可能是因為運動量減少，還有百分之五可以用父母精神健康欠佳解釋，其他百分之八十則不得而知。[33]這一大片空白是造成年輕人精神健康惡化的重大因素，也為將人類一般經驗病理化留下大量空間。

年輕人中間到底有沒有精神健康危機？這個問題的答案是開放的。我們不應預設社群媒體是罪魁禍首，但應預設一個人要是難過到向醫生求助，一定十分痛苦。回到原來的問題：藉由診斷標籤將痛苦醫療化，運用與遺傳或大腦相關的解釋將煎熬生物學化，到底是不是讓人好轉的最佳策略？在漠視心理痛苦的過去，願意承認苦痛、為受苦的人提供更多支持，的確值得鼓勵。但每當診斷標準放寬，納入更輕微的案例，醫療化的負面影響（如標籤效應）總是遭到忽視。在此同時，依恃生物學理論和化學治療的醫療化很容易奪走所有目光，讓人對社會必須進行的關鍵變革視若無睹。許多證據指出生活環境是精神健康問題的重大風險因子。不論是童年創傷、精神健康問題家族史、負面家庭環境，還是霸凌、貧窮、種族歧視、社交孤立、不平等，都是精神健康問題的風險因子。但它們都可以改變，也許我們應該把注意力放在這些地方。

不論對醫病雙方，悲傷的醫學解釋和化學解方都深具吸引力。對醫生來說，以開立處方結束診察相對輕鬆，既能化解自己的焦慮，又能感到自己不負所託。這種作法對病人來說也較為輕鬆，抗憂鬱藥的快速療效和安慰劑效應縮短了艱難的對話，對病人確實有益。但化學治療也有副作用（如嗜睡、亢奮、失眠、性功能障礙），有些抗憂鬱藥甚至會增強年輕人的自殺傾向。另外，以體內生物機制解釋心理困擾雖然能令人較為釋懷，卻也削弱他們掌控自身未來的能力，讓他們不努力投入社會變革。

DSM不是處理精神健康問題的唯一辦法。深刻檢視生活和社會，原本可能可以讓人頓悟，帶來更長久的改善。但現在許多人和我一樣，擔心將心理困擾和行為問題生物學化會阻礙這個過程。有感於此，有些醫療專業人員越來越傾向改弦易轍，從過度生物學化轉向心理學和精神病學途徑。持這種立場的代表性人物是心理師露西・莊斯頓（Lucy Johnstone），在她看來，精神健康診斷不但模糊個人意義，也破壞個人身分認同和能動性。她傾向將精神健康問題視為生存策略，而非大腦疾病。這種看法認為：被描述成「症狀」的經驗，其實是對威脅的反應，透露出一個人為了克服威脅會怎麼做。人本質上是社會性動物，問題行為和情緒低落與社會環境、人際關係密不可分。如莊斯頓所說，被歸為「精神疾病」的表現，可能是一個人尋求保護、重視、一席之地的嘗試。[34]

「行為是對自身環境、經歷、信念系統、身體能力的回應，是可以理解的。」她說。

莊斯頓呼籲摒棄診斷標籤，改成以症狀描述一個人的問題（如「情緒低落」），再訊問他們：

你發生了什麼事？這件事對你造成什麼影響？你為了度過這件事做了什麼？我們該做的不是開藥，而是給予個案力量，讓他們有能力尋找自己產生這些感受的原因。這個呼籲深得我心，我也認為最好把病人的心身問題看成對環境適應不良，探索環境最有可能康復和防止復發。不論是憂鬱症或心身症，痛苦和重大事件的連結往往非常複雜，剪不斷，理還亂，但你如果有心改變，希望將來遭遇負面重大事件時能以不同方式回應，就應設法釐清自己的經歷、生活方式、感受之間的連結，這比任何藥物都要有效。

醫學標籤也會以無法預料的方式影響身分認同，後果不容小覷。當某種疾病被指為先天遺傳、大腦發展疾病或血清素不足的結果，很可能讓它成為一個人無法擺脫的宿命。人不可能改變基因組成，大腦雖然可以訓練，可是與大腦結構性變化有關的發展異常未必能修復。這種問題是永久性的。

社會學家研究貼標籤對身分認同的影響已久。研究顯示：當一個人被貼上「不同」或「他者」的標籤，有時候會認同標籤，甚至為了符合標籤而產生不同的行為。人被貼上標籤之後，常常會展現出那個標籤的特徵，而神經多樣性疾病有太多刻板印象，很容易照著表現。這並不是說人被貼上什麼標籤，就一定會表現出那個標籤的特徵。人當然可以抗拒——問題是，當診斷是打開協助之門的唯一一把鑰匙，而且既肯定你的痛苦，又帶你進入支持團體，你何必抗拒？

「**疾病身分**」（illness identity）指的是人在生病之後，因應疾病經驗而發展出的角色定位與處世態度。研究顯示，當人強烈認同其診斷標籤，後續健康往往較差。即便罹患的是與精神健康或行為問題無關的身體疾病，若是任由疾病身分成為人生重心，健康情況也會較差。對先天性心臟病患者的研究告訴我們：在心臟問題同樣複雜而嚴重的患者間，讓心臟病主宰身分認同的病人更常住院，也更常就醫。[35] 換句話說，這群病人的症狀輕重和住院需求，與他們是否強烈認同診斷標籤關係較深，和心臟病嚴重程度反而關係較淺。此外，同樣是這一群人，在預測哪些人將來醫療需求更高的時候，觀察他們是否強烈認同疾病身分，比觀察他們是否明顯流露憂鬱或焦慮更準。

加入以疾病為中心的團體可能也會影響健康。[36] 當一群人因為擁有同樣的精神健康診斷而形成團體，往往會發展出強化該診斷標籤特徵的行為規範，讓症狀和困難更加惡化。這發生在無意識層次。神經多樣性社群團體認同度高。許多人對我說，得知自己是神經多樣者就像找到自己的部落。從某方面來看，這是十分美好的事，知道自己並不孤單是很大的安慰，能讓心情平靜許多。然而，當醫療問題成為個人和群體認同的核心，也可能對身心健康不利。這有許多層次。在部落之外的人看來，疾病身分認同強烈者顯得能力較差，這種眼光很容易強化後者的負面自我概念（self-concept）。自認無能的人會表現得像無能的人，這又會讓別人待他們如無能之人，形成惡性循環。另一方面，由於進入這類團體的前提是生病，好轉可能影響與團體的關係。

這種循環是可以打破的。復原的關鍵在「**康復身分**」。想要好轉，我們必須徹底拋棄疾病身分，發展出嶄新、有意義的康復身分。記者海德莉．弗里曼（Hadley Freeman）是很好的例子，她在自傳回憶錄《好女孩》（*Good Girls*）中，大方分享自己的厭食症經歷。在人格形成的青少女時期，弗里曼因飲食障礙症危及性命，多次進出醫院。住院期間，她因為和其他厭食症病患朝夕相處，無意間學會如何成為更好的厭食症患者、如何持續減重、如何對抗醫院。她的情況始終沒有改善，直到有一天她終於領悟：想變得健康，唯一的出路是想像不以厭食症為重心的人生。她必須看見康復是什麼樣子，才能開始康復。疾病身分顯然在無意識中加重症狀（因為沒有人會有意識地「想」生病），而康復之路可能十分艱鉅。

雖然疾病支持團體在某些方面非常有幫助，但如果對康復身分缺乏強烈認同，病友也可能未蒙其利，先受其害。二〇二〇年三月，英國資深醫師及研究者保羅・加納（Paul Garner）教授感染新冠病毒。雖然染疫之初症狀輕微，後遺症卻像是「被板球棍痛擊頭部」，有時甚至覺得自己行將就木。令他震驚的是，在急性感染結束之後，他仍嚴重疲倦好幾個星期，[37]而且每一天都有新的症狀——頭暈、腦霧、耳鳴、刺痛感、胃部不適、喘不過氣——他不曉得該如何解釋這麼多症狀，只覺得精疲力盡。在《英國醫學期刊》的部落格裡，他說這場病就像「待降節日曆[6]，每天都有新花招、新玩意兒」。[38]

加納是傳染病專家，原本以為應該沒有人比自己更能解釋身上的怪病，卻怎麼想也沒有答

6 譯註：Advent calendar，待降節日曆為立體格狀，每一格放有糖果、餅乾等小禮物，類似戳戳樂。自十二月一日起一天開一格，直至聖誕節。

案。由於百般嘗試仍無法復原，他開始懷疑病毒是否創造出全新的免疫疾病，史無前例，所以連醫學教科書都隻字未提。於是，他轉向網路尋找答案，赫然發現自己並不孤單——在長新冠支持團體中，有好多人分享和他一模一樣的經驗，甚至有馬拉松跑者在輕症後連走路都有困難。透過長新冠團體，他還認識了因為其他感染而出現慢性疲勞症候群的人，其中許多都已經病了幾十年。他們的經驗深深引起加納共鳴。依他對醫學的認識，他原本以為只要好好休養，慢慢提高活動量，身體就能隨著時間漸漸好轉，想不到事與願違。情況好的時候，騎個十分鐘腳踏車就能讓他病倒三天。於是他決定聽從其他病友的建議，調整步調，只在體力範圍內活動，不再試著透過運動擺脫這種處境，畢竟他們處理久病不癒的經驗比自己豐富。其中一個朋友說：「順應病毒，別主宰病毒。」加納學著少做事，身體終於停止惡化——但也沒有好轉。

加納原本可能就這樣將就差強人意的健康。到二〇二〇年九月，他雖有改善，但無法繼續好轉。不過，他那時已經開始尋找完全康復的前例，看到了一些更正面的結果，也因此找到挪威康復組織（Recovery Norway）。挪威康復組織由一群擊敗慢性疲勞症候群的人組成，他們為加納安排了一位康復導師，灌輸他新的觀點，最重要的是，賦予他康復身分。加納發現，雖然調整步調一開始對他有益，但他逐漸變得太疑神疑鬼。他在部落格中提到，他開始不自覺地緊盯身體訊號，直到被恐懼癱瘓。[39]他一度深信長新冠是新陳代謝疾病，已經破壞了自己的粒線體，幸好挪威康復組織教他從另一種角度看待自己的困境。回過頭看，他認為一開始的疲倦無疑是病毒引起的，但自己後來其實是被恐懼捲入惡性循環。病毒之所以造成疲倦，是為了讓人休息，促進康復。感染病毒的人應該休息到急性感染消退，通常只需要幾天或幾週的時間。加納之所以遲遲未能康復，是因為他無意間讓身體保持疲倦。於是他漸漸領悟：如果想恢復健康，必須重新訓練大腦，讓大腦學會以不同方式回應疲倦。

他寫道：「我突然信心大增，相信自己能完全康復。我不再緊盯症狀，不再閱讀和疾病有關的文章。我也退出臉書病友社團，不讓自己繼續沒完沒了地與人討論症狀、研究、療法。我把時間改花在找樂子，盡量尋找快樂、幽默、歡笑，練習克服恐懼。」

二〇二〇年底，他完全康復了。

ADHD曾經有康復身分。在一九六〇和七〇年代，DSM說ADHD是青春期就會消失的病症。到一九九〇年代，對ADHD的共識變成症狀未必完全消失，但會隨著年紀漸長而減弱，也有研究指出症狀減弱的患者高達六成。[40][41]重度ADHD的症狀通常不會消失，但也會減輕，輕度ADHD則可望完全康復。然而，許多年輕人漸漸將ADHD融入身分認同，有些支持團體更主張不要抑制ADHD特徵，反而應該摘下面具，勇敢做自己。可是，不論有沒有ADHD，學習控制情緒、行為、衝動都是成長的一部分，每一個人都是透過練習才變得更熟悉人際互動、更能集中注意力、更懂得待人處事。鼓勵年輕人展露ADHD本色或許立意良善，但可能讓他們無法康復。隨著越來越多成年人表現出輕微的ADHD特徵，年輕人恐怕越來越難相信自己的症狀會隨時間消失。現在，將ADHD融入自我認同的成年人越來越多。當醫療問題成為身分認同的一部分，就再也沒有解決的一日。

不論是科學界或一般大眾，對所謂「神經多樣性」病症的討論已經變得混亂。在醫生和科學家擴大醫療化和生物學化的同時，支持團體和某些（輕度）患者也正要求做最真實的神經多樣自我。醫界樂於尊重神經多樣者的想法，也慢慢改變對神經發展問題的描述方式，挪去「疾病」等用詞。有些神經多樣者次團體陷入矛盾，一方面歡迎這些改變，另一方面卻仍繼續依賴醫界提供心理支持和治療，依賴社會給予特殊待遇。

這種矛盾或多或少是「神經多樣性」一詞的使用方式造成的。「神經多樣性」並不是醫學用詞，卻含括憂鬱症、ADHD、自閉症、讀寫障礙、動作協調障礙、妥瑞氏症等一系列病症。「神經多樣性」這個詞的確有許多優點，不但能提醒我們每個人的大腦各有不同，所以感知世界和發揮功能的方式不一樣，也能傳達每一個人的情緒、能力、專注力、創造力、社交技能、人格特質都在光譜的不同位置，因此每一個人的長處和短處都不一樣。行為和感受沒有對錯，各種生活方式都應受到尊重。

問題是，許多人並不是這樣使用「神經多樣性」，而是將它與「神經典型」對比。他們說神經典型者是懂得以「典型」方式思考與行動的人。為解釋何謂「神經典型」，某ＡＤＨＤ基金會網站說神經典型者能「輕鬆應對複雜的社交情境」，另一個神經多樣者基金會網站則說：雖然神經典型者也會遇上社交窘境，但他們可以輕鬆克服。對於神經多樣者與神經典型者的差異，常見的解釋是神經典型者天生內建人際指南，憑本能就能大致掌握社會規範。神經多樣者沒有內建這種指南，所以學習適應社會的難度非常高。可是，以二分法把人分成「典型」與「多元」兩類，豈不恰恰抵觸其實更為合理的前提——人人各有不同？這讓我不禁想起喬治・歐威爾《動物農莊》的著名場景：豬群決定「所有動物皆為平等，但某些動物比其他動物更為平等」。

神經多樣病症仍在尋找定位，但被貼上這個標籤的人顯然正在受苦。他們的難處是真實的，否則不會尋求診斷。安娜在社交和職場上久受煎熬，內心十分痛苦，需要支持。但無法迴避的問題是：獲得ＡＤＨＤ診斷是否利大於弊？如果並非如此，那麼這又是一個過度診斷的例子——診斷或許是對的，可是沒有益處。

不幸的是，ＡＤＨＤ不太經得起這種過度診斷測試。雖然從小學到大學，給予ＡＤＨＤ學生特殊待遇已是標準作法，但令人憂心的是，目前缺少實驗研究證明這些協助的確有益。和之前的例子一樣，有疑義的仍是光譜輕微的那端。重度ＡＤＨＤ和重度自閉者無疑需要額外支援，他們必須透過學校的特殊安排（例如一對一教學）才能順利求學。特殊教育不僅對神經多樣者有益，對全校師生也有益，因為大家應該多多認識人類多樣性。例如我們在第三章看到的重度自閉者以利亞，雖然他不會說話，但因為學校提供特殊待遇，他還是能在普通學校接受教育，他的家人為此深表感激。這種經驗不僅讓以利亞從小習慣和別的孩子相處，也讓別的孩子學會與以利亞相處。雖然他還是對交朋友興趣缺缺，但至少學到在其他情況下如何與不認識的人互動。拜個別教學之賜，以利亞能以自己的步調和同學一起受教育。

歸根究柢，過度診斷的爭議始終圍繞兩個問題，一是診斷是否有益，二是特殊教育對輕症者的影響。已經有研究探討這項議題，但結果不算樂觀。加拿大曾比較有和沒有得到特殊待遇的ADHD大學生（例如考試時間可否延長、可否擁有個別考試空間），[42]結果發現：雖然獲得協助的學生認為額外支持有幫助，可是從學業成績上看不出明顯助益。也有研究調查獲得優待的學齡兒童及大學生的表現（優待包括干擾較少的環境、可以使用計算機、更頻繁的休息時間、以口說方式傳達書面資訊等等），[43][44][45]結果同樣地，有和沒有獲得額外支援的ADHD學生表現差異不大。還有研究發現，在學校篩檢出ADHD的學童不但沒有因此受益，反而引起不安，令人擔心小小年紀就被貼上標籤未蒙其利，先受其害。[46]給予ADHD成人優待是否有益，也同樣尚未獲得證實。[47]

這類協助的一大問題是：它們宣稱能提高學業和工作表現，結果不但未能實現諾言，還讓人以為額外支援是必要的。如果學生沒有協助也能展現出同樣的水準，何必讓他們以為自己必須得到奧援才能好好表現，甚至相信將來也必須依賴優待才能好好生活？他們遲早會遇上沒有特殊待遇的情境，到了那個時候，以為自己需要額外支援的習性反而會成為絆腳石。

興奮劑不是治療ADHD兒童的首選，原本只有在行為治療和支持不足以改善症狀時才考慮使用。興奮劑的確能提高專注力，老師們看得見服用興奮劑的兒童行為有所改善。在減輕ADHD兒童的症狀（如過動）上，許多人認為興奮劑的短期效果已然確立。然而，大多數研究只追蹤這群兒童一小段時間，我們也還不清楚症狀減輕是否代表長期改善（例如生活品質提高或學業成績進步）。[48][49][50][51]興奮劑只在服用期間有效，更長遠的改善還是必須配合行為治療。重度ADHD兒童確實能因藥物獲益，因為他們情況嚴重，興奮劑的作用立竿見影，能顯著提高他們在閱讀等方面的專注力，同時也有助於延長學習時間，幫助他們繼續求學。然而，標籤本身是有負面效應的，精神健康診斷也可能導致低期望，對輕症者來說，興奮劑的好處能否抵銷這些壞處，令人懷疑。[52]

雖然這純屬個人觀察，可是在我為這本書採訪個案的過程中，每次看到被診斷為ADHD或自閉症的人生活並未明顯改善，總令我惴惴不安。我的訪談對象全是成年人，雖然他們全都認為自己的人生因診斷而改善，也全都樂於接受診斷。可是，他們幾乎都已離職、輟學，和許多老朋友斷了聯繫，其中幾位甚至足不出戶。我訪談過的慢性萊姆病和長新冠患者的情況也相去不遠。令我憂心的是，在診斷帶來的主觀慰藉和生活品質的實際改善之間，似乎有不小的落差。許多訪談令我久久無法釋懷，我總忍不住想：診斷給予的解釋固然讓他們得到安慰，但這種益處是長久的嗎？

不過，即使在寫下這些話的此刻，我仍清楚地了解：我是拿我自己對「治療成功」的標準衡量他們的改善情形。照我的想法，醫學標籤應該要改善健康、減少症狀，為病人開啟新的機會，讓他們能更輕鬆地在社交生活或職場上有所進步。和我談過的人都說診斷讓他們鬆了一大口氣，也都信誓旦旦地說診斷讓他們過得更好。所以，從他們自己、而不是我的「進步」標準來看，診斷確實帶來進步。也許他們之所以需要診斷，是為了在這個只看重成功的世界得到少做些事的許可。對某些人來說，醫學診斷是卸下壓力的辦法。有了診斷，就不必被迫追求過度理想化的社交與職場生活。

可是他們全都已經成年，已經有充分的時間思考自己擅長什麼、能克服什麼、想要什麼樣的生活。不過，對輕症兒童說他們大腦神經發展異常是另一回事，因為給予他們這樣的身分認同，可能讓他們平白錯過探索自身優勢、挑戰自身弱點的機會。

CHAPTER 6

無名症候群
Syndrome Without a Name

哈娜出生時似乎是個健康的孩子，但媽媽烏瑪隱隱覺得不太對勁。烏瑪有四名子女，哈娜是老么，感覺起來和別的孩子不太一樣，成長速度也和哥哥姊姊不同。不過衛生訪視員請烏瑪一家放心，說哈娜再一陣子就能迎頭趕上。可是他們一家等了又等，看到的只是哈娜遲遲不會爬、不能撐起身體坐直，也不像別的孩子一樣牙牙學語。

哈娜的爸媽花了一年的時間，才說服醫療專業人員同意她的情況確實有異。到了那個時候，哈娜的生長情況已遠遠落後於同儕，差距大到難以忽視。醫生為哈娜安排了一連串新陳代謝和基因檢查，一般而言，這些檢查能找出兒童發展遲緩的原因。然而，儘管哈娜做了二〇一二年能做的所有檢查，但結果全部正常，完全查不出原因。哈娜在各種領域都發展遲緩，不僅個子比同齡人小，學走路、說話、如廁也比同齡人慢。醫生們同意哈娜一定哪裡出了問題，但就是找不到答案。

烏瑪說：「他們說這叫整體發展遲緩（global developmental delay），或無名症候群。」有很長一段時間，由於我們對兒童發展問題認識不足，許多發展異常的兒童得到的不是特定診斷，而是描述性標籤（descriptive labels）。拿哈娜來說，就是「整體發展遲緩」或「無名症候群」。病童家屬往往很難接受這種不是診斷的標籤，畢竟有個一目了然的病名比較容易溝通，和學校、社福機構、醫療專業人員交涉都比較方便。沒有簡單明瞭的標籤總結哈娜的障礙，代表烏瑪必須不斷重述女兒的困難，才能讓別人了解她的需求。

到了二〇一六年，哈娜四歲，就在答案似乎永遠石沉大海時，她的小兒科醫生邀請他們參加十萬基因體計畫（100,000 Genomes Project）。他們同意了。十萬基因體計畫是英國在二〇一二年發起的，希望能透過為十萬人定序全基因體（整套人類DNA），為罹患特定罕見疾病的人找出診斷。[1]獲邀參加計畫的人都有無法解釋的醫療問題（如發展遲緩、癌症、癲癇）。為深入分析結果，父母也一同受檢。這項計畫大獲成功，為百分之十八點五的參加者找到診斷。

「檢查之後又過了三年，我們才得知結果。」烏瑪說：「太久沒有回音，我都已經放棄希望，忘了這件事。」

接到醫院來電通知當面討論結果時，烏瑪既興奮又害怕。她最擔心的是一無所獲，再次回到原點。幸好結果是好消息——在某種意義上是好消息：檢查的確發現能解釋哈娜各種困難的基因異常，但哈娜的病極其罕見——歐克－鍾神經發展症候群（Okur-Chung neurodevelopmental syndrome，以下簡稱 OCNS）。這種神經退化疾病是第二十對染色體的 CSNK2A1 基因變異所致，這種基因正常時負責製造蛋白激酶 2（casein kinase 2），是我們正常生長的關鍵。有 OCNS 的人通常行動和語言發展遲緩，進食困難，臉部特徵為鼻子上翹和寬鼻樑。許多患者有睡眠問題，有些人也有癲癇。哈娜獲得診斷時，全世界只有六十人有這個診斷。由於案例少之又少，在基因檢測結果出來以前，沒有醫生想到這個選項。但無論如何，我們對 OCNS 束手無策，現在沒有方法可以治療。

我想再次提醒：診斷的目的是提供解釋、找出最佳治療方法、了解預後、安排後續照護、尋找支持團體和其他面臨同樣問題的病友。但全世界只有六十名 OCNS 患者，而且目前沒有治療方式。從上述標準來看，OCNS 診斷顯然無法達成診斷的大多數目的。

「我們本來很高興終於有了診斷，可是一聽見這種病非常罕見，高興馬上變成不安。」烏瑪對我說：「我們想知道哈娜將來會怎麼樣，但診斷連這件事都沒辦法告訴我們。」

烏瑪立刻開始搜尋支持團體，發現美國有一個支持 OCNS 病友的組織。烏瑪最想知道的莫過於 OCNS 患者成年後如何生活，但因為這種病的光譜太寬，病友之間差異非常大。有些人情況不差，可以工作（雖然是低技術工作），也有人生兒育女，但他們都需要協助才能正常生活。烏瑪也發現，有些 OCNS 患者重度失能，無法自理生活。

她說：「知道哈娜的情況原本可能更糟，再看看她現在的樣子，我忍不住鬆了口氣。」

雖然哈娜發展遲緩，還是能以自己的速度逐漸進步。她現在十三歲，上普通學校，雖然讀寫程度只有六歲，學業遠遠落後同班同學，難以握筆和切自己的食物，需要許多協助才能與一般學童一起上課，但她也培養出許多興趣，例如熱愛彈跳床運動，喜歡跆拳道、芭比娃娃、鞦韆和擁抱。她也離不開奶嘴，可以同時含四個。

「她在學校滿有名的。」烏瑪對我說：「下樓的時候，每個人都會和她打招呼。」哈娜從一開始就在這所學校就學，同學十分了解她的困難。哈娜知道自己和其他同學不一樣，但不自卑。

哈娜的家人雖然還是不太確定她將來會如何，但有人可以一同分享經驗，他們已萬分感激。診斷解釋了哈娜的難處，預後雖然仍不明朗，但知道這類病友的症狀通常不會隨著時間惡化，而且壽命似乎與一般人無異，家人已深感安心。哈娜一家確定的是：儘管極其罕見的診斷作用有限，有診斷還是比沒有診斷好。

人類基因體計畫是全球科學社群的心血結晶，是我們首次為人類全基因體定序。計畫從一九九〇年開始，二〇〇三年完成，前後歷時十三年，花費高達幾十億元美金。不料，到了二〇〇五年——僅僅兩年以後——次世代定序（next generation sequencing，以下簡稱NGS）便已廣獲使用。NGS能同時快速定序多個DNA鏈。拜NGS之賜，現在分析全套人類基因體最快

一天就能完成，費用不到美金九九九元。二〇一二年，十萬基因體計畫將NGS納入臨床應用，以它為個人診斷工具。我在神經科多年，許多病人都有難以解釋的神經發展問題，這項計畫為一些幾十年都沒有診斷的病人找出診斷，不僅為許多家庭帶來很大的心理安慰，也為其中一些病人的治療指出方向。

在這些新科技誕生之前，遺傳學實驗室只能分析少數DNA片段，加上過程十分耗時，每週可以分析的數量十分有限。換句話說，當時基因檢測是稀有資源，必須依輕重緩急謹慎節用，多半只用於臨床上已高度懷疑是某些已知遺傳疾病的病人。現在，隨著新穎快速的全基因體定序工具問世，基因檢測已經比過去普及，連診斷不夠明確的孩子也能使用，不再侷限於診斷已露端倪的病人。問題是，這樣亂槍打鳥似的運用檢驗，得到的結果恐怕令人困惑。

亨利是珍娜唯一的孩子。懷上亨利其實不在珍娜計畫之內，發現自己懷孕時，她才剛和男友分手。儘管完全沒有心理準備，可是在驚慌失措一天之後，珍娜察覺自己其實很想有個孩子。亨利足月順產，似乎沒什麼健康問題。

「我原本並不覺得他有什麼問題。」珍娜對我說：「因為我根本不知道寶寶正常來說應該是什麼樣子。亨利沒什麼大問題，所以我以為他很健康。但別人有注意到一些小地方，例如他體重增加得很慢。衛生訪視員有一次建議我帶他給醫生看，但醫生沒多說什麼。所以我也沒多想，很多媽媽都經歷過類似的事。」

一開始時，只有衛生訪視員察覺亨利的發展情況似乎有異，後來珍娜也開始擔心（多少是受到衛生訪視員的影響），她覺得亨利動作不協調，但珍娜的媽媽說小孩子這樣很正常，要她安心。頭幾個月，亨利和別的幼兒差異不大，只有一些小地方不太一樣。他對聲音的反應偏慢，而且非常安靜，雖然不常哭，但也很少咯咯笑。醫生為他安排聽力檢查，但到了檢查的時候，他已經懂得注意珍娜的聲音，也會咿咿呀呀出聲。

「他經常張著嘴巴，有一次母嬰團體的另一個媽媽還講起這件事，我聽了真的很難過。我姊說我對他爸了解不深，搞不好他家的人都是這樣，亨利只是這點比較像他們而已。她本來是想安慰我，但我聽了反而開始擔心。畢竟我從來沒有好好問過他爸的家族病史，亨利會不會從他們那裡遺傳到什麼可怕的病？」

亨利到了六個月大還無法撐起頭部，整個人看起來異常鬆垮。珍娜不確定這算不算大問題，決定帶他去看小兒科醫生，暗自希望醫生會說這並不嚴重，讓她放心。

「結果小兒科醫生還發現我本來沒注意到的事：亨利的耳朵顯然太扁了。他們建議做基因檢測，我當然答應了，因為我覺得最糟也不過是診斷出什麼病，但那樣一來我起碼能知道接下來該怎麼做。如果檢查一切正常更好，我就不用繼續這樣擔心東擔心西。誰知道還有介於兩者之間的結果。」

亨利檢查出一種新的基因變異，其他一切正常。

珍娜說：「他們說基因檢測發現有一個地方可能是異常，但小兒科醫生不曉得那代表什麼。」

亨利的基因變異有時和發展遲緩及學習障礙有關，但這種特殊變異過去沒有紀錄。醫生說因為這個變異是新發現的，亨利發展遲緩可能是它造成的，卻無法確定。

醫生將亨利和珍娜轉介給遺傳諮詢師，以便討論這個發現對亨利可能具有的意義。

「我告訴自己：見到遺傳諮詢師之前絕不上網亂查——但我當然還是查了。其實我根本不知道該查什麼，所以只是讓自己更擔心而已。」

總算和遺傳諮詢師談過之後，珍娜既燃起希望，又感到迷惘。遺傳諮詢師說亨利的變異可能造成醫療問題，但也可能沒有任何影響。亨利發展遲緩的情況只稍稍落後正常值，所以他還有許多時間趕上同儕。耳朵扁可能也是正常的。不過，這個變異也有可能造成學習或發展問題，只是要等到亨利年紀較大以後才變得明顯。只有時間能揭曉答案。

遺傳諮詢師說這叫「意義不明的變異」：發現基因變異，但沒有充分證據證明它是良性的或是會致病的。換句話說，亨利的變異沒有前例，無法預測他未來的健康情形。

不是所有變異都會造成疾病，絕非如此。BRCA 基因中已發現七萬兩千種獨特的變異，但其中大約只有四千九百種與高癌症風險有關。[2] 我們必須也在別人身上找到亨利這種變異，才能評估它重不重要。如果那些人同樣發展遲緩，便能推測這種變異可能致病，或可解釋亨利為何發展遲緩。但如果那些人健康無恙，這種變異就可能是良性的，從頭到尾只是誤導。沒人知道這個分類過程需要多久。珍娜和亨利必須耐心等待這種變異的故事緩緩推展，可能歷時數十年。

成人擁有足夠的生命經驗，可以自主決定是否接受基因檢測，也可以了解結果異常可能對自己造成衝擊。亨丁頓舞蹈症和 BRCA 檢測奠基於長期研究，結果意義明確，至少對大多數人來說是如此。但「意義不明的變異」猶如沒有結果，在這種情況下，讓孩子獲得這項資訊或許無濟於事，只是讓他們的童年蒙上陰影。

珍娜對我說：「我心裡很悶。我去找遺傳諮詢師是因為我以為能得到答案，結果他們告訴我沒人知道答案。我可以理解為什麼小兒科醫生要我們做檢測，但我也有點生氣，因為到頭來還是什麼都不知道。」

珍娜不後悔同意接受檢測，木已成舟，後悔無益。她只是希望能早點知道結果可能模稜兩可，讓她有個心理準備。

後來，珍娜和前男友（也就是亨利的生父）都做了基因檢測，想查明這種意義不明的變異是不是他們遺傳給亨利的。如果他們其中一人也有這種變異，代表亨利應該完全健康，大家便能鬆一口氣。但如果他們都沒有這種變異，則代表這種變異是原發的（de novo）——它在亨利身上首次出現，不是遺傳自父母。

珍娜對我說：「我努力不要多想基因檢測結果。這是遺傳諮詢師說的，她說我應該放下，不要浪費時間為這擔心。說起來容易做起來難。每次亨利跌倒、莫名其妙大哭，或是生病，我都會想到檢查結果。」

亨利今年兩歲。

「他趕上同齡兒童了嗎?」我問。

「亨利什麼事都比別的小孩晚一點,走路晚,說話也晚。他總會讓你覺得他永遠做不到你希望他做的事,然後他又做到了。擔心的時候,我總提醒自己我姊十一個月就會走路,我到十四個月才會走路。每個孩子發展速度不同。他很有愛心,也很活潑,這比他兩歲半懂得多少字重要。」

「遺傳諮詢師和小兒科醫生有沒有繼續追蹤他?」我問。

「沒有!」珍娜笑了:「他們講完結果之後又看了亨利幾次,要我持續觀察,就這樣了。我知道如果我請他們再看看亨利,他們還是會答應,但我感覺得出來那是在浪費他們的時間。他們已經沒辦法再多講什麼或多做什麼了。」

基因體是一長串字母,感覺像書一樣可以閱讀,只不過這本書的語言太新,也只破解了一小部分詞彙。而且和其他語言一樣,連已經破解的詞彙都有多重意義。基因科技的光芒過於耀眼,令人無法看清一個事實:我們其實才剛剛獲得解讀全基因體的能力,準備踏上解碼全基因體的旅程。基因檢測結果或許像是精確的公式,但將它化為對病人具有臨床意義的解釋卻難以精確。

雖然我們已經談了不少關於罕見變異的議題，變異本身其實並不罕見。你的基因體有幾百萬個變異，我的基因體也是，所幸只有極小比例的變異可能與疾病有關。不論面對的是萊姆病、自閉症或癌症基因，診斷時都應該提醒自己臨床脈絡無比重要。我想再次強調：不同時參考病人的故事，檢驗結果便毫無意義。應用在基因檢測上，這代表照顧病人的醫生必須向遺傳專家詳述病人的問題（表型）。有人或許想問，既然我們已經為基因體完整定序，何不完整分析基因體？因為如此一來會得到大量無法解釋的變異。因此，遺傳專家調查病因時必須以病人的故事聚焦，把重點放在已知與病人表型相關的特定基因上。遺傳專家做出的結論是否精準，很大程度取決於轉介醫師提供的病史是否詳盡。

舉例來說，當兒童因為查不出學習障礙的原因而接受基因檢測，遺傳專家在分析他們的基因體時，會把焦點放在已知與學習問題有關的基因上。光是這個步驟就會得到幾千個變異，接下來開始過濾。先篩除許多健康者也有的常見變異，以及據目前所知與學習問題無關的變異。值得注意的是，這套過濾機制有相當程度的主觀性，演算法也不完美。基因篩檢得到的並不是陽性或陰性結果，而是好幾個可能是病因的異常，接著再由電腦和專家一起解讀。

表型越是特殊、越是罕見，基因診斷就越是可靠。舉例來說，如果我轉介一個孩子做基因檢測，在病歷上記錄他的症狀有發展遲緩、癲癇、拍手動作、舌頭過大、眼距寬、動作僵硬而不協調、糖尿病，我便為遺傳專家提供了詳盡的表型，讓他們更容易篩除無關的變異，把焦點集中在出問題時可能產生這些特殊特徵的基因。可是，如果我提供的表型只有輕度發展遲緩，遺傳專家很難判斷該從幾千個偶然變異中篩除哪些。發展遲緩太模糊也太常見，不容易進行有意義的基因分析。

這些原則適用於大多數檢驗，也適用於許多診斷。正因如此，一個人得到的是什麼診斷，也會隨線索多寡、推測功力高下而異。回到前章提過的磁振造影例子，如果因為病人主訴疲倦就做全身磁振造影，病史這麼模糊，放射科怎麼知道該針對哪個部位尋找解釋？如果沒有其他更特殊的症狀，他們怎麼知道肺部那個看似無害的小囊腫有沒有意義？就大多數檢查而言，結果是否精確，反映的是醫師為解讀檢驗者提供的資訊是否詳盡。

由於基因檢測新穎又複雜，人們往往以為基因分析的結果比掃描更準，當然也優於更普通的血液檢查。但基因檢測和大多數檢查一樣，會遇上同樣的難題，也會犯同樣的錯誤。解讀檢測結果不能只靠電腦，基因檢測固然是尖端科技，診斷還是和過去一樣高度仰賴醫生的能力。

每當有人問起亨利的身心狀況，珍娜總是不曉得該怎麼回答。填保險單的時候，她不知道該寫什麼；亨利入學以前，她也不知道該不該先通知學校他可能有學習問題——因為他也可能沒有。家庭醫生將亨利的基因變異當診斷寫進病歷，白紙黑字，好像他的未來一定會受到影響，非

告知學校和保險公司不可。我們很容易忘記有些基因變異仍然是謎，連遺傳專家都不知道意義何在。在行醫生涯中，我常看到別的醫生把意義不明的變異當診斷寫進病歷，任它們在病人的紀錄裡生根。即使日後證明這些變異根本沒有意義，它們還是不會從診斷紀錄消失。

我惦記著亨利，向安妮可．盧卡森教授請教：既然有些變異意義不明，沒人知道影響何在，醫生不向病人和家屬報告是否較好？像亨利這種情況，小兒科醫生告知珍娜結果是否傷害大於益處？

「我想大多數人會說：『妳哪來的膽子，竟敢對病人隱匿資訊？』」她挖苦地一笑：「人有權得知自己的資訊。」

我承認，身為醫師，對於那種意義模糊、說了平添病人煩惱的訊息，我會傾向保護他們，不對他們提起。我清楚醫學標籤的傷害，知道它們會讓人自認為病人，因此劃地自限，我很不希望發生這樣的事。人光是因為擔心疾病、預期心理、在身上尋找症狀，都會表現出疾病的特徵。既然如此，基因診斷對孩子往後的身分認同、行為、自我觀感，又會產生多大的影響？告知珍娜這種不明確的訊息以後，她能不能忍住不向亨利顯露憂心，以免無意間破壞孩子的自信？

亨利也讓我想起亨丁頓舞蹈症族群，對於無法改變的未來，他們寧可一無所知。我的癲癇病人史蒂芬妮也一樣，她覺得幸好自己直到中年才知道有 KCNA1 變異，否則年輕時不可能心裡毫無負擔。我知道對一部分人來說，因為資訊意義不明就不告知病人是一種傲慢，但我還是想盡可能依病人的情況斟酌處理方式，分辨病人能否承受不確定的檢查結果，避免病人因為得知結果而千斤壓頂。[3]

我很高興盧卡森教授並非完全不認同我的想法，因為她接著補充：「不過，我自己覺得，有些人之所以認為即使基因檢測結果意義模糊，還是必須告訴病人，不這樣做就是家長作風，應該是因為他們過於相信基因決定論影響，以為基因密碼就是終極解答，但實際上不是如此。」

基因決定論相信基因密碼是健康和發展的關鍵，重要性遠遠超過外在因素。基因決定論否定表觀遺傳學，不認為行為和環境能影響基因的表現方式。但盧卡森教授之前就對我講過，想預測一個人將來會不會得某種疾病，看他們出生地郵遞區號的效果可能和基因密碼一樣好。

有沒有什麼兩全其美的辦法，既能向病人和家長告知意義不明的變異，又不至於讓他們長期承受不確定的焦慮？我向盧卡森教授請教建議。

「妳問錯問題了。」她說：「我們應該要問的是：意義不明的變異稱不稱得上該告知病人的事？」

比較沒有疑義的是，當基因檢測發現似乎能解釋特定症狀的資訊，即使意義有點模糊、無法推知預後、也沒有治療方式，醫生還是應該告知病人或家屬。但如果檢查發現不曉得和症狀有沒有關係的基因變異，也沒人確定那種變異的意義，我想比較妥當的作法不是自動告知家屬，讓他們擔心，而是繼續尋找能解釋該結果的方法或理論。等到科學對那種變異的知識有所進步，再向病人告知結果。在許多意義上，無法解讀結果的基因檢測和找不出答案的陰性檢測是一樣的。相較之下，風險更高的是將不是結果的結果當成結果，把實際上意義不高的發現當成重大發現。

我的作法是：對於罹患罕見而難以解釋的腦部疾病的成年病人，如果檢查時發現意義不明又無法解讀的變異，我不會自動將結果告知病人。但我有責任牢記這種變異，定期追蹤變異資料庫的更新資訊，以便確認這種變異有沒有臨床意義。我認為，在我獲得充分資訊、確定病人能因此獲益之前，我不必將不確定的結果告知病人。基因科技進展太快，在我們能確實掌握各種結果的意義之前，這些技術已經從實驗室送到病人眼前。許多人得知的「事實」可能——甚至相當有可能——根本毫無意義。

在無法解讀的結果衝擊更多病人之前，我們必須加快腳步，研究基因密碼的意義。把這些結果暫時歸入「有待釐清」檔，如果之後發現它們的確有用，再告知病人。這樣做任何人都沒有損失。主張所有結果都應告知病人的主要理由是尊重自主，但我不禁想問：把沒有醫生或科學家了解的結果告知毫無準備的家庭，真的是尊重自主的最佳方式嗎？

基因檢測對兒童是利是弊的問題很快會變得更加迫切。珍娜之所以帶亨利做檢查，是因為他雖然似病非病，卻的確可能有醫療問題。然而，基因檢測現在已經以篩檢的形式擴及健康的兒童。

為健康兒童做基因檢測已然成為世界潮流。英國在二〇二二年啟動新生兒基因體計畫（Newborn Genomes Programme），旨在以快速全基因體定序技術「針對大量兒童期發作之罕見遺傳病，評估新生兒篩檢之效用與可行性」。[4] 紐約州進行的「守護者」（GUARDIAN）研究也有同樣的目標。[5] 這兩項計畫都希望能透過為十萬名新生兒的基因體定序，找出某些罕見遺傳病的基因異常。在此同時，澳洲維多利亞省也正準備啟動 BabyScreen+ 計畫，為一千名新生兒做全基因體定序。[6] 這些計畫會為明顯健康的新生兒做基因檢測，希望能藉此預測他們將來會不會出現嚴重健康問題，以便他們盡早接受治療，甚至在症狀出現前加以干預。雖然現在已經會在嬰兒出生時為他們篩檢多種特定疾病，但全基因體定序遠比目前的篩檢全面。

沒人知道擴大新生兒篩檢是好是壞，事實上，這正是這些計畫希望釐清的問題之一。但大眾似乎樂觀其成。到目前為止，受邀參加紐約州守護者研究的父母有七成五同意加入。

新生兒基因篩檢顯然牽涉許多倫理問題，提出這些計畫的遺傳學家不敢掉以輕心，畢竟沒人希望因此診斷出無法治療的疾病（如亨丁頓舞蹈症），徒增兒童的心理負擔；也沒有人希望孩子小小年紀就為遙遠的未來煩惱，擔憂自己將來罹患失智症或癌症的風險較高。所以，這些篩檢計畫都避開無法治療和成人期發作的疾病，也不會報告意義不明的變異。研究團隊不僅將篩檢目標限定於兒童期發作的遺傳病，還加上「遺傳機制可以預測」和「及早治療（或症狀前治療）能發揮顯著效果」兩個條件。這樣做的目的是讓家長可以透過早期介入保障孩子未來的健康。如此一來既能提早保障孩子未來的健康，也不至於讓孩子從小蒙上病苦的陰影。

儘管如此，這還是有將診斷檢查變成篩檢檢查的問題。和BRCA變異檢查一樣，這些計畫涵蓋的疾病即使檢出陽性，如果受檢者沒有那種疾病的典型表型或強烈家族史，檢查的預測價值還是有限。英國生物銀行人口世代資料庫已經告訴我們：在健康者中，許多帶有致病基因變異、應該會發病的年長者，實際上沒有發病。但新生兒篩檢計畫沒有正視這個事實，反而只要檢出致病變異就予以治療，彷彿認定只要有致病變異就一定會發病。

事實上，除非我們能更進一步，針對數量更龐大、組成更多元的人口，進行英國生物銀行這等規模的研究，否則無法掌握在健康的成年人中有致病變異的比例多高。

為這群新生兒篩檢的許多疾病固然可以治療，但不一定能根治。雖然部分治療十分簡單，也不至於傷身（例如補充維生素或改變飲食），但有些治療的侵襲性相當高。此外，治療某些疾病需要注射酵素、基因治療、毒性藥物，或是風險較高的處置方式（例如骨髓移植和幹細胞移植）。決定是否該為病童進行侵襲性治療已經萬分艱難，然而預測型診斷篩檢的問題甚至更加棘手——我們是否該為目前尚稱健康的兒童做這些治療？這些孩子的父母和小兒科醫生，恐怕不久以後就得面臨這樣的兩難。不過，證據顯示許多小兒科醫生並不擔心，至少到目前為止是如此。最近有研究調查兩百三十八名美國罕見疾病專家，其中有百分之八十七贊成擴大新生兒篩檢。[7] 然而，我還是忍不住懷疑，當這些專家真的見到家長為預測診斷驚慌失措，帶著完全健康的孩子登門求助，他們還會這樣想嗎？光是為了決定要不要治療、什麼時候治療，就得投入多少追蹤和監測成本？健康經濟學告訴我們，疾病篩檢一定會有過度診斷，唯一的問題是社會願意接受多少過度診斷。

有一個關於囊腫性纖維化（cystic fibrosis）的思想實驗，過程耐人尋味，正好可以提供新生兒篩檢借鏡。二〇一二年，英國國家篩檢委員會（UK National Screening Committee）舉辦了一場對話，希望了解大眾對擴大囊腫性纖維化篩檢計畫的態度。[8]囊腫性纖維化是嚴重疾病，會傷害肺部和其他器官，大幅縮短壽命。雖然囊腫性纖維化無法根治，但及早診斷仍可善加處理，例如透過藥物控制症狀，密切監控肺部感染，積極治療。

這場思想實驗請焦點團體思考：囊腫性纖維化應該維持目前的標準篩檢，還是應該改成全基因體定序？兩者的缺點分別是：標準篩檢一定會漏診一些個案；全基因體定序雖然不會漏診，卻會篩出一些邊緣個案，這些個案必須接受追蹤多年，才能確認是否真的患有囊腫性纖維化。由於及早診斷能盡早採取適當措施（例如接受物理治療、服用可能可以保住部分肺部功能的抗生素），漏診代表有些孩童要到年紀較大才能獲得診斷，失去及早干預的機會。全基因體定序發現的邊緣個案則是必須定期回診，但事後可能證明是不必要的。

主辦單位也舉辦了教育工作坊，剖析這兩種方式的利弊。在工作坊之前，焦點團體中的多數參與者傾向改弦易轍，從標準篩檢改為全基因體定序。他們認為後者既然可以保障孩子不致延遲診斷，造成一些過度診斷也無傷大雅。不過，在教育工作坊中充分討論之後，有些成員改變了想法。在第二次投票中，多數參與者支持維持傳統篩檢檢查，而非改成全基因體定序。簡言之，從第一次投票到第二次投票，多數成員從稍可接受過度診斷，變成略可接受診斷不足。促使他們改變態度的是資訊：在英國，標準篩檢每年漏診十名囊腫性纖維化個案。全基因體定序篩檢計畫雖然滴水不漏，不會錯過任何一名真正的囊腫性纖維化個案，但每年會篩出八十名邊緣個案，事後證明其中大多沒有罹病。換句話說，防止十名兒童延遲囊腫性纖維化診斷的代價，是讓八十名兒童接受事後可能證明毫無必要的監控。全基因體定序固然能讓一些孩子免於診斷困境和延遲診斷，卻會讓另一些完全健康的孩子陷入另一種診斷困境。童年是情感發展的重要時期，症狀前診斷會讓健康孩子的童年被醫療占據，不僅生活充滿回診和檢查。父母也一定會陷入焦慮。這些影響都難以量化，即使可以量化，把孩子變成病人的損失也要幾十年才能評估。

新生兒基因體計畫預計篩檢兩百二十三種病症，守護者研究兩百五十種，BabyScreen+ 則是五百種。雖然大多數孩童都是尚未出生即接受徵募，守護者研究的一些家庭是在生下健康寶寶後才選擇加入。這些父母必須在短時間內了解這麼多疾病，才能為孩子同意接受評估，資訊超載的風險實在不低。醫療專業人員和機構一口氣檢驗幾百種疾病，該如何適用標準的知情同意原則？在這種情況下，真的做得到嗎？

我再次想起遺傳學家塔卓斯醫師的經驗：亨丁頓舞蹈症高風險群向她尋求建議時，總是以為自己有責任做檢查，但最後，大多數人都因為獲她允許不做檢查而鬆一口氣。父母無不急切渴望保護自己脆弱的新生兒，這種渴望經常讓他們以為接受最新醫療照顧一定有益，至少比不接受好。對總是想為孩子全力以赴的父母來說，婉拒尖端科技的成果的確很難。

問題是，被動接受這些照顧的是兒童。接受篩檢的成年人有機會了解相關議題，新生兒篩檢的特殊難題是，接受篩檢和給予同意的不是同一個人。為孩子表示同意的從頭到尾都是父母，但全基因體定序可能對孩子的一生產生無法預見的影響。以十萬基因體計畫為例，儘管這項計畫剛開始時目標明確，言明要為先前無法解釋的醫療問題尋求解釋，因此必須分析每位參與者定序的全部基因，可是到目前為止，可以使用十萬基因體計畫數據的研究者已經超過三千六百人，分別來自三十三個國家、三百五十四間機構。這些基因資料將來也很可能被用於其他目的，接受許多進一步的檢查。從十萬基因體計畫的前例，我們不難想見：前述三項計畫蒐集的新生兒基因樣本，也很可能在這些孩子的有生之年被用於其他檢查。他們的全基因體已經留下紀錄，研究者可以使用。將來如果完成與他們的健康有關的新研究成果，他們應該會接到通知。這對他們當然大有裨益，但我們不能輕忽以這種方式得到診斷對心理與社會的潛在影響，偏偏這是醫界向來不太在意的事。

倫敦大學學院（University College London）遺傳學研究所榮譽教授大衛．柯提斯（David Curtis）公開表達過同樣的憂心：「在非常、非常少的情況下，你可能會查到一點東西——但也只有一點點而已。這些資料未必對當事人有幫助，倒是可以賣給研究機構、大學、製藥公司，他們願意花錢買。只要你簽字同意定序自己的基因體，就等於簽字同意其他公司、大學、合作機構取得你的健康結果。」[9]

事實上，孩子還沒出生就能接受先進的基因診斷。一九九七年，科學家發現母親的血液裡可以檢測到胎盤ＤＮＡ。由於胎盤ＤＮＡ和胎兒ＤＮＡ通常是一樣的，這個發現讓我們只需要為母親抽血，就可以為胎兒做基因檢測。這開啟了非侵入性產前檢查（non-invasive prenatal testing）的發展，又稱NIPT。

為胎兒篩檢健康問題不是新鮮事。孕婦在懷孕第十二週時都會做超音波掃描，這也是檢查胎兒有沒有發展遲緩問題的第一個時機。基因篩檢不是常規檢查，只有標準篩檢發現異常時才會採用。在NIPT出現前，為胎兒做基因檢測只有兩種方法，一是羊膜穿刺，從子宮採集羊水樣本；二是絨毛採樣，即胎盤切片檢查。這兩種方法對母親來說都不太舒服，而且有百分之一的流產風險。NIPT雖然不如羊膜穿刺或絨毛採樣可靠，但只需要抽血，對胎兒和母親也沒有風險，所以還是廣受歡迎。二〇一一年後，NIPT在世界各地逐漸普及。

懷孕十二週做超音波檢查時，妮可和湯姆首次得知他們還沒出生的孩子可能有唐氏症，機率是四十七分之一。他們十分意外，因為高齡產婦比較常懷上唐氏症寶寶，但妮可才二十多歲。這是她第一次懷孕，這個消息令她手足無措。

唐氏症一直是產前篩檢的主要病症之一。目前的標準臨床建議是在懷孕第十到十四週做綜合篩檢，包括以超音波檢查胎兒頸部後方皮下積水，並抽血檢查母親血液中的唐氏症生化標記。這些檢查不是診斷，只是評估風險。一般認為唐氏症風險小於一百五十分之一算低，雖不代表一定寶寶一定不會得唐氏症，但機率不高。風險大於一百五十分之一則機率偏高。在以前，如果想更準確判斷生下唐氏症寶寶的機會多高，唯一的選擇是羊膜穿刺或絨毛採樣，但因為這種檢查導致流產的風險較高，許多父母不願冒險。而 NIPT 為產前篩檢增加新的選擇，不僅風險低於羊膜穿刺，準確性也高於綜合篩檢。不過，NIPT 和綜合篩檢一樣，並不是診斷，檢查結果只代表寶寶得唐氏症的機率高或低，不是明確的有或沒有。如果家長想得到更確切的答案，還是得做羊膜穿刺或絨毛採樣。據ＮＨＳ資訊網說明，當 NIPT 顯示胎兒罹患唐氏症的機率偏高，每一百例中有九十一例是正確的。[10] 許多其他資料宣稱 NIPT 的準確率是百分之九十九。[11][12]

醫生向妮可和湯姆說明可以做羊膜穿刺，同時告知流產風險是百分之一。他們知道自己無法承擔這種風險，所以不予考慮，但他們同意接受 NIPT。沒過多久，醫院用電話通知妮可：她的孩子罹患唐氏症的機率是百分之九十五。她記得自己當時潸然淚下。

「如今回過頭看，我為自己當時的反應感到十分羞愧，怎麼會因為孩子可能有唐氏症就那麼難過呢？」妮可說。

妮可沒有難過太久。和湯姆談過之後，她重新調整對孩子的期望。夫妻倆很快重拾興奮的心情，準備迎接他們的第一個孩子。伊索貝爾出生後，唐氏症診斷塵埃落定。她今年四歲，剛剛開始上學。

「她現在怎麼樣？」我問。

「小荳荳快樂得很！——她的小名叫荳荳。」

伊索貝爾發展較慢，三歲半才會走路，個子也比同年齡的小孩小，現在還不會用完整的句子說話。

「不過，她還是會咿咿呀呀說個不停。」湯姆說：「她有自己的語言，也以為大家都聽得懂，所以還是會咿咿呀呀說話。」

「你們煩惱她的未來嗎？」我問。

「我們知道她功課不會太好。」妮可說。

「我們也沒好到哪裡去啊！」湯姆大笑。

妮可也笑了：「我有時候看著她會想，一般人總是會東操心西操心，可是她不會，大多數時候想做什麼就做什麼。這種人生真好，真的！」

為了了解產前篩檢的影響，以及透過NIPT得知孩子很可能有唐氏症的經驗，我訪問了好幾對父母，妮可和湯姆也是其中一對。我發現許多人都和他們一樣，在十二週超音波檢查後很快被安排做 NIPT，沒有真正意識到自己其實可以拒絕。雖然過程像趕鴨子上架，但妮可和湯姆覺得當初幸好做了 NIPT，對產前診斷心存感激。因為這讓他們能及早規劃，為伊索貝爾的誕生做好準備。

愛菈和歐馬爾的經驗就比較負面。他們的兒子阿朗也有唐氏症，阿朗的哥哥則有癲癇、重度自閉症多種病症。

「我和他們講過我不想繼續篩檢。」愛菈對我說。

和妮可一樣，愛菈也是在十二週產檢時得知阿朗有唐氏症的風險很高。由於她從沒想過如果孩子有唐氏症要終止懷孕，所以她婉拒後續篩檢。但醫護人員的反應令她驚訝，有的人似乎對她的決定大惑不解，也有人明白表示這樣做並不明智。其中一位護理師更強烈暗示：如果愛菈根本不把檢查結果當回事，一開始就不該做十二週檢。

「他們讓我覺得我是個壞媽媽，好像我不想讓孩子接受治療，打算眼睜睜看著他死。但實際上恰恰相反，我想生下孩子，不想墮胎。」

醫護人員不斷向愛菈保證 NIPT 很安全。在壓力之下，愛菈終於同意接受檢查。

「他們先請我坐下來才告訴我結果，感覺非常正式。」愛菈對我說：「他們甚至直接認定是壞消息，好像我的小孩是什麼天大的悲劇。要不是我很清楚自己的想法，而且歐馬爾很支持我，我不曉得自己能不能抵抗墮胎的壓力。」

雖然隨著孕期推進，醫護人員逐漸變得較為支持愛菈的決定。但她還是害怕回診，因為每次回診總有人提醒她不必堅持生下孩子。

「他們一直強調唐氏症的孩子不好照顧。可是我照顧過癲癇和重度自閉症的孩子，我可以向妳保證：阿朗比哥哥好照顧多了。」

愛菈懷阿朗時四十四歲，和歐馬爾已經有三個孩子。醫護人員提醒他們：隨著家長年紀漸長，唐氏症的孩子將不只是父母親的負擔，最後也會成為其他孩子的負擔。在愛菈懷孕期間，醫護人員向她建議墮胎的次數總共七次，最後一次甚至是在阿朗出生前一個星期。雖然英國在大多數情況下只許可二十四週以下墮胎，但唐氏症胎兒在出生前皆可墮胎。

阿朗今年十二歲，喜歡足球、電動和甜食，是個調皮搗蛋但討人喜歡的孩子。

「他的閱讀和寫作能力其實還比班上一些同學更好。」愛菈對我說。

在解讀檢查結果的真正意義時，NIPT 面臨的難題和大多數檢查一模一樣。由於許多網站說「準確度百分之九十九」，大多數人自然以為陽性結果代表胎兒一定有唐氏症。實際上不是如此。檢查的準確度指的是所有檢查中結果正確的比例。由於大多數人不會懷唐氏症寶寶，大多數陰性結果的確是正確的。然而，並不是所有陽性結果都是「準確度百分之九十九」。陽性結果是否準確，端視受檢者情況而定。

萊姆病檢驗是否可靠，取決於病人罹患萊姆病的測前機率高不高。而罹患萊姆病的測前機率高不高，取決於他們是否居住在萊姆病流行區、有沒有萊姆病的典型症狀。有 BRCA 變異的女性會不會發病則取決於家族史。同樣地，NIPT 陽性結果的意義該如何解讀，取決於胎兒唐氏症風險的測前機率。也就是說，雖然有些網站宣稱 NIPT「準確度百分之九十九」，但陽性結果正確的機率——亦即結果為陽性、胎兒也確實有病症的機率——常常遠低於百分之九十九。

獨立智庫納菲爾德基金會（Nuffield Trust）就是這樣解釋的。在大多數年齡層，唐氏症胎兒占全體胎兒的比例遠低於百分之一。換句話說，即使不分青紅皂白，一律告知胎兒罹患唐氏症的風險不高，也會有百分之九十九的準確度。[13]因此，以準確度表達某種檢驗是否可靠其實意義不大。真正重要的問題是：陽性結果是真陽性的機率多高？這個問題必須用統計學上的「陽性預測值」（positive predictive value）回答。從陽性預測值來看，我們對 NIPT 的可靠性會有很不一樣的認識。[14]

納菲爾德基金會的凱瑟琳・喬伊森（Catherine Joynson）說：「有時胎兒其實沒有罹病，但 NIPT 得出高風險結果。當 NIPT 告訴你寶寶罹患唐氏症的風險偏高，其實有五分之一的機會（百分之二十）是結果出錯，胎兒沒有唐氏症。」[15]

測前機率與檢查準確度息息相關。當懷孕女性年紀較大、或是測前判斷胎兒有唐氏症的風險偏高，陽性結果即真陽性的可能性往往不低，大約在八成到九成之譜。但如果懷孕女性年紀較輕、或是測前判斷胎兒有唐氏症的風險不高，NIPT 陽性結果為真陽性的可能性恐怕遠低於八、九成。[16]荷蘭曾追蹤兩百三十九名做過 NIPT 的婦女，在她們懷孕期間，NIPT 結果顯示胎兒罹患唐氏症的風險偏高。然而事後證明，這兩百三十九個案例中有九個是假陽性，換句話說，有九個被NIPT認定很可能有唐氏症的孩子其實沒有唐氏症。同一項研究也發現五個假陰性案例，亦即有五個被認定唐氏症風險低的寶寶其實有唐氏症。[17]總之，對某些女性來說，NIPT可能有百分之九十到九十九的準確度，端視受檢者的狀況而定。因此，NIPT真正的準確度其實因人而異，不能一概而論。

雖然NIPT絕非診斷檢驗，即使檢出陽性結果，通常也會建議進一步做羊膜穿刺或絨毛採樣，但因為人們相信NIPT安全可靠，它還是慢慢取代侵入性檢查。據美國西奈山醫院西院區（Mount Sinai West）統計，自引進NIPT之後，做侵入性檢查的病人從二〇一〇年的百分之三十八，下降到二〇一五年的百分之二。[18]這完全可以理解，畢竟絕大多數的病人都不願意冒流產的風險。但如果病人高估NIPT的準確性，恐怕會造成問題。

因為產前診斷發現唐氏症而選擇終止懷孕的比例，在人工流產寬鬆的歐洲國家接近百分之九十，[19][20]在美國則是百分之六十七到八十五之間。[21]唐氏症者的失能程度各有不同，有些和伊索貝爾及阿朗一樣，能在普通學校就學，也過得充實，與同儕差異不大；但也有一些一生下來就有嚴重的心臟、腸道、大腦發展問題，從小面臨嚴峻挑戰。唐氏症的嚴重程度不一定能在出生前預判。百分之二十到三十的唐氏症胎兒沒辦法存活到出生。由於這些問題無比沉重，大多數女性一旦得知胎兒確診唐氏症或風險偏高，都難以繼續懷孕，有些父母也無法接受將來可能得看著孩子受苦。照顧好失能的孩子絕非易事，許多人並不認為自己能提供足夠的情感和財務資源。大多數唐氏症者需要一定程度的長期支持。由於唐氏症兒童的父母往往年紀較大，他們共同的擔憂常常是自己去世以後沒人照顧孩子。

當然，全世界唐氏症族群深感不安，十分擔憂篩檢對唐氏症者和家屬的影響。眼見 NIPT 讓篩檢變得輕而易舉，甚至蔚為風潮，他們憂心唐氏症族群將因此不復存在，也擔心人們過於相信 NIPT 的效度，以致為了假陽性結果放棄健康的胎兒。唐氏症族群並非否定 NIPT 的價值。這項技術有助於及早診斷，讓父母提前得知孩子的基因差異。如果決定生下孩子，可以有充分的時間在情感面和現實面做好準備；假使決定終止懷孕，也可以避免晚期人工流產的心理創傷。儘管如此，唐氏症族群仍然對推廣 NIPT 心有疑慮，擔心這會衝擊唐氏症者的生活和未來。畢竟，由於篩檢的緣故，全世界的唐氏症人口已顯著減少。冰島的唐氏症族群幾乎已經消失。[22]

NIPT 的一大優點是簡單快速，又比傳統綜合篩檢準確。可是，令病友團體不安的正是它安全、快速的風評。羊膜穿刺耗時、費力又有風險，但這些缺點從某種層面來看反而是優點——由於過程冗長辛苦，父母往往更願意花時間仔細思考，讓接受檢驗的決定更具重量。相較之下，NIPT 只需要花五分鐘抽血，很容易變成醫護人員的常規檢查，彷彿懷孕理所當然該做 NIPT 檢查。在此同時，由於 NIPT 是非侵入性檢查，更為安全、也更為簡便——因此也更難拒絕。和大多數先進的篩檢技術一樣，NIPT 可能讓父母覺得不同意受檢就是剝奪孩子的權益。對許多人來說，醫療處置看起來越是先進，一定越好。NIPT可能促使父母更快走上診斷之路，並因此更早決定要不要繼續懷孕。產前基因篩檢一旦成為常規檢查，醫療篩檢恐怕會被用來抹除差異、汙名化失能。在NIPT日益普遍的此刻，我們絕不能因為簡便而輕忽其目的的嚴肅性。

看到這麼多人認為擴大產前基因篩檢有益無害，我忍不住開始思索：什麼樣的人生才值得活？什麼樣的問題算是疾病？事實上，這是寫作過程中一直困擾我的問題。為了寫這本書，我訪問了許多人，有人帶有亨丁頓舞蹈症基因變異、有人帶有BRCA基因變異、有人多次戰勝癌症、有人患有罕見而無法治療的遺傳病、有人的子女患有罕見又缺乏研究的遺傳病、有人深受精神疾病之苦、有人因為慢性疾病而長年臥床。我沒有足夠的篇幅寫下他們全部的人生，但他們每一個人都有幾個有趣、辛酸或令人驚奇的故事。要是他們在另一個時代受孕，其中幾位恐怕已被篩檢淘汰。人生一定要健康長壽才值得活嗎？把這些問題視為「疾病」公道嗎？唐氏症或亨利神祕的「意義不明的變異」應該算作病症，還是基因差異？

就唐氏症篩檢而言，支持者認為它提供機會之窗，讓父母能及早省去孩子和自己的痛苦，減輕父母和醫療服務的負擔。可是，唐氏症者承受和造成的痛苦真的比其他人多嗎？雖然唐氏症者的確更常出現心臟病、失智症、癲癇等健康問題——亦即他們的健康照顧需求確實比一般人高，而且失能程度不一——可是和罹患嚴重多系統疾病（如糖尿病）的人相比，他們的照顧成本未必更高昂。以成年人來說，肥胖和吸菸對醫療體系造成的負擔遠比唐氏症沉重。儘管篩檢並非專為終止懷孕而設，但仍傳遞出一個訊號：有基因差異的孩子是必須解決的問題。

唐氏症為什麼經常成為產前篩檢的焦點？這個問題我想過很長一段時間，唯一的結論是：因為它容易診斷。我們在一九五九年便已發現唐氏症的致病基因，比鎖定亨丁頓舞蹈症變異基因早好幾十年。唐氏症者多了一條二十一號染色體，叫「三染色體21」（trisomy 21）。事實上，會進行常規產前篩檢的三種病症——唐氏症、巴陶氏症（Patau syndrome）、愛德華氏症（Edwards syndrome）——統統都是三染色體疾病。這三種病都是染色體多一條所致，偵測多餘的染色體不需要複雜的次世代定序，這種類型的疾病早已不難診斷。現在，為胎兒進行唐氏症篩檢已稀鬆平常，沒什麼人質疑這樣做的理由何在，只有唐氏症者及其家屬仍感不安，擔心人們看待這項篩檢的態度過於隨便。這也正是我對 NIPT 的不安——它讓擴大產前診斷變得太簡單，家長可能很快會以為 NIPT 非做不可，健康照護工作者也可能開始不假思索地提供 NIPT。

毫不令人意外的是，商業化的問題接踵而至。為了向準父母推銷 NIPT，有些診所一味強調「準確度百分之九十九」，卻沒有說明相關限制，令廣告規範機關不得不出手管制。[23] 有些私人診所（雖然不是全部）也開始把 NIPT 當萬靈丹，用它檢測大大小小的遺傳疾病。然而，NIPT 可不可靠，完全要看檢查的病常不常見，越罕見的病準確度越低。《紐約時報》曾在二〇二二年進行一項調查，結果發現：在罕見疾病的陽性結果中，其實有百分之八十五是錯的。[24]

除了 NIPT 之外，商業醫療診所也把腦筋動到其他檢查，開始為採取體外受精的父母提供全基因體定序。他們鼓勵客戶升級加購這種服務，聲稱能確認胎兒是否健康，讓焦慮的父母安心。然而，這樣做其實更容易造成焦慮，而非減輕焦慮。每個人身上都有幾千種變異，發現意義不明又無法解釋的變異不難。有些父母讓孩子在海外私人診所篩檢，得知結果之後大驚失色，返回英國求醫。已經有人到席琳・塔卓斯醫師在倫敦的ＮＨＳ基因門診求助，希望能透過她的解釋消除疑慮，但塔卓斯醫師愛莫能助。

「沒有表型，不可能判斷某種變異對胎兒或兒童的意義。」塔卓斯醫師對我說。

也有人想用產前基因診斷「設計寶寶」。有些公司宣稱能評估胎兒出現醫療問題（如糖尿病、心臟病、高血脂）的長期風險，讓準父母選擇似乎最有機會享有健康人生的胚胎。然而，正如我們之前提過的，童年環境對精神健康的影響超過基因，生活習慣對整體健康的影響也比基因更深。何況我們對基因風險如何傳遞了解有限，誰知道低癌症風險不會伴隨高精神疾病風險，或是反過來？

對這些問題，我們在第四章見過的蘿莘想過很多。她是兩個女兒的媽媽，帶有BRCA1變異，動過多次手術。懷第一胎時的她還不知道家族有癌症基因，懷第二胎時則已經得知自己有高風險BRCA變異。我問她為什麼明明知道自己可能把這種變異傳給孩子，還是決定再次生育。

她對我說：「我認識一些女性選擇做ＰＧＴ，確保孩子不會有這種基因。」ＰＧＴ（按：胚胎著床前基因檢測）也是產前基因檢測的一種，讓準媽媽可以選擇比較不可能帶有致病基因的胚胎。「有個女人甚至問我：『知道自己的孩子可能有 BRCA，心裡不會有點擔心嗎？』」蘿莘笑著說，這個問題她思考已久：「當然會。我才不希望我的女兒經歷我經歷過的事。我當然希望她們健健康康的。但她們如果真的遇上同樣的問題，我會支持她們。我也有潰瘍性結腸炎和甲狀腺疾病。就算她們沒有 BRCA，也會有別的問題。我沒辦法生下完美寶寶，我想沒有人做得到。但我的孩子生在世上是有原因的，我生在世上也是有原因的。」

每一位父母都希望做好萬全準備，生下健健康康的孩子。但不論是 NIPT、全基因體定序或新生兒篩檢，都不可能保證生下毫無健康問題的「完美寶寶」。多樣性是大自然可貴的禮贈，每個孩子都是獨一無二的奇蹟，要是盲目依賴篩檢、過度使用產前篩檢，很可能抹煞這份美意。在人生起步階段，父母與子女理應共享希望，一同想像未來的無限可能，若是過度看重意義不明的結果，對根本稱不上資訊的資訊患得患失，恐怕只是讓這段珍貴的時光蒙上陰影。人生之憾，莫過於此。

終章
Conclusion

每次我見到病史複雜的病人，常會先問他們上次覺得自己完全健康是什麼時候。但妲希答不上來，就她回憶所及，從來沒有百分之百健康的時候。

妲希是我負責照料的病人，今年二十歲，情況和我見過的許多病人十分類似。她之所以會轉介到我這裡，是因為經常癲癇，但早在癲癇之前已飽受病苦。雖然妲希年紀尚輕，可是在我收治她之前的七年時間，她已陸續獲得多種診斷。

妲希的媽媽證實她從小體弱多病，經常頭痛和胃部不適，在壓力大和事情多的時候尤其如此。妲希年紀還小時家人不太擔心，畢竟他們都清楚妲希什麼時候容易出狀況，也知道怎麼處理。可是妲希十三歲後的情況似乎日益惡化，頭痛也越來越頻繁。以前好好睡一覺就能減緩症狀，後來卻不再有用。她的父母開始不安，第一次帶她就醫，神經科醫師將她診斷為偏頭痛。這是她的第一個診斷。

一年半後，妲希得到第二個診斷。她當時十五歲，開始感到四肢疼痛。雖然症狀不算嚴重，但因為長期持續，父母還是決定帶她去看醫生。家庭醫生反覆查找了幾次病因，最後請他們放心，但他們還是難以釋懷。不久，妲希的媽媽和別的媽媽閒談時聽到一種病：關節過動型埃勒斯－當洛二氏症（Hypermobile Ehlers-Danlos syndrome，以下簡稱 hEDS），主要特徵是關節過動和四肢疼痛。由於家人向來覺得妲希「身體柔軟」，她的父母立刻帶她去看風濕科。醫生經過一番檢查，也同意妲希的確是 hEDS，便將她轉介給物理治療師，請後者為她安排能強化肌肉和穩定關節的練習。雖然 hEDS 無法根治，但應該會隨著妲希年紀增長而漸漸消失。

被診斷為 hEDS 之後，因為關節過動容易受傷，妲希在物理治療師建議之下，盡量避免需要身體碰撞的運動。少運動的確讓妲希四肢疼痛的情況減輕，但活動量也大幅降低。到了十七歲，妲希終於經不起朋友慫恿，在體育課和同學打籃網球（netball）。那天天氣炎熱，妲希又因為飲食障礙症和腸躁症而沒吃午餐，打著打著便嚴重暈眩倒地。校護為她量血壓，發現她血壓很低。這讓妲希又多了一個診斷：姿勢性心搏過速症候群（postural orthostatic tachycardia syndrome，以下簡稱 PoTS），特徵是姿勢改變引起血壓降低，造成暈眩或頭暈。醫師為妲希安排傾斜床檢查，測量她對不同姿勢的心率和血壓，結果證實她的確有 PoTS。為了避免將來再次暈眩，醫師對她的水分、鹽分攝取和飲食都提出建議。

然而，改變生活習慣對妲希的 PoTS 幫助有限，她還是會頭暈，偶爾也會昏倒。四肢疼痛和頭痛也持續惡化。她開始難以適應學校生活，接受評估後被判定為自閉症和ＡＤＨＤ。她的健康漸漸走下坡，後來一次昏倒引發抽搐，接著又發生更多次抽搐。為她診斷PoTS的醫生最初認為抽搐是嚴重暈眩所致，所以加重PoTS的治療力道，從單純給予生活習慣建議轉而使用藥物。藥物原本應能協助妲希在站立時保持正常血壓，沒想到對她的癲癇毫無助益。妲希癲癇的頻率越來越高，最後被轉到我的癲癇門診。在轉診單上，為她轉介的醫師一一列出她所有的診斷：偏頭痛、hEDS、厭食症、腸躁症、PoTS、自閉症、ADHD、憂鬱症、焦慮症。

妲希來找我時深信自己有癲癇，因為急診室的醫師是那樣對她說的。但為她轉介的神經科醫師另有看法，他們十分確定妲希的癲癇是心理因素造成的。這種癲癇有許多名稱，如心身型癲癇、解離型癲癇、功能型癲癇、非癲癇發作（non-epileptic attacks），很久以前則稱為歇斯底里。心身型癲癇是足以令人失能的真實病症，不是想像的或假裝的。這種病症起於人所無法掌控的潛意識機制，雖然不是腦部疾病，對人的傷害卻不下於癲癇等腦部疾病。

由於癲癇通常十分罕見，醫生往往只能依據描述做出診斷，這是查找癲癇病因的最大難關。但因為妲希的癲癇天天發作，我只需要請她住院觀察，很快就能一探究竟。我有一間病房能拍下病人癲癇發作的情形，同時測量他們的腦波、心率、血壓、血氧濃度。

儀器尚未就緒，妲希就發生第一次昏厥（collapse）和抽搐。接下來幾天，她除了幾次抽搐發作之外，也有兩次昏厥但沒有抽搐。兩次昏厥都是從躺臥轉為站姿時發生的，但妲希說那是暈眩（faints），和癲癇不一樣。住院期間，妲希大部分時間都躺在床上。癲癇有時就在床上發作，但大多數時候是她起身上廁所，下床走沒幾步路就開始發作。由於她一站就暈，而且總是嚴重得像隨時會昏厥倒地，她每次下床都需要兩名護理師攙扶。我聽她家人說她在家裡也是如此，所以有時候在床上一躺就是好幾天。

妲希住院期間的檢查數據全部正常。即使在失去意識、陷入昏迷的時候，她的腦波、心率、血壓仍然完全正常，彷彿她清醒而警覺。妲希頭暈目眩時的血壓和心率是正常的；起身站立時雖然心率會上升，但增幅有限，時間也很短。為什麼檢查結果正常，妲希的身體經驗卻不是如此？唯一的解釋是：轉介她來我這裡的醫生猜得沒錯，她的癲癇和暈眩是心身症。只有在昏迷是心理因素造成的時候，才會在昏迷的人身上測出清醒的腦波。同樣地，雖然妲希最早的幾次暈眩可能是血壓驟降所致（她也因為那幾次暈眩被診斷為PoTS），但她在醫院裡發生的暈眩顯然與血壓無關，所以原因不可能是PoTS。心身型癲癇和暈眩的診斷並不代表妲希情況不嚴重。她的情況絕對嚴重，她已幾乎足不出戶整整一年。心身症的診斷只代表她的昏厥是心理機制所致，與身體疾病無關。

和妲希一樣同時兼有上述幾種診斷的年輕人並不少見，不僅一般科醫師經常遇到，家庭醫生、神經科醫師、風濕科醫師、骨科醫師、精神科醫師也一定都有類似經驗——事實上，只要閱歷夠豐富，多數醫生都見過這樣的病人。除了妲希那幾種診斷以外，我也經常看到某些人的病歷同時寫著這幾種診斷：妥瑞氏症、讀寫障礙、動作協調障礙、肥大細胞增生症（mast cell activation syndrome，簡稱 MCAS，據信為免疫疾病）、吉亞利畸形（Chiari malformation，一種顱骨底部的發展差異）。妲希的診斷和這幾種診斷有一個共同點：它們都有重度型，而且重度型幾十年前就已獲得認定（recognised）。重度型通常都有顯而易見的病理變化，使其毫無疑問被視為疾病。然而，在過去二、三十年，由於疾病定義重新調整，輕度型也能獲得診斷，以致輕度型和正常生理之間出現相互重疊的模糊地帶。輕度型沒有明顯的病理變化。幾十年來，雖然這些疾病重度型的盛行率十分穩定，輕度型的病人人數卻大幅上升，遠遠超過原本的盛行率。這些疾病都無法根治，只能針對症狀治療，期盼症狀隨年齡增長而減輕。

PoTS 和 hEDS 的故事與自閉症和 ADHD 十分類似。疾病的定義是由委員會決定的，DSM 每次發行新版，都會設立委員會修訂精神疾病定義；身體疾病也是如此，委員會可以調整疾病判準，使更多人獲得診斷。PoTS 和 hEDS 的界定方式，都是在正常與異常身體標準之間畫出界線。hEDS 診斷取決於關節活動度和皮膚彈性，PoTS 診斷則端視心率對姿勢變化的反應程度而定，但兩者的標準都是任意的。

埃勒斯－當洛二氏症（簡稱 EDS）很久以前就已被公認為基因決定的結締組織疾病，可能造成嚴重失能。它有十三種亞型，「關節過動」型（即 hEDS）是其中一種。EDS 患者難以合成膠原蛋白，而膠原蛋白是構成骨骼、軟骨、肌腱、皮膚、血管的重要物質，所以患者會關節過度活動、皮膚過度延展、結締組織脆弱，以致關節畸形、皮膚多疤、容易瘀青，有些案例甚至會嚴重出血。

在ＥＤＳ的十三種亞型中，有十二種與結締組織的客觀生化變化有關。這十二種亞型都有已獲證實的遺傳原因，可以透過基因檢測的協助，依典型臨床症狀做出診斷。相較之下，hEDS既沒有已獲證實的病理機制，也沒有查出遺傳原因，是ＥＤＳ十三種亞型中唯一的例外。雖然許多人預設hEDS和其他亞型相關，但沒有證據可以證明。hEDS最主要的特徵是關節過動，據稱患者經常關節脫臼。不過，除了關節活動範圍過大之外，醫生沒有其他檢查可以參考，只能依「關節過動」這個臨床特徵做出診斷。

以關節活動度為診斷主要判準的問題在於：對許多人來說，關節過動是正常的。年輕人普遍關節過動，有研究指出：在十八到二十五歲的健康者之中，有關節過動情形的高達二至三成。[1]診斷hEDS時，醫生必須決定病人的關節是否異常過動。然而，判斷關節是否「過」動其實並不容易，因為雖然有評估關節活動度的評分量表，但由於不是每個關節過動的人都有ＥＤＳ，所以是否該為關節過動的人診斷hEDS其實非常主觀。在天生關節過動的健康者和被診斷為hEDS的人之間，最大的區別可能只是後者感到關節疼痛，選擇就醫。

做出hEDS診斷之後，醫生通常會對病人解釋這是一種結締組織的遺傳病，但這種說法其實只是未經證實的假設。典型ＥＤＳ的十二種重度亞型不但已經證實為遺傳所致，而且十分罕見——大多數亞型在二到四萬人之中才有一例，一種亞型為十萬分之一，最罕見的亞型是一百萬分之一。[2]但自從一九九七年將hEDS視為EDS輕度亞型之後，hEDS成為EDS最常見的形式。據某些專家估計，EDS的整體盛行率已經暴增至五百分之一。[3]EDS患者中有八到九成是hEDS。[4]

PoTS的主要特徵是頭暈、心悸、暈眩，咸信與姿勢改變造成心率和血壓變化有關。我們一直知道年輕人容易低血壓和暈眩。對經常暈眩的人，過去通常只會建議他們調整飲食、多喝水、充分睡眠，因為做到這些往往已經能提高血壓，減少暈眩，讓這種問題慢慢消失。專家在一九九三年將PoTS定義為獨立病症，用以解釋頻繁暈眩。雖然治療建議沒變，但從此以後，容易因為姿勢改變產生暈眩的人有了新的疾病標籤。將近三十年後，美國獲得這個診斷的年輕人據估在一百萬到三百萬之譜，[5]英國被診斷為PoTS的人大約十三萬左右。值得注意的是，這是新冠疫情之前的數字。由於許多長新冠患者也有PoTS，目前獲得PoTS診斷的人可能更多。[6]

支持將PoTS視為獨立病症的人認為，PoTS是複雜、多系統的自律神經慢性疾病。自律神經是神經系統的一部分，對調節血壓和心率十分重要。有些疾病（如糖尿病和帕金森氏症）會造成自律神經疾病，但PoTS和這些疾病不同，到目前為止，還沒有病理證據能證明PoTS是神經系統疾病。依照現在的標準，一個人站起時每分鐘的心率增加超過三十下，便能診斷為PoTS。每一個人站起時心率都會增加，不同的是被診斷為PoTS的人心率增幅更大，持續時間也更久。但因為沒有病理變化能證明這個診斷，以「三十下」為正常與異常的分界是任意的。

對醫界而言，PoTS、hEDS和妲希的許多診斷不無疑義，因為決定這些診斷能否成立的界線畫得十分模糊。有人擔心這些診斷將健康的身體病理化，因為年輕人本來就容易暈眩、低血壓等等，不必特別給予醫療照顧，但這些診斷讓人過度在意這些生理特質。年輕人的關節活動度比年長者大；年輕人（尤其是年輕女性）的血壓較低，所以容易暈眩。隨著年紀漸長，我們的關節活動度自然而然會變小，血壓也會上升，所以過去並不認為這些問題需要診斷標籤，只是身體逐漸成熟的表現。在大多數時候，只要改變生活習慣，這些症狀就能改善，而時間是終極解方。

更重要的是，不論你同不同意這些症狀算是「疾病」，只要你細加檢視這些診斷符不符合過度診斷的標準——症狀真實存在，但診斷帶來的益處微乎其微，甚至可能造成傷害——就會發現答案是肯定的。拿hEDS來說，既然要告訴年輕人他們膠原蛋白合成異常，以致關節過動，就應該要提出能穩定關節、增進關節長期健康的醫療建議，這樣給予診斷才有意義。既然hEDS的主要症狀是疼痛和疲倦，讓更多年輕人獲得hEDS診斷與治療的益處，應該要反映在長期健康數據之上——如果給予hEDS診斷真的有益，那麼，在hEDS成為EDS輕度亞型近三十年後，我們應該能看到年長者的慢性疼痛、疲倦、關節問題有所改善——但實際上不是如此。不但有關節問題的年長者沒有變少，還多出一大批有關節問題的年輕人。

hEDS在一九九七年首次浮上檯面。可是從一九九〇年到二〇一九年，骨節炎診斷增加百分之一百一十三；[7]在三十到四十四歲年齡層中，骨節炎的增幅和年紀更長的年齡層一樣多。[8]慢性疼痛的病例也在上升，在四十歲年齡層，有慢性疼痛問題的人高達五分之二。[9]當然，關節健康惡化還有許多更重要的原因（尤其是體重），可是從一九九七年開始，有幾百萬名過去不必接受治療的人接受了 hEDS 治療，付出這麼高的代價，我們的健康情況應該有所提升，但事實不然。同樣地，在 PoTS 成為診斷標籤的這三十年來，獲得這個標籤的人越來越多，但任何群體的健康數據都沒有進步。

同樣值得探問的是：如果在一九九〇年代以前，其實有許多人有 PoTS 和 hEDS、卻沒有得到診斷，這群人現在在哪裡？從一九九〇年代到今日，這群人應該都已中年以上，既然他們年輕時沒有得到診斷，現在應該飽受遺傳性結締組織疾病（hEDS）或自律神經疾病（PoTS）之苦。但實際上，我們找不到這樣一群因為年輕時漏診、以致中年後深受其害的人。如果 hEDS 和 PoTS 的問題自然而然就會消失，我們還需要這兩種診斷嗎？有 PoTS 的人超過八成五能自動緩解，因 hEDS 嚴重失能的人如鳳毛麟角，反倒是獲得診斷的人未必能改善症狀，甚至有一小群人出現非常負面的反應。他們之所以惡化，不太可能是病理機制所致，反而比較像被診斷標籤催眠。我的一些病人是這樣，妲希也是這樣。

《大腦》（*Brain*）期刊最近刊登一篇文章，說 PoTS 是「站起時受恐懼制約的腎上腺亢進狀態（hyperadrenergic state）」。[10]腎上腺亢進狀態指人隨腎上腺素行動。恐懼啟動自律神經系統，促使腎上腺素大量分泌（此即眾所周知的戰或逃反應）。暈眩對許多人來說十分可怕，第一次發生時尤其如此。暈眩過的人難免會擔心再次發生，而知道自己有一種叫 PoTS 的病、知道自己在站起時會心率異常，可能讓一個人恐懼站立。如果這個人對站立變得戰戰兢兢，選擇長時間坐著或躺著，身體會越來越失調（deconditioned，所謂失調，指的是身體因為少動，缺乏練習，對姿勢變化的反應變得遲鈍）。身體失調以致拙於應對姿勢變化的結果，是更容易在站起時血壓下降，暈眩的風險也跟著大增。換句話說，這是一場惡性循環：感到暈眩；恐懼啟動自律神經系統；腎上腺素激增，影響血壓、心率、行為；身體因為減少活動變得反應遲鈍；暈眩更加嚴重；恐懼進一步加深。人越是害怕、越是不敢站立，惡性循環就越是鞏固。

挪移「正常」的標準創造出新的診斷標籤，而新標籤創造新病人的方式不只一種。首先是將身體正常反應病理化，鼓勵人們透過醫學的濾鏡看待身心感受，為過去應該不會視為症狀的經驗尋求醫療照顧。其次，新的疾病浮上檯面之後，總是有人對診斷裡的某些部分產生共鳴，進而改變自己以符合描述。這是潛意識的運作，哲學家伊恩．哈金（Ian Hacking）稱為「造人」，[7] 也叫「分類效應」（classification effect）。[11] 被貼上標籤診斷以後，我們會不知不覺受它引導，在自己身上找尋某些新的跡象或症狀。在尋找特定疾病典型特徵的過程中，由於過度注意身體，也預期自己會出現症狀，我們很容易變得疑神疑鬼，把以前可能視而不見的身體變化當成生病的證據。分類之所以能改變一個人，正是因為人會不由自主地適應分類。

了解這些機制以後，有一件事相當耐人尋味：PoTS 和 hEDS 的標籤到一九九〇年代才出現，和現在相比，以前同時具有 PoTS 和 hEDS 典型症狀的人少之又少。就我記憶所及，在大約十五年以前，我從沒見過同時符合這兩種疾病特定症狀的病人。但現在，同時具有 PoTS 和 hEDS 診斷的年輕人越來越多，他們正是這兩種新標籤創造的新病人。

不幸中的大幸是：得知自己有 PoTS 的人，最後大多不會像妲希失能得那麼嚴重。不過，他們還是可能招來不少診斷（如 hEDS）：有 hEDS 的人更容易得長新冠；有 PoTS 和 hEDS 的人更常診斷出輕度自閉症及／或ＡＤＨＤ。這些沒有確切病理證據的爭議疾病經常湊在一起。[12][13] 這是我寫這本書的主要原因之一，因為到目前為止，還沒有夠多人問：為什麼像妲希這樣不幸的年輕人越來越多，居然同時獲得這麼多顯然無關、而且統統無法確認病因的診斷？神經發展問題（如自閉症）怎麼會和關節過動有關？又怎麼會和自律神經疾病（如 PoTS）有關？為什麼有這麼多長新冠患者診斷出 PoTS？雖然研究人員設法提出生物學解釋，但皆屬高度臆測，沒有一個有證據支持。[14] 這些疾病根本沒有共通的病理機制，不可能有關聯。如果有，那麼 hEDS 和 PoTS 在重

7 譯註：making up people，指的是新科學分類會造就新類型的人。換個方式說：你為別人貼上標籤的同時，對方也被鼓勵接受這個標籤的特質。這也叫分類效應。這種變化發生在無意識層次，而且會產生回饋：其他人進入這個分類之後，也會帶入自己的特質，從而改變分類。這整個過程叫迴圈效應（looping effect）——分類改變人，人又回過頭來改變分類的特質。」（《謎病睡美人》，頁二〇一）

度自閉症和重度ＡＤＨＤ之中的盛行率，應該和它們在輕度自閉症和輕度ＡＤＨＤ之中的盛行率一樣高。但實際上不是如此。只有在光譜偏向輕度那端，自閉症、hEDS、ＡＤＨＤ、PoTS、妥瑞氏症、吉亞利畸形才發生關聯；只有在難以區分正常與異常的診斷灰色地帶，這些診斷才有所重疊。在我看來，試圖用組織病理學連結這些病症的人，恐怕對人類心理了解不深，也不清楚社會因素和醫療體系對新診斷的散播影響多大。

這些診斷之所以同時並存在同一個人身上，原因有三：一是因為以身體症狀表達困擾的人一般不會只有一種症狀，而會同時展現不同的症狀，結果引來好幾種診斷；二是因為擔心自身健康的人通常不只擔心一個面向，而是擔心健康的所有面向，所以會不斷尋求新的診斷；三是因為人一旦就醫就會做各種檢查，讓自己與其他人不同的大小差異全部現形，於是自己變得更加緊張，醫生也更有可能以診斷安撫他們。此外，發現異常之後，醫生往往不得不繼續觀察，以便持續監控及提供治療。另一方面，一個人得到第一個診斷之後經常會被領入病友團體，而病友團體又會提醒他們留意其他可能發生的醫療問題。換句話說，在一個人正需要少為身體操心的時候，加入病友團體反而在無意間鼓勵他們更關注自己的身體。病友團體的身分認同建立在疾病之上，成為其中一員恐怕不利於建立康復身分。

我和妲希談得越多，心中越是了然：她不只有癲癇是心身症狀。每個人面臨難關時都會出現身體症狀，但妲希的症狀特別嚴重。從她每次有壓力就頭痛又胃痛看來，她有將心理困擾化為身體症狀的傾向。一旦她因這種傾向進入醫療體系，就會進一步被鼓勵關注身體變化，並將這些變化醫療化。越常被問到症狀的事，她就越留意身上的蛛絲馬跡。在尋找解釋的過程裡，她會得到越來越多診斷標籤。於是她的健康焦慮在在加深，終至難以負荷，引發抽搐。

我很希望能告訴各位，我最後確認了妲希的抽搐和暈眩是心身問題，重新檢視她以往的診斷，推翻了其中幾個。遺憾的是她的其他診斷我無權置喙。我強烈懷疑妲希所有的暈眩都是心身因素，不只我親眼看到的那幾次而已。我認為她的關節過動其實仍在關節正常活動範圍之內。我也在想，她之所以不適應學校，恐怕是因為太常請病假，而不是因為她身上的那兩個神經發展疾病診斷（自閉症和ADHD）。我認為妲希已經掉進醫療化的陷阱，正越陷越深。但妲希無法接受她的癲癇是心身症，所以在我試圖處理她的其他問題時，她一口回絕，不容我越雷池一步：「妳不是EDS醫生，也不是PoTS醫生，沒有權利管那些。」妲希這樣說有她的道理。我們鼓勵專科醫生堅守自己的專業領域。所以，我只能把我的心身型癲癇診斷，加在她已經很長的其他診斷上。妲希出院回家，被判定有PoTS和心身症暈眩，一種昏厥有兩個診斷。

這本書裡討論的大多數疾病，一直以來都以中度型和重度型存在。早在基因分析查出確切病因之前，罹患罕見遺傳疾病的人便已引起醫界關注。對亨丁頓舞蹈症患者的家屬來說，即使以前

沒有基因檢測，他們還是知道自己很可能會發病，只是等待答案揭曉的時間更長而已。對於重度精神健康問題、學習障礙、行為障礙，早在醫界以自閉症、ADHD和其他腦部疾病加以解釋之前，人們已能看出這些孩子和成人情況明顯有異。雖然過去不一定有特定診斷和支持，可是在各種光譜重度的一端，這些問題都是顯而易見的。

毫無疑問的是，在我討論的這些疾病光譜上，位於中重度端的人一定能因診斷獲益。重度憂鬱症患者有難以忽視的缺損，絕對需要治療和支持。有些人沒有治療甚至沒辦法活下來。即使肯納沒有提出自閉症的概念，人們還是能看出重度自閉症兒童需要幫助，在病理、醫學和社會上都有重大需求。雖然ADD／ADHD直到一九八〇年代才進入DSM，可是在此之前，每個人都能看出有些兒童有嚴重的注意力和過動障礙。也許以往缺少治療服務和專家，社會對這些孩子也不夠同理，但大家不需要診斷標籤告知，也知道他們需要許多額外協助。遭受這些疾病嚴重影響的人可以從分類和標籤獲益，因為標籤能為他們帶來治療方向、專業研究者、醫學專家、支持服務。就這群孩子而言，給予治療是正當的。因為「症狀」已經嚴重到讓他們無法在社會上正常生活，即使被貼上病人的標籤的確有不利之處，但整體而言，接受診斷和治療利大於弊。

同樣的道理也適用於我在書中談到的幾種身體疾病。典型EDS會造成嚴重失能，不論我們知不知道它是基因變異所致都是如此。已經出現症狀的癌症極具威脅，篩檢發現的初期癌細胞卻不是如此。前者幾乎一定會惡化，可能危及性命；後者只有一小部分會造成問題。真正的疾病一定會現身，即使你未曾尋找，也尚未賦予它名稱。

我絕對相信診斷和治療對疾病光譜中重度端的病人有益，因為他們的精神健康問題、學習障礙和行為障礙明顯可見，診斷和治療的效果有目共睹。我想透過這本書質疑的是：為同樣也有這些醫療問題、但症狀輕微得多的人貼上診斷標籤，對他們真的有益嗎？畢竟，醫療問題越輕微，予以處理的成效就越小，治療和標籤效應造成傷害的風險則越高

試想：雖然化療副作用大、手術和電療也有風險，可是當癌症危及性命，採取這些治療手段仍屬合理。但如果一個人只是發現少量癌細胞，很可能不會擴大，鼓勵他們承擔治療的風險和副作用恐怕沒什麼好處。雖然對這兩種人來說，治療都會傷身，但輕症者的治療成效顯然較低。同樣地，重度自閉症或重度ADHD患者若能對症下藥、得到支持（例如學校提供一對一教學），標籤診斷帶給他們的益處就大於壞處。嚴重失能本身就是他們接受診斷的有力理由。但如果一個人的自閉症或ADHD症狀原本十分輕微（或是可以掩飾到令人難以察覺），即使因為尋求診斷而獲得藥物治療、學校優待和其他支持，恐怕也受益有限，反而很容易受到標籤效應的負面影響。

雖然將治療和診斷擴及輕症者是否有益令人懷疑，但這已是醫學所有領域的進行式，產生這種趨勢的原因很多。一部分原因是，我們打從心底相信好的作法擴大適用一定仍是好的。還有一部分原因是醫界本身的文化問題。醫療專業人員和科學家對新科技有一份特殊的迷戀，我們總想知道還能運用它們做些什麼。全基因體快速定序技術廣泛運用至今才二十年，雖然我們能藉助

它獲得許多資訊，但不實際運用，就不可能了解它的潛力。每隔幾年總會有人研發更好、更敏銳的篩檢或血檢技術，如果我們想知道它們的價值，就一定得實際嘗試。重大科學革新的確令人振奮，但我不確定我們是否已經向大眾充分說明：掌握這些技術需要時間。新藥問世必須通過雙盲隨機實驗，診斷和技術革新卻沒有這道關卡。

我也認為醫生有點沉醉於扮演民眾的拯救者和安慰者。當一名在學校或職場上屢屢受挫的人來找我們，由我們為他們做出自閉症或ＡＤＨＤ診斷，不僅他們的受苦經驗獲得肯定，我們的自我價值也獲得肯定。他們滿心感激，我們也感受到他們的感激。當外科醫師成功動完手術，將病人的癌症風險從百分之八十五降到百分之五，他們一定躊躇滿志，整天想必走路有風。我也一樣，每當我解開重重難題做出診斷，總是對自己非常自豪。

不過，大眾對這股崇尚診斷的風潮並非毫無責任，不應以旁觀者自居。在為這本書進行調查的時候，我聽見不計其數的故事，多到不能盡述。許多人訴說求醫經歷時給我一種感覺：大家對醫學和醫療專業人員期待過高，我們實際上沒那麼萬能。人渴求答案，難以忍受不確定，希望自己的失敗有個解釋，不僅對自己期待太高，對子女期待亦是太高。我們期待健康、成功、人生順遂，實際發展不如預期便感到挫折。而醫學解釋已然成為我們幫助自己處理挫折的ＯＫ繃。

社會大眾和醫療專業人員其實已經陷入「共生性妄想症」（*folie à deux*），只是我們不願意承認。民眾對醫療專業人員提出的許多問題，其實已經超出我們的能力範圍。總是有憂心忡忡的人來到診間，希望能為自己的問題找出合理的解釋。我們感受得到病人的需求，如果能提出解釋，我們也比較安心。有些人真正需要的也許是保證，但答案似乎越來越常化為標籤的形式。在治療方向、病歷、保險公司需要標籤時尤其如此。

我在寫書期間訪談的許多人都提過，診斷帶給他們很大的安慰，即使伴隨診斷而來的是大手術或發病的陰影，有時甚至根本沒有相應的治療方式，他們還是慶幸得到診斷。診斷之所以能帶來安慰，未必是因為診斷本身有什麼奇效，而是因為診斷者用心聆聽，醫生和護理師親手觸摸他們的身體。對慢性萊姆病患者來說是如此。診斷出輕度ADHD或輕度自閉症的人也無一例外，總是說獲得診斷令他們感到安慰。雖然他們大多數人接受的治療十分有限，在職場和學校的處境也沒有改善多少，但診斷讓他們知道自己不是無病呻吟，也並不孤單，這就夠了。得知自己有癌症基因的人雖然會經歷不少痛苦，但他們並不後悔，因為得到這項資訊才有機會採取行動，守護自己的健康。他們見過親人飽受癌症之苦，可是拜基因檢測之賜，他們現在可以選擇扭轉自己的命運。相較之下，為兒童診斷罕見基因是好是壞殊難預料，有人因此感到安慰，但也有人為孩子的未來焦慮不安。

雖然我沒能訪談為他們做診斷的醫生，但我猜，如果我有機會見到他們，他們對於結果應該也是滿意的。他們給了病人一個解釋，病人也為此心存感謝。顧客滿意度相當高。

可是在訪談過程中，我發現許多人的就醫經驗並不愉快，事實上，滿意的人不多。動過預防性手術的女性對外科醫師都有些怨言，認為對方似乎無法體會這件事對她們多麼沉重。各種類型的萊姆病患者通常必須看過許多醫師、做過許多檢查，才能得到滿意的結果。ADHD和自閉症患者對相關醫療術語往往頗有微詞，也不太能接受這種病症的官方描述。批評等候名單太長的大有人在。不過，幾乎每一個人都十分肯定最後做出診斷的醫師。

雖然我知道這些診斷對他們意義深重，我還是有所保留，也擔心診斷蠕行現象造成的傷害超過益處。我們的社會並不善於承認錯誤，直到為時已晚，在過度使用資源方面尤其如此。抗生素是挽救人命的一大發現，也確實發揮了應有的功效。但因為過度使用，我們降低了它的救命效果。我們或許在某種程度上需要更多、更好的診斷，然而目前已經太過。我擔心我們已經過於迷信科技，盲目尋求最先進的診斷，不願多花時間驗證這樣做的益處是否依然大於害處。我擔心目前廣獲肯定的這些診斷不一定有長遠的價值。我也擔心這些診斷適得其反，雖然為我們的難處提出解釋，卻沒有幫助我們克服這些弱點，反而強化了既有困境。

二〇一八年，科學家設計了一個假磁振造影實驗，證明心理暗示對ADHD兒童能產生龐大影響。[15]研究人員對孩子和父母明說：磁振造影儀不會真正發揮作用，只是當安慰劑使用（幸運的是，即使參與者知道它是安慰劑，它還是發揮了安慰劑效果），但也同時告訴孩子：在掃描儀裡應該會漸漸放鬆、專注、有自信。結果在參與實驗的九名孩子裡，有八名感到症狀明顯減輕，也表示自信和自尊都有提升。孩子們的行為和反應正如研究團隊預期。換作大人其實也是一樣。

有些診斷帶來的益處極小，卻可能降低自我期許，接受這類標籤之前務必三思。面對可能造成龐大影響的診斷時，我希望大家能慎重權衡利弊得失（如有必要，最好也能尋求醫療專業人員和老師的建議），了解接受這個診斷之後能獲得什麼治療、優點何在、缺點何在。討論重心應該放在診斷標籤的反安慰劑效應，以及診斷可能如何影響一個人的自我認同，還有別人看待他們的眼光。

社會必須為自己負起責任，承認健康文化（wellness culture）已經讓我們對身體和心理期待過高。我們對幸福的期待已脫離現實，把悲傷當成疾病，在理應悲傷時也不例外。我們以為自己一定能達成目標，一旦事與願違，便忙著尋求醫學解釋。我們明明能用更直白的方式訴說自己的感覺，整體氛圍卻鼓勵我們使用醫學標籤。

我們必須調整心態，不應指望人能永遠健康，因為如此一來造成的是年齡歧視的社會。我們輕看年長者的價值，於是拚命抵抗無可避免的老化。停經原本是生命的自然階段，現在卻被說得像是所有女性的人生大劫。無可否認的是，停經對某些人來說非常恐怖，可是也有一部分人覺得是正面的，對大多數女性來說，停經是中性的經驗。同樣被病理化和災難化的還有睡眠，隨著年紀漸長，睡眠時間原本就會縮短，但現在，由書籍和播客形塑的大眾文化卻讓許多人相信，只要沒深睡七小時以上，身體就會出現可怕的變化。事實絕非如此。睡眠的確重要，但評估睡眠品質的最佳標準是你白天的清醒程度。在年齡歧視的社會，將身心衰退視為醫學問題是有意義的，因為如此一來就能寄望醫師扭轉乾坤，就算做不到，至少也能透過醫學標籤的力量讓老化跡象獲得諒解。過度期待永遠健康、優雅老化、身心安適的結果，是讓我們對必然影響每一個人的正常退化毫無準備。

但我最擔心的還是年輕人。在期待成功和身體完美的文化裡，診斷已經變成為一切不足背書的工具。成功本來就不是每一個人隨時都能達成的結果，告訴人們「只要不斷努力一定能成功」並不負責任。並不是每一個人都能夠實現最大的夢想，如果我們學會適時接受建議，重新調整期待，對自己和孩子一定能寬容得多。如果我們學會看清自己真實的能力，一定能更為快樂。有的時候，你希望自己能表現出色的領域，正好不是你真正擅長的領域。醫學診斷原本希望能幫助人們處理這類挫折，但我擔心的是標籤非但沒有發揮這種作用，反而讓失敗和悲傷銘刻於心，永遠無法放下。

寫這本書的時候，我聽許多人說雖然沒有實現夢想，但因為得到診斷，他們多少撫平了失望。有一名女性就是如此。她是屢創佳績的藝術創作者，可是得到的肯定偏偏和夢想中的成功不一樣。她說她更想成為學者，可惜做學問非她所長——十多歲時，她原本希望自己能成為飽學之士。沒能實現夢想令她難以釋懷，始終無法享受自己已經取得的成功。最後，ＡＤＨＤ診斷幫助她接受自己並非全才，不可能在所有領域一樣出色。診斷為她帶來安慰，卻也在她生命中烙下遺憾，讓她在自卑感中陷得更深。即使她已取得人人欽羨的藝術成就，卻從來沒有因此肯定自己，反而讓ＡＤＨＤ成為自己的人生主軸。知道自己神經發展與人不同之後，她選擇以自己做不到的事定義自己。正是因為見到這樣的例子，我擔心告訴孩子他們神經發展不同會傷害他們的自信，令他們劃地自限。

另一個現象同樣令我憂心：為了獲得協助，似乎非取得診斷不可。在我看來，我們應該用別的辦法找出有困難的孩子，給予支持，但不給他們貼上標籤。在情緒低落的時候，我們應該不必被診斷為憂鬱症也能向醫生求助，或是找心理師諮商。但這種改變需要保險公司和醫療機關通力合作，對運作方式做出重大調整。

如果有心阻止過度診斷浪潮，各方都要改變。首先，社會大眾必須接受醫學有其限制，對診斷不應心存不切實際的期待。失敗的時候，我們應該寬容對待自己，接受自己有所不足。我們應該教導孩子發揮自己的長處，而非利用學校優待掩飾弱點。

醫界也有許多事要做。首先，醫療機構必須重新思考資源如何分配。與其投資我們才剛剛開始學習使用的新科技，投資員工其實更有價值。新儀器雖然令人驚豔，但如果沒有診斷人員解讀檢查結果，就不可能將眼花撩亂的數據化為有意義的資訊。當病人無法從中受益，儀器再新也是枉然。盲目推廣新奇眩目的檢驗，恐怕只會產出更多無法解釋的結果、做出更多沒有治療對策的診斷。相較之下，員工能提供心理和社會支持，把錢投資在他們身上更有可能見到成效。許多醫療難題是由診察而非儀器解決的，而高品質的診察需要的是經驗豐富的醫師或護理師。

醫療服務可能很快就會越來越常使用人工智慧（ＡＩ）。或許有人以為馬上就會有《星艦迷航記》（*Star Trek*）裡那種醫療儀器，醫生只要拿著儀器往病人全身上下一掃，就能得到答案。事實證明ＡＩ精通讀片，甚至比許多放射科醫師更能看出Ｘ光片上的異常。這讓許多人以為ＡＩ比醫護人員更懂得診斷。但我希望我已清楚說明：在掃描片裡發現異常是一回事，知道這種異常對病人症狀的意義是另一回事，兩者相去甚遠。當然，如果你餵了夠多高品質資訊給ＡＩ演算法，時間一久，ＡＩ可能真的能掌握診斷的精微之處，但產出的結果還是取決於它收到的資料。資料一定來自於人，而這個人必須有**聆聽故事**和**明辨細微差異**的能力。ＡＩ或許能加快病理科和放射科查看掃描和檢體的速度，但不太可能取代經驗老到的人成為診斷者，也不可能與病人親身接觸。可是在醫療過程中，面對面溝通和觸診都是至關重要的。知名精神分析師麥可·巴林特（Michael Balint）說得好：醫生診療時最常用的藥是醫生自己。有時病人需要的不是了解醫療細節，而是向醫師傾吐病情。在這一點上，儀器和演算法遠遠無法取代人類。

醫師必須重新反省醫界過度專業分工的模式。專科醫生極為重要，畢竟沒有人無所不知。生病時找的醫生越專業，你的病就能得到越好的處理。但過度專業分工也有缺點。高度專科化的醫師往往疏於一般醫學，反而不利於整體診斷。如果你只熟悉自己那一小方專業領域的知識，很難為病人的症狀找出其他解釋。對槌子來說，什麼東西看起來都像釘子。專科化讓醫生很容易只注意特定器官，也很容易忽略病人持續增加的其他診斷。事實上，即使我們注意到病人的診斷越來越多，我們也沒有權限從整體層面予以治療。專科醫生不能質疑其他專科醫生的判斷。

我們必須再次學習重視一般科醫師的角色。總有人認為專科醫生才是真正的專家，導致一般科醫師或多或少被邊緣化。專科醫生不一定能看見病人的整體情況，但醫院裡的一般科醫師和基層醫師可以。他們了解病人的方方面面，最有能力避免病人因為同一個問題得到好幾個診斷，也能掌握哪些病人不適合繼續轉診。有時病人必須為多種疾病服用多種藥品，但某種藥品的唯一目的是減少另一種藥品的副作用。這種時候，一般科醫師可以減少多重用藥。醫療體系應該重新提高一般科醫師的員額，因為他們能掌控全局，看出過度診斷和過度用藥已經開始讓人情況變差，而非變好。

妲希前後累積了十個診斷，但沒有一個診斷讓她有所改善。在不斷從一個專科轉往另一個專科的過程中，原本該有一位醫生有權叫停，重新思考是否應該採取新的策略，讓她真正受益；原本該有一位醫生勸她不要過度擔心症狀，避免把注意力全都放在身體變化。要是出現這些轉機，妲希的情況應該不至於一再惡化。但因為她的專科醫生全都專注於解釋其中一部分症狀，轉機沒有出現。

從某方面來說，專科醫生和醫療機構有利益關係，而基層醫師和一般科醫師沒有。專科醫生的職涯取決於「業績」——取決於他們為專科疾病做過多少診斷，以及吸引多少病人登門看診。當研究者、專科醫生或專家委員會決定改變診斷標準，以便納入更多輕症和非典型病例，他們固然聲稱病人能因此受益，但他們其實也是利益關係人。因為病人增加，他們也能直接受益。

寫作本書期間，自閉症專家正在訂立新的標準，有意讓女性更容易取得自閉症診斷。我們還不確定為女性診斷自閉症對她們是好是壞，修訂工作就已經開始。而訂立新診斷標準的人，也正是發表自閉症研究或提供自閉者服務的同一群人。新標準納入的自閉症者越多，他們的事業、聲望、收入就越高。這種改寫診斷的模式並不妥當，必須改革。修訂標準之前，每個委員會都應確保新的標準可以通過過度診斷測試，亦即他們必須掌握改變疾病定義可能影響多少人，並且在改變之前權衡此舉對新病人的利弊。在修改定義擴大病人人數之前，應該先行評估各種治療策略的效果。最重要的是，這些決定都應邀請非利益關係人（一般科醫師和基層醫師）參與。在評判新診斷標準成效的時候，更應重視的是它能否提高生活品質，而非多納入了多少病人。如果女性自閉症表型的新標準十分寬鬆，讓全世界多出數百萬名新自閉症者，雖然有人會認為這代表新標準相當成功，但我認為不應該這樣看。診斷標準成不成功，應該觀察的是它實際增進的生活品質，而不是標籤帶來的短期效益。

作為病人，我們可以從不再盲信高科技醫學一定優於臨床醫學開始，重新思考什麼樣的醫療才是「好」的醫療。檢查結果並不像許多人以為的那樣直截了當。做診斷需要詢問病史、需要檢查，也需要醫病雙方相互合作。我寫這本書的時候也需要不斷提醒自己這件事。我原本不知道同一個基因變異會讓某些人癌症風險很高，可是對其他人造成的癌症風險就低得多。雖然臨床診斷一直是神經科的核心，但我多多少少還是以為其他專科或許不太一樣，尤其是那些技術進步飛快的專科（例如基因醫學）。但我錯了，事實不是如此，醫學對我們每個人來說仍是藝術。最能受到醫生幫助的方式，其實就是信任他們的判斷，相信他們清楚哪些檢查對我們有益、哪些沒有。

開立檢查時最容易看見醫病之間的共生性妄想症，因為醫療專業人員即使明知某些檢查是非必要的（或是可能造成困惑），但只要病人要求，往往還是會提供。有些檢查我們設身處地並不想做，但我們還是會為病人安排。有研究指出，將近七成三的醫生認為非必要的檢驗和處置是嚴重問題。[16] 但同一群醫師也有近半數坦言，他們每週會開立非必要的檢驗至少一次——擔心訴訟爭端和病人堅持，是他們違背原本的想法讓病人接受檢驗的主因。醫生很少因為過度診斷被告，所以我們很容易選擇這樣做。除此之外，醫生時間不夠時也會以檢驗代勞。和苦口婆心說明為什麼不需要腦部掃描相比，直接安排非必要的腦部掃描方便得多，也省時得多。有些病人相信有做檢查才代表受到好的醫療照顧。雖然好的醫師知道並非如此，可是在壓力之下，我們有時還是會配合病人。

二〇〇二年，義大利心臟科醫師亞貝托．多納拉（Alberto Dolara）建議以「慢療」（slow medicine）彌補過度診斷。[17] 全面評估病人的需求需要時間，減輕焦慮需要時間，等待非急迫的診斷和治療需要時間，防止過早出院需要時間，提供充分的情緒支持也需要時間。研究顯示，醫療專業人員給予病人的時間和關注越多，診斷品質越高，病人也越滿意。我們需要更多醫師、護理師、心理師、職能治療師、物理治療師，而不是更多儀器。

當然，我知道只要觸及我們應該少做檢查和篩檢的話題，就可能引起憂慮。因為聽起來像醫療資源配給，好像要走回頭路似的。其實不是如此。二〇一七年《新英格蘭醫學期刊》的一份美國研究值得我們深思：[18]研究人員比較低收入和高收入地區的預期壽命，結果毫不意外，再次證實高收入地區較為長壽。不過，研究人員並沒有把健康較佳歸功於醫療照顧較好，反而懷疑有錢人接受了太多照顧。研究發現富人的癌症診斷率比窮人高得多，猜測原因可能是他們比窮困地區更常接受檢查。然而，富裕地區和窮困地區的癌症死亡率相去無幾，代表診斷出癌症的富人有好一部分是過度診斷。根據這份研究，癌症篩檢每為富裕地區救回一條命，就有十個人接受了他們其實並不需要的癌症治療。研究團隊的結論是：「有些人之所以並不樂見醫療體系變得更能延續（也更可負擔），是因為擔心自己不得不放棄一些東西。但我們發現，真正應該放棄的，或許是非必要的醫療照顧。」

少做檢查未必代表照顧減少，也可能是把低價值醫療換成無價之寶——醫療專業人員的時間。若能解決過度診斷和過度醫療化的問題，醫療機構將能省下大筆資金，促成這種轉變。研究顯示，美國的醫療支出有高達三成是虛擲金錢，沒有帶來任何助益。[19]二〇一三年也有研究指出，儘管全球仍有大量人口難以獲得醫療服務，但保守估計，過度醫療花費的金錢至少達兩千七百億美元。[20]英國據稱有兩成的臨床工作對結果毫無影響。[21]澳洲也已經發現，過度醫療化是健康成本增加的一大原因，影響大於人口成長和老化。[22]

醫學史上多的是原本人人深信不疑、後來才證明有誤的假設。有將近一百年的時間，人們相信嬰兒猝死症候群（SIDS）是胸腺肥大造成的，所以會為胸腺明顯肥大的孩子進行放射線治療，希望能預防嬰兒猝死。直到一九四〇年代，醫界才發現這樣做的後遺症（接受治療者罹患乳癌和甲狀腺癌的比例較高），停止這種治療。前額葉切除術也一樣，這種外科手術曾經用於治療各種精神健康和行為問題，蔚為風潮也廣獲肯定，連發明它的醫師都因此獲頒諾貝爾獎，到一九五〇年代才失去青睞。我們有很長一段時間相信胃潰瘍是因為壓力，直到一九八〇年代初才發現禍首其實是幽門螺旋桿菌，慢性胃炎大多是它造成的。在一九九〇年代末以前，醫界一直以為下背痛必須臥床休息。在我剛開始當醫生那幾年，我對下背痛的病人一律建議臥床休息。但現在恰恰相反，我們會建議病人保持活動，做輕度運動和伸展。

看到以前連憂鬱症都用腦部手術「治療」，教人不心驚也難。可是在當時的人看來，這毫無疑問是「尖端醫療」。這難免讓人心生疑慮——我們今天推崇備至的一些診斷和治療，在後人眼裡會不會一樣不妥、一樣令人錯愕？雖然我們不可能知道答案，但還是應該捫心自問：將來回過頭看，想起自己曾經這麼熱衷於未經檢證的篩檢計畫、風險降低手術、全民篩檢、擴大基因檢測，會不會感到汗顏？憶起自己曾經這樣迷戀科技，甚至在還不知道如何運用之前，就迫不及待想運用在每一個人身上，會不會自覺可笑？會不會訝異自己曾經花了這麼多心力，到處尋找自己明明知道無法治療的疾病？會不會後悔曾經打擊許多兒童的自信，對他們說出他們大腦神經發展與人不同？

總有一天，我們會赫然驚覺原來自己不斷重蹈覆轍。幾乎每個星期都有新檢驗問世的新聞，宣稱能比過去更早診斷出疾病。雖然我們尚未證明目前的癌症篩檢計畫有沒有幫助，抽血檢查技術仍持續推進，能夠檢出的癌症種類越來越多。雖然現在已經能以血檢在症狀出現之前檢出帕金森氏症，甚至能在病發十年以前預測阿茲海默症的發展，但我們對這兩種疾病依然束手無策，沒有改善病情的方法，只能眼睜睜看患者逐漸惡化。早期診斷對科學、研究者和未來的病人絕對有益，可是對現在診斷出疾病的人未必有幫助。這是發新聞稿和徵求病人接受檢查時很少講清楚的事。支持不斷推陳出新的人（研究者、利益關係人）說，人們想盡早知道自己的診斷，早期診斷能帶給他們力量。問題是，研究團隊固然正在研發這些疾病的治療方式，但真正完成可能還要好幾十年。我不確定病人是否了解醫藥發展現況，倒是十分確定醫界並未認真聆聽亨丁頓舞蹈症族群的經驗——他們寧願不知道自己遲早會發病。

如果我們志在增進全民健康，可能還有比早期診斷和篩檢更好的方式。抗生素、疫苗、抗瘧疾藥、胰島素、輸血技術確實救人無數，但維護公共衛生、改善營養攝取、提升農業技術能挽救的生命更多。將醫療資源用於促進健康的生活方式，效果應該更好。我在導言裡提過，光是改變糖尿病前期的定義，就可能把將近一半的中國成年人歸為糖尿病前期。[23]和舊的診斷標準相比，人數一下子成長六倍。[24]一旦得到診斷，這些人往後可能都得定期追蹤，開始體重管理和節食。與其砸下重金把一半的人變成病人，令他們惶惶不可終日，對全體國民進行公共衛生宣導不是更好？過重、吸菸、缺乏運動、飲食不健康，統統都會提高罹患糖尿病的風險，也統統都能透過改變社會而改進。

我是醫生，但也會成為病人。雖然我懂醫學，有時還是難以判斷應不應該接受檢查，或是應該接受多少篩檢。可是在做出決定之前我一定仔細思考，和醫生好好討論——事實上，每個人做決定之前都應該如此。得到好的醫療照顧的關鍵，是知道好的醫療照顧應該是什麼樣子。好的醫療照顧不是越多檢查越好，而是知道檢查可能有意外發現，但評估之後認為接受檢查利大於弊，解讀結果時也會將臨床脈絡納入考量。好的醫療照顧不是醫生對你言聽計從、你想做什麼檢查都為你安排，而是願意傾聽，懂得回應。診斷絕不該是為診斷而診斷，而應該帶來實際的改善，開拓生命的可能性。追求健康不應透過診斷，而應透過嗜好、興趣、熱情、人際網絡，因為診斷標籤會讓你越來越相信自己無能為力，嗜好卻等等能不斷鼓勵你發揮潛力。

人我分別（othering）很容易以「我們」為尊，以「他們」為卑。擴大診斷標籤的部分原因，正是希望社會更能看出誰在受苦，減輕他們的汙名。然而，無論是將人類經驗醫療化或是放寬診斷標準，到頭來不但沒有減輕汙名，反而強化了人我分別——將世人分成神經多樣者和神經典型者；把無法優雅老化的人當成病人；執迷基因檢測的結果是創造出基因賤民階級，彷彿他們除了等待發病之外再無其他價值——結果是讓我們更難平等看待和自己不一樣的人。

雖然我知道大多數人不會為亨丁頓舞蹈症所苦，但我還是決定以這種病為本書揭開序幕。亨丁頓舞蹈症十分罕見，可是有家族病史的人只要有意願，是可以預先獲得診斷。他們的經驗令我深有所感，讓我看見希望何其可貴，能支持一個人走得多遠。有人說哲學家愛默森（Ralph Waldo Emerson）講過一句話：「重要的不是終點，而是旅程（It's not the destination, it's the journey）。」讓自己困在不確定或無濟於事的診斷裡，一定很難踏上或繼續人生這場旅程。就把診斷留給明顯生病的人吧，多包容差異和不完美，活得自在無礙。

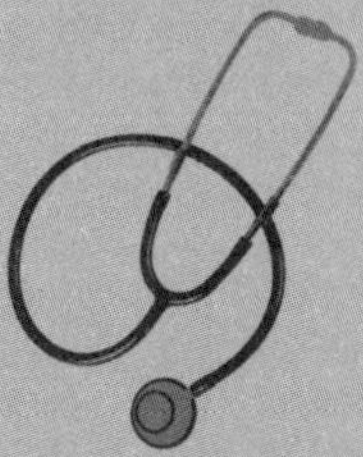

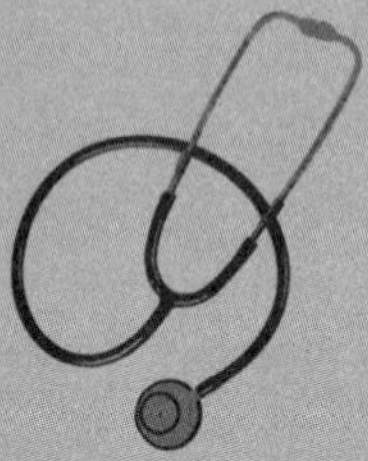

致謝
Acknowledgements

寫作期間承蒙數十位貴人慨然相助，撥冗提供許多非常感人的故事。若非篇幅有限，我真希望每一則都寫進來。儘管難免仍有遺珠之憾，我深深感謝每一位受訪者，你們每一位都帶給我新的啟發。尤其感謝「史蒂芬妮」持續與我分享創作，每次收到她的詩和畫，剛好都是我最需要藝術撫慰的時候。

感謝多位醫師、護理師、心理師、科學家及專業人士鼎力協助我的研究，回答我的問題，也介紹教育資源給我。有幾位要求匿名，也有幾位被我刻意隱去姓名，因為他們的各自屬於不同專業領域，我不願擅自認定他們同意每一個相關討論，或是與這些討論扯上關係。在尋求專家意見的過程中，我結識了許多絕頂聰明的人，但當然，書中所有錯誤和看法最終由我負責。

感謝願意讓我寫下人生故事的朋友，以及居間引介的非營利機構：萊姆病行動協會（Lyme Disease Action，他們具備豐富資源和基本常識，若你正為萊姆病診斷所苦，我大力推薦這個協會）、英國無名症候群協會（SWAN UK）、亨丁頓舞蹈症協會、英國萊姆病研究協會（Lyme Research

UK）、卵巢癌行動協會（Ovarian Cancer Action）、英國遺傳聯盟（Genetic Alliance UK）。

感謝溫蒂（Wendy）與陶德・莫瑞（Todd Murray）以及依莎貝爾・柴德納（Isabelle Zeidner）的無私分享，讓我進一步認識他們鼓舞人心的母親與祖母波麗・莫瑞。感謝耶魯大學圖書館梅莉莎・葛拉夫（Melissa Graffe）協助參觀造訪，也感謝依莎貝爾居間牽線。

感謝霍德出版（Hodder Press）出色的編輯柯蒂・托皮瓦拉（Kirty Topiwala），柯蒂極其聰慧又深具洞見，這本書是和她對話時誕生的。柯蒂惠我良多，在工作遇到瓶頸時，她總能馬上看出問題核心，輕鬆解決問題。霍德出版陣容堅強，每一位都令人驚豔，而我尤其感謝安娜・巴提（Anna Baty）、麗姿・馬文（Liz Marvin）、露西・巴克斯頓（Lucy Buxton）、伊恩・艾倫（Ian Allen）的細心校對。感謝露意絲・科特（Louise Court）、麗芙・法蘭奇（Liv French）、梅莉莎・葛瑞爾森（Melissa Grierson）、愛麗絲・莫理（Alice Morley）、麗貝卡・佛蘭德（Rebecca Folland）、梅莉思・達古格魯（Melis Dagoglu）推廣本書的一切努力。也感謝史帝夫・里爾德（Steve Leard）設計封面。

這次十分有幸能與美國識見（Thesis）出版合作。從第一次開會之後，整個團隊以毫不含糊的熱情推動整個計畫，對此，我銘感五內。感謝出版人雅德里安・札克海（Adrian Zackheim）。謝謝我的編輯布莉雅・山德福（Bria Sandford）一路幫忙出主意和提供建議，我每次聽了都眼睛一亮，最終成品因為妳而變得更好。感謝編輯梅根・維納斯特隆（Megan Wenerstrom），公關雅曼姐・朗（Amanda Lang）、蘿倫・布爾（Lauren Ball）、泰勒・威廉斯（Taylor Williams），以及封面設計布萊恩・雷慕斯（Brian Lemus）。

和以往一樣，我想再次感謝摩根・格林創作公司（Morgan Green Creatives）的經紀人克絲蒂・麥可拉克蘭（Kirsty McLachlan），是她幫助我踏出寫作生涯的第一步，一路走來也一直支持我。

最後，我想致歉。這本書並不好寫，在研究和寫作過程裡，身邊的人常常不得不忍受我三不五時不見人影，所以，我想為此致歉。我也想給自己一個提醒：雖然寫書有時候有點像生孩子，誕生的那一刻會讓你完全忘了過程有多痛苦，但這件事真的不容易。所以，下次如果又有人問你：一邊寫書、一邊當NHS全職醫生，會不會很辛苦呢？拜託你一定要回答——有時累得要死。還有務必牢記：以後只准接真正重要的任務，像這本書這種的。

參考資料
Notes

導言

1. Caroline Williams, 'ADHD: What's behind the recent explosion in diagnoses?' *New Scientist*, 2 May 2023, https://www.newscientist.com/article/mg25834372-000-adhd-whats-behind-the-recentexplosion-in-diagnoses/
2. 'Autism Prevalence Rises Again, Study Finds', *New York Times*, https://www.nytimes.com/2023/03/23/health/autism-children-diagnosis.html
3. 'PTSD Has Surged Among College Students', https://www.nytimes.com/2024/05/30/health/ptsd-diagnoses-rising-college-students.html
4. Deidre McPhillips, 'More than 1 in 6 adults have depression as rates rise to record levels in the US, survey finds', CNN, 17 May 2023, https://edition.cnn.com/2023/05/17/health/depression-ratesgallup/index.html
5. Cindy Gordon, 'Massive health wake up call: depression and anxiety rates have increased by 25% in the past year', Forbes, 12 February 2023, https://www.forbes.com/sites/cindygordon/2023/02/12/massivehealth-wake-up-call-depression-and-anxiety-rates-have-increased-by-25-in-the-past-year/
6. 'Asthma trends and burden', lungs.org, https://www.lung.org/research/trends-in-lung-disease/asthma-trends-brief/trends-andburden
7. Steven Ross Johnson, 'New cancer cases projected to top 2 million, hit record high in 2024', *US News*, 17 January 2024, https://www.usnews.com/news/health-news/articles/2024-01-17/new-cancercases-projected-to-hit-record-high-in-2024
8. 'Dementia diagnoses in England at record high', NHS England, 22 July 2024, https://www.england.nhs.uk/2024/07/dementia-diagnoses-in-england-at-record-high
9. https://diabetesatlas.org/
10. 'Cancer screening', Nuffield Trust, https://www.nuffieldtrust.org.uk/resource/breast-and-cervical-cancer-screening
11. I.B. Richman et al, 'Estimating Breast Cancer Overdiagnosis After Screening Mammography Among Older Women in the United States', *Annals of Internal Medicine*, 176 (9) (2023)
12. Mengmeng Li et al, 'The economic cost of thyroid cancer in France and the corresponding share associated with treatment of overdiagnosed cases', *Value in Health*, 26 (8) (2023) pp.1175–1182
13. Jasmine Just, 'Overdiagnosis: when finding cancer can do more harm than good', Cancer Research UK, 6 March 2018, https://news.cancerresearchuk.org/2018/03/06/overdiagnosis-when-finding-cancer-can-do-more-harm-than-good/
14. John S. Yudkin et al, 'The epidemic of pre-diabetes: the medicine and the politics', *British Medical Journal*, 349 (2014)

第一章 亨丁頓舞蹈症

1. A. Maat-Kievit, 'Paradox of a better test for Huntington's disease', *Journal of Neurology, Neurosurgery and Psychiatry*, 69 (2000) pp.579–583

2. Seymour Kessler et al, 'Attitudes of persons at risk for Huntington disease toward predictive testing', *American Journal of Medical Genetics*, 26 (2) (1987) pp.259–70
3. 'Why adults at risk for Huntington's choose not to learn if they inherited deadly gene', Science Daily/Georgetown University Medical Center, 16 May 2019, https://www.sciencedaily.com/releases/ 2019/05/190516103715.htm
4. Karen E. Anderson, 'The choice not to undergo genetic testing for Huntington disease: Results from the PHAROS study', *Clinical Genetics*,96 (1) (2019) pp.28–34
5. Sheharyar S. Baig et al, '22 Years of predictive testing for Huntington's disease: the experience of the UK Huntington's Prediction Consortium', *European Journal of Human Genetics*, 24 (10) (2016) pp.1396–402
6. Giovanni Pezzulo et al, 'Symptom perception from a predictive processing perspective', Clinical Psychology in Europe, 1 (4) (2019) pp.1–14
7. Anne-Catherine Bachoud-Lévi et al, 'International guidelines for the treatment of Huntington's disease', *Frontiers in Neurology*, 10;710 (2019)
8. Maria U. Larsson et al, 'Depression and suicidal ideation after predictive testing for Huntington's disease: A two-year follow-up study', *Journal of Genetic Counseling*, 15, (5) (2006) pp.361–74
9. Robin McKie, 'Woman who inherited fatal illness to sue doctors in groundbreaking case', *Guardian*, 25 November 2018, https://www.theguardian.com/science/2018/nov/25/woman-inherited-fatal-illness-sue-doctors-groundbreaking-case-huntingtons
10. Institute of Medicine (US) Committee on Assessing Genetic Risks, Andrews L.B., Fullarton J.E., Holtzman N.A., et al, editors, 'Assessing genetic risks: implications for health and social policy', National Academies Press (Washington DC), 1994
11. Harry Fraser et al, 'Genetic discrimination by insurance companies in Aotearoa New Zealand: experiences and views of health professionals', *New Zealand Medical Journal*, 136(1574) (2023) pp.32–52

第二章 萊姆病和長新冠

1. *The Widening Circle: A Lyme Disease Pioneer Tells Her Story* (St Martin's Press, 1996)
2. Ibid.
3. 'Lyme disease', National Institute for Clinical Care Excellence, https://cks.nice.org.uk/topics/lyme-disease/
4. 'Lyme disease surveillance and data', CDC, 15 May 2024, https://www.cdc.gov/lyme/data-research/facts-stats/index.html
5. A. Tonks, 'Lyme wars' *British Medical Journal*, (2007) 335:910
6. 'Treatment and intervention for Lyme disease', CDC, 16 August 2024, https://www.cdc.gov/lyme/treatment/index.html
7. 'Lyme disease guidelines', National Institute for Clinical Care Excellence, 11 April 2018, https://www.nice.org.uk/guidance/ng95
8. Andrew Moore et al, 'Current guidelines, common clinical pitfalls, and future directions for laboratory diagnosis of Lyme disease', United States, *Emerging Infectious Diseases*, 22 (7) (2016) pp.1169–1177
9. S. O'Connell, 'Lyme disease in the United Kingdom', *British Medical Journal*, 310 (6975) (1995) pp.303–8
10. https://www.ca4.uscourts.gov/Opinions/Unpublished/151420.U.pdf
11. David Whelan, 'Lyme Inc', 16 July 2012, https://www.forbes.com/forbes/2007/0312/096.html

12. Takaaki Kobayashi et al, 'Misdiagnosis of Lyme disease with unnecessary antimicrobial treatment characterizes patients referred to an academic infectious diseases clinic', *Open Forum Infectious Diseases*, 6 (7) (2019)
13. Rakel Kling et al, 'Diagnostic testing for Lyme disease: Beware of false positives', *British Columbia Medical Journal*, 57 (9) (2015), pp.396-99
14. 'Lyme disease surveillance and data', CDC, 15 May 2024, https://www.cdc.gov/lyme/data-research/facts-stats/index.html
15. 'About tick bite-associated illness in Australia', Australian Government Department of Health, https://www.health.gov.au/our-work/dscatt/about
16. 'Statistics', Lyme Disease Association of Australia, https://lymedisease.org.au/lyme-in-australia/statistics/
17. 'What is "chronic Lyme disease?"', National Institute of Allergy and Infectious Diseases, https://www.niaid.nih.gov/diseases-conditions/chronic-lyme-disease
18. 'A critical appraisal of "chronic Lyme disease"'; *New England Journal of Medicine*, 357 (2007) pp.1422–1430
19. Ed Yong, 'Covid-19 can last for several months', *Atlantic*, 4 June 2020, https://www.theatlantic.com/health/archive/2020/06/covid-19-coronavirus-longterm-symptoms-months/612679/
20. Elisabeth Mahase, 'Covid-19: What do we know about "long covid"?', *British Medical Journal*, 370 (2020)
21. Jeremy Devine, 'The dubious origins of long Covid', *Wall Street Journal*, 22 March 2021, https://www.wsj.com/articles/the-dubiousorigins-of-long-covid-11616452583
22. https://www.wearebodypolitic.com/
23. Elisa Perego et al, 'Why we need to keep using the patient made term "long Covid"', the BMJ Opinion, *British Medical Journal*, 1 October 2020, https://blogs.bmj.com/bmj/2020/10/01/why-weneed-to-keep-using-the-patient-made-term-long-covid/
24. Felicity Callard and Elisa Perego, 'How and why patients made Long Covid', *Social Science and Medicine*, 268 (2021)
25. A.V. Raveendran et al, 'Long COVID: An overview', *Diabetology & Metabolic Syndrome*, 15 (3) (2021) pp.869–875
26. 'The dubious origins of long Covid', *Wall Street Journal*
27. César Fernández-de-las-Peñas et al, 'Post-COVID-19 symptoms 2 years after SARS-CoV-2 infection among hospitalized vs nonhospitalized patients', *JAMA Network Open*, 5(11) (2022) e2242106
28. M. Heightman et al, 'Post-COVID-19 assessment in a specialist clinical service: a 12-month, single-centre, prospective study in 1325 individuals', *BMJ Open Respiratory Research* 8 (2021) e001041
29. Ellen J. Thompson et al, 'Risk factors for long COVID: analyses of 10 longitudinal studies and electronic health records in the UK', Nature Communications, 13 (3529) (2022)
30. Harry Crook et al, 'Long Covid – mechanisms, risk factors, and management', *British Medical Journal*, 374 (2021)
31. Jennifer Senior, 'What Not to Ask Me About My Long Covid', *Atlantic*, 15 February 2023, https://www.theatlantic.com/ideas/archive/2023/02/long-covid-symptoms-chronic-illness-disability/673057/
32. 'Post COVID-19 condition (Long COVID)', WHO, 7 December 2022, https://www.who.int/europe/news-room/fact-sheets/item/post-covid-19-condition
33. 'Prevalence of ongoing symptoms following coronavirus (COVID-19) infection in the UK', Office for National Statistics, 30 March 2023, https://www.ons.gov.uk/

peoplepopulationandcommunity/healthandsocialcare/conditionsanddiseases/bulletins/prevalenceofongoingsymptomsfollowingcoronaviruscovid19infectionintheuk/30march2023
34. Mary Kekatos, 'About 18 million US adults have had long COVID: CDC', ABC News, 26 September 2023, https://abcnews.go.com/Health/18-million-us-adults-long-covid-cdc/story?id=103464362
35. C. Lemogne et al, 'Why the hypothesis of psychological mechanisms in long COVID is worth considering', *Journal of Psychosomatic Research*, 165: 111135 (2023)
36. Ari R. Joffe and April Elliott, 'Long COVID as a functional somatic symptom disorder caused by abnormally precise prior expectations during Bayesian perceptual processing: A new hypothesis and implications for pandemic response', *SAGE Open Medicine*, 11 (2023)
37. Michael Fleischer,'Post-COVID-19 syndrome is rarely associated with damage of the nervous system: findings from a prospective observational cohort study in 171 patients', *Neurology and Therapy*, 11 (2022) pp.1637–1657
38. Sara Gorman and Jack Gorman, 'The role of psychological distress in long Covid', *Psychology Today*, 4 October 2022, https://www.psychologytoday.com/gb/blog/denying-the-grave/202210/the-role-psychological-distress-in-long-covid
39. Matthjew S. Durstenfeld et al, 'Long COVID symptoms in an online cohort study', *Open Forum Infectious Diseases*, 10 (2) (2023)
40. Siwen Wang et al, 'Associations of depression, anxiety, worry, perceived stress, and loneliness prior to infection with risk of post-COVID-19 conditions', *JAMA Psychiatry*, 79(11) (2022), pp.1081–1091
41. Vasiliki Tsampasian et al, 'Risk factors associated with post-COVID-19 condition: a systematic review and meta-analysis', *JAMA Internal Medicine*, 183(6) (2023) pp.566–580
42. Elaine Hill et al, 'Risk factors associated with post-acute sequelae of SARS-CoV-2 in an EHR cohort: A national COVID cohort collaborative (N3C) analysis as part of the NIH RECOVER program', the RECOVER Consortium, medRxiv prepreint (2022)
43. Elizabeth T. Jacobs et al, 'Pre-existing conditions associated with postacute sequelae of Covid-19', *Journal of Autoimmunity*, 135 (2023)
44. Joel Selvakumar et al, 'Prevalence and characteristics associated with post-Covid-19 condition among nonhospitalized adolescents and young adults', *JAMA Network Open*, 6 (3) (2023)
45. Kelsey McOwat, et al, 'The CLoCk study: A retrospective exploration of loneliness in children and young people during the COVID-19 pandemic, in England,' *PLoS One*. 21; 18 (11) (2023)
46. Petra Engelmann et al, 'Risk factors for worsening of somatic symptom burden in a prospective cohort during the COVID-19 pandemic', *Frontiers in Psychology*, 13 (2022)
47. Mark Shevlin et al, 'Covid-19-related anxiety predicts somatic symptoms in the UK population', *British Journal of Health Psychology*, 25 (4) (2020) pp.875–882
48. Liron Rozenkrantz et al, 'How beliefs about coronavirus disease (COVID) influence COVID-like symptoms? A longitudinal study' *Health Psychology*, 41 (8) (2022) pp.519–526
49. Justina Motiejunaite et al, 'Hyperventilation: A possible explanation for long-lasting exercise intolerance in mild Covid-19 survivors?', *Frontiers in Physiology*, 11: 614590 (2021)
50. Michael C. Sneller et al, 'A longitudinal study of COVID-19 sequelae and immunity: baseline findings', *Annals of Internal Medicine*, 175 (7) (2022) pp.969–979
51. 'Risk factors for worsening of somatic symptom burden in a prospective cohort during the COVID-19 pandemic', *Frontiers in Psychology*
52. T. Fox et al, 'What is the evidence that "microclots" cause the post-COVID-19 syndrome, and is removal using plasmapheresis justified?', Cochrane, 26 July 2023, https://www.cochrane.org/CD015775/INFECTN_what-evidence-microclots-cause-postcovid-19-syndrome-and-

removal-using-plasmapheresis-justified
53. Klaus J, Wirth and Carmen Scheibenbogen, 'Dyspnea in post-COVID syndrome following mild acute COVID-19 infections: potential causes and consequences for a therapeutic approach', Medicina, 58 (3) (2022) p.419
54. 'A longitudinal study of COVID-19 sequelae and immunity: baseline findings', *Annals of Internal Medicine*, 2022
55. Mattieu Gasnier et al, 'Comorbidity of long COVID and psychiatric disorders after a hospitalisation for COVID-19: a cross-sectional study', *Journal of Neurology, Neurosurgery & Psychiatry* 93 (2022) pp.1091–1098
56. S. A. Behnood et al, 'Persistent symptoms following SARS-CoV-2 infection amongst children and young people: A meta-analysis of controlled and uncontrolled studies', *Journal of Infection*, 84 (2) (2022), pp.158–170
57. Siweem Wang, 'Associations of depression, anxiety, worry, perceived stress, and loneliness prior to infection with risk of post-COVID-19 conditions', *JAMA Psychiatry*, 79 (11) (2022) pp.1081–1091
58. Grace Huckins, 'Is Long COVID Linked to Mental Illness?', *Slate*, 26 June 2023, https://slate.com/technology/2023/06/mentalillness-long-covid-body-mind.html

第三章 自閉症

1. 'Data and statistics on autism spectrum disorder', CDC, 16 May 2024, https://www.cdc.gov/autism/data-research/index.html
2. Adam Kula, 'Idea that 5% of all Northern Ireland's children are autistic is "a fantasy" claims international expert', Newsletter.co.uk, 12 June 2023, https://www.newsletter.co.uk/education/ideathat-5-of-all-northern-irelands-children-are-autistic-is-a-fantasyclaims-international-expert-4178467
3. John Mac Ghlionn, 'Doctor who helped broaden autism spectrum "very sorry" for over-diagnosis', *New York Post*, 24 April 2023, https://nypost.com/2023/04/24/doctor-who-broadened-autismspectrum-sorry-for-over-diagnosis/
4. Peter Stanford, 'Simon Baron-Cohen: "The treatment of autistic people is a scandal on the scale of infected blood"', *Telegraph*, 15 June 2024, https://www.telegraph.co.uk/news/2024/06/15/simonbaron-cohen-interview-autism-scandal-infected-blood/
5. The DSM 3 and 4 each have two editions, the original and a revised edition, taking it to seven editions in total
6. Robyn L. Young and Melissa L. Rodi, 'Redefining Autism Spectrum Disorder Using DSM-5: The Implications of the Proposed DSM-5 Criteria for Autism Spectrum Disorders', *Journal of Autism and Developmental Disorders* 44 (2014), pp. 758–765
7. 'The prevalence of autism (including Aspergers syndrome) inschool age children in Northern Ireland. Annual report 2023', Department of Health, 18 May 2023
8. https://www.goldenstepsaba.com/resources/what-country-hasthe-highest-rate-of-autism
9. Patricia M. Dietz, 'National and state estimates of adults with autism spectrum disorder', *Journal of Autism and Developmental Disorders*, 50 (12) (2020) pp.4258–4266
10. Rachel Loomes et al, 'What is the male-to-female ratio in autism spectrum disorder? A systematic review and meta-analysis', *Journal of the American Academy of Child and Adolescent Psychiatry*, 56 (6) (2017) pp.466–474
11. 'A qualitative exploration of the female experience of autism spectrum disorder (ASD)', *Journal of Autism and Developmental Disorders*, vol. 49, iss. 6 (2019) pp.2389–2402

12. Victoria Milner et al, 'Evidence of increasing recorded diagnosis of autism spectrum disorders in Wales, UK: An e-cohort study', *Autism*, 26 (6) (2022) pp.1499–1508
13. 'Elon Musk reveals he has Asperger's on Saturday Night Live', BBC News, 9 May 2021, https://www.bbc.co.uk/news/world-us-canada-57045770
14. Chanel Georgina, 'Sir Anthony Hopkins says his autism diagnosis is nothing more than a "fancy label"', *Sunday Express*, 2 October 2022, https://www.express.co.uk/life-style/health/1676488/sir-Anthony-Hopkins-health-aspergers-autism-symptoms
15. John N. Constantino and Richard D. Todd, 'Autistic traits in the general population: a twin study', *Archives of General Psychiatry*, 60 (5) (2003) pp.524–530
16. Victoria Milner, 'A qualitative exploration of the female experience of autism spectrum disorder (ASD)', *Journal of Autism and Developmental Disorders*, 49 (6) (2019) pp.2389–2402
17. L. Kanner, 'Autistic disturbances of affective contact', *Nervous Child*, 2 (1943) pp.217–250
18. Kristen Bottema-Beutel et al, 'Adverse event reporting in intervention research for young autistic children', *Autism*, 25 (2) (2021) pp.322–335
19. Yu-Chi Chou et al, 'Comparisons of self-determination among students with autism, intellectual disability, and learning disabilities: A multivariate analysis', *Focus on Autism and Other Developmental Disabilities*, 32 (2) (2016) pp.124–132
20. Xueqin Qian et al, 'Differences in self-determination across disability categories: findings from national longitudinal transition study', *Journal of Disability Policy Studies*, 32 (4) (2012) pp.245–256
21. Rifat, Kerem Gurkan and Funda Kocak, 'Double punch to the better than nothing: physical activity participation of adolescents with autism spectrum disorder', *International Journal of Developmental Disabilities*, 69 (5) (2021) pp.697–709
22. Lee Jussim, 'Self-fulfilling prophecies: A theoretical and integrative review', *Psychological Review*, 93 (4) (1986) pp.429–445
23. Eric Fombonne, 'Editorial: Is autism overdiagnosed?', *Journal of Child Psychology and Psychiatry*, 64 (5) (2023) pp.711–714
24. 'Anxiety and depression in children: Get the facts', CDC, https://www.cdc.gov/childrensmentalhealth/features/anxiety-depressionchildren.html
25. 'Rising ill-health and economic inactivity because of long-term sickness, UK: 2019 to 2023', Office for National Statistics, 26 July 2023, https://www.ons.gov.uk/employmentandlabourmarket/peoplenotinwork/economicinactivity/articles/risingillhealthandeconomicinactivitybecauseoflongtermsicknessuk/2019to2023
26. 'One in five children and young people had a probable mental disorder in 2023', NHS England, 21 November 2023, https://www.england.nhs.uk/2023/11/one-in-five-children-and-young-peoplehad-a-probable-mental-disorder-in-2023/
27. Jessica Morris, 'The rapidly growing waiting lists for autism and ADHD assessments', Nuffield Trust QualityWatch, https://www.nuffieldtrust.org.uk/news-item/the-rapidly-growing-waiting-listsfor-autism-and-adhd-assessments
28. 'Editorial: Is autism overdiagnosed?', *Journal of Child Psychology and Psychiatry*
29. 'Some NHS centres twice as likely to diagnose adults as autistic, study finds', University College London, 5 March 2024, https://www.ucl.ac.uk/news/headlines/2024/mar/some-nhs-centrestwice-likely-diagnose-adults-autistic-study-finds
30. 'Doctor who helped broaden autism spectrum "very sorry" for over-diagnosis', *New York Post*
31. Diego Aragon-Guevara, 'The reach and accuracy of information on autism on TikTok', *Journal of Autism and Development Disorders* (2023)

32. Ellie Iorizzo, 'Tallula Willis reveals autism diagnosis: "It's changed my life"', Yahoo, 18 March 2024; Kate Ng, '"It's fantastic": Melanie Sykes says she is "celebrating" her autism diagnosis', *Independent*, 6 December 2021
33. 'Does Bill Gates have autism?', Rainbow, 13 April 2024, https://www.rainbowtherapy.org/blogs-does-bill-gates-have-autism/
34. 'Does Tim Burton have autism or Asperger's?', Golden Steps ABA, 3 August 2023, https://www.goldenstepsaba.com/resources/does-tim-burton-have-autism
35. 'Famous Autistic People', On The Spectrum Foundation, https://www.onthespectrumfoundation.org/famous-people-with-asperger-s
36. Jack Shepherd, 'Robbie Williams "believes he has Asperger Syndrome"', *Independent*, 29 June 2018, https://www.independent.co.uk/arts-entertainment/music/news/robbie-williams-aspergersyndrome-radio-2-interview-autism-spectrum-a8422461.html
37. https://www.thetimes.com/uk/healthcare/article/rise-of-autismmakes-diagnosis-meaningless-6pgssfznt
38. 'Concerns about Spectrum 10K: Common Variant Genetics of Autism and Autistic traits', NMHS Health Research Authority, 22 May 2022, https://www.hra.nhs.uk/about-us/governance/feedback-raising-concerns/spectrum-10k-update-19-may-2022/

第四章 癌症基因

1. 'BRCA Exchange: Facts & stats', BRCA Exchange, https://brcaexchange.org/factsheet
2. Not all variants in the BRCA genes increase a person's risk of cancer. Many are benign and cause no health problems. A 'pathological' or 'high risk' variant is one that does confer an increased cancer risk.
3. https://www.cancer.gov/about-cancer/causes-prevention/genetics/brca-fact-sheet
4. 'Surgery to Reduce the Risk of Breast Cancer', National Cancer Institute, https://www.cancer.gov/types/breast/risk-reducing-surgery-fact-sheet
5. Sofía Luque Suárez et al, 'Immediate psychological implications of risk-reducing mastectomies in women with increased risk of breast cancer. A comparative study', *Clinical Breast Cancer*, S1526-8209 (2024)
6. Stephanie M. Wong et al, 'Counselling framework for germline BRCA1/2 and PALB2 carriers considering risk-reducing mastectomy', *Current Oncology*, 31 (2024) pp.350–365
7. Amanda S. Nitschke et al, 'Non-cancer risks in people with BRCA mutations following risk-reducing bilateral salpingo-oophorectomy and the role of hormone replacement therapy: a review', *Cancers*, 15 (3) (2023) pp.711
8. Minal S. Kale and Deborah Korenstein, 'Overdiagnosis and overtreatment; how to deal with too much medicine', *Journal of Family Medicine and Primary Care*, 9(8) (2020)
9. 'Overdiagnosis in primary care: framing the problem and finding solutions', *British Medical Journal*, 362 (2018)
10. 'Thyroid cancer: zealous imaging has increased detection and treatment of low risk tumours', *British Medical Journal*, 347 (2013)
11. 'Prostate-specific antigen screening and 15-year prostate cancer mortality: a secondary analysis of the CAP randomized clinical trial', *JAMA*, 331(17) (2024), pp.1460–1470
12. Brigid Betz-Stablein and H. Peter Soyer, 'Overdiagnosis in Melanoma Screening: Is It a Real Problem?', Dermatol Pract Concept. 13(4) (2023); Katy J.L. Bell, 'Melanoma overdiagnosis: why it matters and what can be done about it', *British Journal of Dermatology*, 187 (4) (2022), pp. 459–460.

13. Daniel Lindsay et al, 'Estimating the magnitude and healthcare costs of melanoma in situ and thin invasive melanoma overdiagnosis in Australia', *British Journal of Dermatology* (2024)
14. Ilana B. Richman et al, 'Estimating breast cancer overdiagnosis after screening mammography among older women in the United States', *Annals of Internal Medicine*, 176(9) (2023) pp.1172–1180
15. 'Screening for breast cancer with mammography', *Cochrane Database of Systematic Reviews*
16. Oleg Blyuss et al, 'A case-control study to evaluate the impact of the breast screening programme on breast cancer incidence in England', *Cancer Medicine*, 12 (2) (2023) pp.1878–1887
17. Michael Bretthauer et al, 'Estimated lifetime gained with cancer screening tests: a meta-analysis of randomized clinical trials', *JAMA Internal Medicine*, 183 (11) (2023) pp.1196–1203
18. Kelly Metcalfe et al, 'International trends in the uptake of cancer risk reduction strategies in women with a BRCA1 or BRCA2 mutation', *British Journal of Cancer* 121 (1) (2019) pp.15–21
19. Narendra Nath Basu et al, 'The Angelina Jolie effect: Contralateral risk-reducing mastectomy trends in patients at increased risk of breast cancer', *Scientific Reports*, 11 (1) (2021) p.2847
20. Federica Chiesa and Virgilio S. Sacchini, 'Risk-reducing mastectomy', *Minerva Obstetrics and Gynecology*, 68 (5) (2016) pp.544–7
21. J. Morgan et al, 'Psychosocial outcomes after varying risk management strategies in women at increased familial breast cancer risk: a mixed methods study of patient and partner outcomes', *Annals of The Royal College of Surgeons of England*, 106 (1) (2024) pp.78–91
22. Katja Keller et al, 'Patient-reported satisfaction after prophylactic operations of the breast', *Breast Care* (Basel), 14 (4) (2019) pp.217–223
23. 'International trends in the uptake of cancer risk reduction strategies in women with a BRCA1 or BRCA2 mutation', *British Journal of Cancer*
24. Caroline F. Wright et al, 'Assessing the pathogenicity, penetrance, and expressivity of putative disease-causing variants in a population setting', *American Journal of Human Genetics*, 104 (2019) pp.275–86
25. Lynn B. Jorde and Michael J. Bamshad, 'Genetic ancestry testing: what is it and why is it important?' *JAMA*, 323 (11) (2020) pp.1089–1090
26. Kirpal S. Panacer, 'Ethical issues associated with direct-to-consumer genetic testing', *Cureus*, 15 (6) (2023)
27. Rachel Horton et al, 'Direct-to-consumer genetic testing', *British Medical Journal*, 367 (2019)
28. Amit Sud, 'Realistic expectations are key to realising the benefits of polygenic scores', *British Medical Journal*, 380 (2023)
29. Kelly F.J. Stewart et al, 'Behavioural changes, sharing behaviour and psychological responses after receiving direct-to-consumer genetic test results: a systematic review and meta-analysis', *Journal of Community Genetics*, 9 (1) (2018) pp.1–18
30. Gareth J. Hollands et al, 'The impact of communicating genetic risks of disease on risk-reducing health behaviour: systematic review with meta-analysis', *British Medical Journal*, 352 (2016)
31. 'Hancock criticised over DNA test "over reaction"', BBC News, 21 March 2019, https://www.bbc.co.uk/news/health-47652060
32. 'Are genetic tests useful to predict cancer?', Hannah Devlin, 23 March 2019, https://www.theguardian.com/society/2019/mar/23/are-predictive-genetic-test-useful-to-predict-cancer-matt-hancock
33. Ephrem Tadele Sedeta et al, 'Breast cancer: Global patterns of incidence, mortality, and trends',

Journal of Clinical Oncology, 41 (2023) pp.10528–10528
34. 'Watch and wait', Cancer Research UK, https://www.cancerresearchuk.org/about-cancer/treatment/watch-and-wait
35. Marc D. Ryser et al, 'Outcomes of Active Surveillance for Ductal Carcinoma in Situ: A Computational Risk Analysis', *Journal of the National Cancer Institute*, 108(5) (2015)
36. Kirsten McCaffery et al, 'How different terminology for ductal carcinoma in situ impacts women's concern and treatment preferences: a randomised comparison within a national community survey', *BMJ Open* 5(11) (2015);
37. Edward Davies, 'Overdiagnosis: what are we so afraid of?', *British Medical Journal*, 12 September 2013, https://blogs.bmj.com/bmj/2013/09/12/edward-davies-overdiagnosis-what-arewe-soafraid-of/

第五章 ADHD、憂鬱症與神經多樣性

1. 'General Prevalence of ADHD', chadd.org, https://chadd.org/about-adhd/general-prevalence/
2. Elie Abdelnour et al, 'ADHD diagnostic trends: increased recognition or overdiagnosis?', *Missouri Medicine*, 119 (5) (2022) pp.467–473
3. Douglas G.J. McKechnie et al, 'Attention-deficit hyperactivity disorder diagnoses and prescriptions in UK primary care, 2000–2018: population-based cohort study', *BJPsych Open*, 9 (4) (2023) e121
4. Luise Kazda et al, 'Attention deficit/hyperactivity disorder (ADHD) in children: more focus on care and support, less on diagnosis', *British Medical Journal*, 384 (2024) e073448
5. Mohammad Al-Wardat et al, 'Prevalence of attention- deficit hyperactivity disorder in children, adolescents and adults in the Middle East and North Africa region: a systematic review and meta-analysis', *British Medical Journal* Open, 14 (2024) e078849 https://bmjopen.bmj.com/content/bmjopen/14/1/e078849.full.pdf
6. https://www.washingtonpost.com/national/health-science/adhdabout-1-in-5-adults-may-have-a-disorder-usually-associated-with-grade-school/2013/12/13/34634f4a-5b7f-11e3-a49b-90a0e156254b_story.html
7. 'Attention deficit hyperactivity disorder: How common is it?', National Institute of Clinical Excellence, https://cks.nice.org.uk/topics/attention-deficit-hyperactivity-disorder/background-information/prevalence/
8. https://www.theguardian.com/society/2023/oct/29/adult-adhd-utismassessment-nhs-screening-system-yorkshirepilot#:~:text=The%20ADHD%20Foundation%20has%20indicated,services%20have%20struggled%20to%20cope
9. Eleni Frisira et al, 'Systematic review and meta-analysis: relative age in attention-deficit/hyperactivity disorder and autism spectrum disorder', *European Child and Adolescent Psychiatry*, (2024); Martin Whitely et al, 'Annual Research Review: Attention deficit hyperactivity disorder late birthdate effect common in both high and low prescribing international jurisdictions: a systematic review', *Journal of Child Psychology and Psychiatry*, 60(4) (2019), pp.380–391
10. Tarjei Widding-Havneraas et al, 'Geographical variation in ADHD: do diagnoses reflect symptom levels?', *European Child and Adolescent Psychiatry*, 32 (9) (2023) pp.1795–1803
11. 'State-based Prevalence of ADHD Diagnosis and Treatment 2016–2019', CDC, https://www.cdc.gov/adhd/data/state-basedprevalence-of-adhd-diagnosis-and-treatment-2016-2019.html
12. James J. McGough, 'Psychiatric comorbidity in adult attention deficit hyperactivity disorder:

Findings from multiplex families', *American Journal of Psychiatry*, 162(9) (2005) pp.1621–7
13. ADDitude editors, 'What Is ADHD? Symptoms, Subtypes & Treatments', ADDitude, 26 September 2019, https://www.additudemag.com/what-is-adhd-symptoms-causes-treatments/
14. 'What is ADHD/ADD?', ADHD Ireland, https://adhdireland.ie/general-information/what-is-adhd/
15. Oliver Grimm et al, 'Genetics of ADHD: what should the clinician know?', *Current Psychiatry Reports*, 22 (4) (2020) p.18; Sami Timimi, 'Insane Medicine, Chapter 3: The Manufacture of ADHD (Part 2)', Mad in America, 16 November 2020, https://www.madinamerica.com/2020/11/insane-medicine-chapter-3-manufacture-adhd-part-2a/
16. Judy Singer interview played on *AntiSocial* with Adam Fleming, BBC Radio 4, 27 January 2023
17. 'Seven-fold increase in adult ADHD prescriptions over 10 years', BBC News, 28 August 2023, https://www.bbc.co.uk/news/uk-scotland-66135145
18. Ben Beaglehole, 'Despite a tenfold increase in ADHD prescriptions, too many New Zealanders are still going without', The Conversation, 2 May 2024, https://theconversation.com/despitea-tenfold-increase-in-adhd-prescriptions-too-many-new-zealanders-are-still-going-without-229179
19. Shannon Brumbaugh et al, 'Trends in characteristics of the recipients of new prescription stimulants between years 2010 and 2020 in the United States: An observational cohort study', eClinicalMedicine 50 (2022) 101524
20. R. Thomas, 'Attention deficit/Hyperactivity disorder: are we helping or harming?' BMJ (2013)
21. K. Boesen et al, 'Extended-release methylphenidate for attention deficit hyperactivity disorder (ADHD) in adults', Cochrane, 24 February 2022, https://www.cochrane.org/CD012857/BEHAV_extended-release-methylphenidate-attention-deficithyperactivity-disorder-adhd-adults
22. Joanna Moncrieff et al, 'The serotonin theory of depression: a systematic umbrella review of the evidence', *Molecular Psychiatry*, 28 (2023) pp.3243–3256
23. Susan Mayor, 'Meta-analysis shows difference between antidepressants and placebo is only significant in severe depression', *British Medical Journal*, 336 (2008) p.466
24. 'Position statement on antidepressants and depression', Royal College of Psychiatrists, May 2019, https://www.rcpsych.ac.uk/docs/default-source/improving-care/better-mh-policy/position-statements/ps04_19---antidepressants-and-depression.pdf?sfvrsn=ddea9473_5
25. 'Depression: Learn More – How effective are antidepressants?', National Library of Medicine, https://www.ncbi.nlm.nih.gov/books/NBK361016
26. 'One in five children and young people had a probable mental disorder in 2023', NHS England, 21 November 2023, https://www.england.nhs.uk/2023/11/one-in-five-children-and-youngpeople-had-a-probable-mental-disorder-in-2023/
27. J. Dykxhoorn et al, 'Temporal patterns in the recorded annual incidence of common mental disorders over two decades in the United Kingdom: a primary care cohort study', *Psychological Medicine*. 54(4) (2024), pp. 663–674
28. Ágnes Zsila and Marc Eric S. Reyes, 'Pros & cons: impacts of social media on mental health', *BMC Psychology*, 11 (2023) p.201
29. Laura Marciano et al, 'Digital media use and adolescents' mental health during the Covid-19 pandemic: a systematic review and meta-analysis', *Frontiers in Public Health*, 9 (2022) 793868
30. Ruth Plackett et al, 'The longitudinal impact of social media use on UK adolescents' mental health: longitudinal observational study', *Journal of Medical Internet Research*, 25 (2023)

e43213

31. Andree Hartanto et al, 'Does social media use increase depressive symptoms? A reverse causation perspective', *Frontiers in Psychiatry*, Sec. Public Mental Health, 12 (2021)
32. Hasan Beyari and Sen-Chi Yu, 'The relationship between social media and the increase in mental health problems', *International Journal of Environmental Research and Public Health*, 20 (3) (2023), p.2383
33. Sharon Neufeld, senior research fellow, Cambridge University, interviewed on *The Briefing Room*, BBC, 22 July 2024
34. 'The power threat meaning framework', The British Psychological Society, January 2018, https://cms.bps.org.uk/sites/default/files/2022-10/PTMF%20overview.pdf
35. Liesbet Van Bulck et al, 'Illness identity: A novel predictor for healthcare use in adults with congenital heart disease', *Journal of the American Heart Association*, 7 (11) (2018)
36. Veronica W. Wanyee and Dr Josephine Arasa, 'Literature review of the relationship between illness identity and recovery outcomes among adults with severe mental illness recovery outcomes among adults with severe mental illness', *Modern Psychological Studies*, 25 (2) (2020), https://scholar.utc.edu/cgi/viewcontent.cgi?article=1513&context=mps
37. Paul Garner, 'Paul Garner on long haul Covid-19 – Don't tryto dominate this virus, accommodate it', The BMJ Opinion,4 September 2020, https://blogs.bmj.com/bmj/2020/09/04/paul-garner-on-longhaul-covid-19-dont-try-and-dominate-this-virus-accommodate-it/
38. Paul Garner, 'Paul Garner: For 7 weeks I have been through a roller coaster of ill health, extreme emotions, and utter exhaustion', The BMJ Opinion, 5 May 2020, https://blogs.bmj.com/bmj/2020/05/05/paul-garner-people-who-have-a-moreprotracted-illness-need-help-to-understand-and-cope-with-the-constantly-shifting-bizarre-symptoms/
39. 'Paul Garner on long haul Covid-19 – Don't try to dominate this virus, accommodate it', The BMJ Opinion
40. J. Biederman, 'Attention deficit/hyperactive disorder: a lifespan perspective', *Journal of Clinical Psychiatry*, 59 (supplement 7) (1998) pp.4–16
41. R. Gittelman et al, 'Hyperactive boys almost grown up. I. Psychiatric status'. *Archives of General Psychiatry*, 42 (10) (1985) pp.937–47
42. Mélodie Lemay-Gaulin, 'Efficacy and Perceptions of Academic Accommodations for University Students with ADHD', doctoral thesis, August 2022, https://papyrus.bib.umontreal.ca/xmlui/bitstream/handle/1866/27699/Lemay-Gaulin_Melodie_Essai.pdf
43. Benjamin J. Lovett and Jason M. Nelson, 'Educational accommodations for children and adolescents with attention-deficit/hyperactivity disorder', *Journal of the American Academy of Child & Adolescent Psychiatry*, 60, (4) (2021) pp.448–457
44. 'Academic testing accommodations for ADHD: Do they help?', Learn Disability Association of America, 21 (2) (2016) pp.67–78
45. Dorien Jansen et al, 'The implementation of extended examination duration for students with ADHD in higher education', *Journal of Attention Disorders*, 23 (14) (2018) pp.1746–1758
46. Kapil Sayal et al, 'Impact of early school-based screening and intervention programs for ADHD on children's outcomes and access to services: Follow-up of a school-based trial at age 10 years', *Archives of Pediatrics & Adolescent Medicine*, 164 (5) (2010) pp.462–9
47. Franco De Crescenzo et al, 'Pharmacological and non-pharmacological treatment of adults with ADHD: A meta-review', *Evidence Based Mental Health*, 20 (2017) pp.4–11
48. William E. Pelham et al, 'The effect of stimulant medication on the learning of academic curricula in children with ADHD: A randomized crossover study', *Journal of Consulting and*

Clinical Psychology, 90 (5) (2022) pp.367–380
49. Janet Currie et al, 'Do stimulant medications improve educational and behavioral outcomes for children with ADHD?' *Journal of Health Economics*, 37 (2014) pp.58–69
50. Perry T., editor, Therapeutics Letter, Vancouver (BC): Therapeutics Initiative; 1994-, Letter 110, 'Stimulants for ADHD in children: Revisited', 2018 Feb.
51. Samuele Cortese, 'Evidence-based prescribing of medications for ADHD: Where are we in 2023?', *Expert Opinion on Pharmacotherapy*, 24 (4) (2023) pp.425–434
52. Owens, J., Jackson, H., 'Attention-deficit/hyperactivity disorder severity, diagnosis, and later academic achievement in a national sample', *Social Science Research*, 61 (2017) pp.251–265

第六章 無名症候群

1. 100,000 Genomes Project, https://www.genomicsengland.co.uk/initiatives/100000-genomes-project
2. 'BRCA Exchange: Facts and Stats', BRCA Exchange, https://brcaexchange.org/factsheet
3. Incidental findings and borderline results are a very common outcome of tests. If I do a large range of blood tests, they almost never come back without one borderline result. It is standard practice for doctors to use their clinical judgement to decide which need to be discussed with the patient and which are so inconsequential that they do not need to be passed on.
4. 'Newborn Genomes Programme', Genomics England, https://www.genomicsengland.co.uk/initiatives/newborns
5. Guardian Study, https://guardian-study.org/
6. https://babyscreen.mcri.edu.au/about/
7. Nina B. Gold et al, 'Perspectives of rare disease experts on newborn genome sequencing', *JAMA Network Open*, 6 (5) (2023) e2312231
8. Suzannah Kinsella et al, 'A Public Dialogue to Inform the Use of Wider Genomic Testing When Used as Part of Newborn Screening to Identify Cystic Fibrosis', *International Journal of Neonatal Screening*, 8(2) (2022)
9. Emma Wilkinson, 'Newborn genome screening: a step too far?', *Pharmaceutical Journal*, 6 January 2023, https://pharmaceutical-journal.com/article/feature/newborn-genome-screening-a-step-too-far
10. 'Non-invasive prenatal testing (NIPT)', NHS Inform, https://www.nhsinform.scot/healthy-living/screening/pregnancy/non-invasive-prenatal-testing-nipt/#how-nipt-works
11. 'NIPT Test', Cleveland Clinic, https://my.clevelandclinic.org/health/diagnostics/21050-nipt-test
12. 'Non-invasive prenatal testing for Down's Syndrome is 99% accurate and is preferred by parents', Great Ormond Street Hospital for Children, 9 June 2015, https://www.gosh.nhs.uk/press-releases/non-invasive-prenatal-testing-downs-syndrome-99-accurateand-preferred-parents-0/
13. Catherine Joynson, 'Our concerns about non-invasive prenatal testing (NIPT) in the private healthcare sector', Nuffield Council on Bioethics, 8 February 2019, https://www.nuffieldbioethics.org/blog/nipt-private
14. 'Non-invasive prenatal testing: ethical issues', Nuffield Council on Bioethics, March 2017, https://www.nuffieldbioethics.org/assets/pdfs/NIPT-ethical-issues-full-report.pdf
15. 'Our concerns about non-invasive prenatal testing (NIPT) in the private healthcare sector', Nuffield Council on Bioethics
16. 'Fact checking: Non-invasive prenatal testing (NIPT) for Down's syndrome', Down's Syndrome

Association, https://www.downs-syndrome.org.uk/wp-content/uploads/2020/08/2020.FactChecker_NIPT.pdf
17. Ibid.; Van Der Miej et al, 'TRIDENT-2: National Implementation of Genome-wide Non-invasive Prenatal Testing as a First-Tier Screening Test in the Netherlands', *The American Journal of Human Genetics*, 105 (6), pp.1091–1101
18. Zainab Al-Ibraheemi et al, 'Changing face of invasive diagnostic testing in the era of cell-free DNA', *American Journal of Perinatology*, 34 (11) (2017) pp.1142–1147
19. EUROCAT Working Group, 'Survey of prenatal screening policies in Europe for structural malformations and chromosome anomalies, and their impact on detection and termination rates for neural tube defects and Down's syndrome', *BJOG*, 115 (6) (2008) pp.689–96
20. 'FactCheck: Are 90% of babies with Down syndrome in Britain aborted?', *The Journal*, 3 February 2018, https://www.thejournal.ie/factcheck-babies-abortion-3823611-Feb2018/
21. Sarina R. Chaiken et al, 'Association between rates of Down syndrome diagnosis in states with vs without 20-week abortion bans from 2011 to 2018', *JAMA Network Open*, 6 (3) (2023) e233684
22. Julian Quinones and Arijeta Lajka, '"What kind of society do you want to live in?": Inside the country where Down syndrome is disappearing', CBC News, 15 August 2017, https://www.cbsnews.com/news/down-syndrome-iceland/
23. 'ASA bans prenatal testing ads for the use of misleading statistics', Nuffield Council on Bioethics, 20 November 2019, https://www.nuffieldbioethics.org/news/asa-bans-prenatal-testing-ads-for-theuse-of-misleading-statistics
24. 'When they warn of rare disorders, these prenatal tests are usually wrong', https://www.nytimes.com/2022/01/01/upshot/pregnancybirth-genetic-testing.html

終章

1. Darcisio Hortelan Antonio and Claudia Saad Magalhaes, 'Survey on joint hypermobility in university students aged 18–25 years old', *Advances in Rheumatology* 58 (3) (2018)
2. https://www.ehlers-danlos.com/what-is-eds/#:~:text=Classical%20EDS%20(cEDS)%20and%20vascular,1%20in%201%20million%20people
3. Joanne C. Demmler et al, 'Diagnosed prevalence of Ehlers-Danlos syndrome and hypermobility spectrum disorder in Wales, UK: a national electronic cohort study and case control comparison', *BMJ Open* 9 (2019) e031365
4. R.A. Wedge et al (eds), National Academies of Sciences, Engineering, and Medicine; Health and Medicine Division; Board on Health Care Services; Committee on Selected Heritable Disorders of Connective Tissue and Disability, 'Ehlers-Danlos Syndromes and Hypermobility Spectrum Disorders', National Academies Press (US), (2022), https://www.ncbi.nlm.nih.gov/books/NBK584966/
5. Cheryl Iny Harris, 'Covid-19 increases the prevalence of postural orthostatic tachycardia syndrome: What nutrition and dietetics practitioners need to know', *Journal of the Academy of Nutrition and Dietetics*, 122 (9) (2022) pp.1600–1605
6. Lesley Kavi, 'Postural tachycardia syndrome and long COVID: an update', *British Journal of General Practice*, 72 (714) (2022) pp.8–9
7. 'Osteoarthritis: Key facts', World Health Organization, 14 July 2023, https://www.who.int/news-room/fact-sheets/detail/osteoarthritis
8. Yixiang He et al, 'Global burden of osteoarthritis in adults aged 30 to 44 years, 1990 to 2019: Results from the Global Burden of Disease Study 2019', *BMC Musculoskeletal Disorders 25*

(2024) p.303
9. 'Two fifths of people have chronic pain by their 40s, with consequences for later life', University College London, 2 November 2022, https://www.ucl.ac.uk/news/2022/nov/two-fifths-people-havechronic-pain-their-40s-consequences-later-life
10. Lucy Norcliffe-Kaufmann, 'Fear conditioning as a pathogenic mechanism in the postural tachycardia syndrome', *Brain*, 145(11) (2022) pp.3763–3769
11. Ian Hacking, 'Making up people', *London Review of Books*, 28 (16) (2006), https://www.lrb.co.uk/the-paper/v28/n16/ian-hacking/making-up-people
12. Jenny L.L. Csecs et al, 'Joint hypermobility links neurodivergence to dysautonomia and pain', *Frontiers in Psychiatry*, 12, 786916 (2022)
13. David Harris, 'Mast cell activation is linked to a wide range of other conditions', EDS.Clinic, https://www.eds.clinic/articles/mast-cellactivation-is-linked-to-a-wide-range-of-other-conditions
14. Emily L. Casanova et al, 'The Relationship between autism and Ehlers-Danlos syndromes/hypermobility spectrum disorders', *Journal of Personalized Medicine*, 10 (4) (2020) pp.260
15. Robert T. Thibault, 'Treating ADHD with suggestion: Neurofeedback and placebo therapeutics', *Journal of Attention Disorders*, 22 (8) (2018) pp.707–711
16. 'Unnecessary tests and procedures in the health care system', the ABIM Foundation/PerryUndem Research/Communication, 1 May 2014, https://www.choosingwisely.org/files/Final-Choosing-Wisely-Survey-Report.pdf
17. 'A Brief History of Slow Medicine', Slow Medicine, 26 May 2019, https://www.slowmedicine.com.br/the-slow-medicine-history-byladd-bauer/
18. H. Gilbert Welch and Elliott S. Fisher, 'Income and cancer overdiagnosis– when too much care is harmful', *New England Journal of Medicine*, 376 (2017) pp.2208–2209
19. William H. Shrank et al, 'Waste in the US health care system: estimated costs and potential for savings', *JAMA*, 322(15) (2019) pp.1501–1509
20. Shannon Brownlee et al, 'Evidence for overuse of medical services around the world', *Lancet*, 390(10090) (2017) pp.156–168
21. Hugh Alderwick, 'Is the NHS delivering too much of the wrong things?', The King's Fund, 12 August 2015, https://www.kingsfund.org.uk/insight-and-analysis/blogs/nhs-delivering-too-muchwrong-things
22. João Pedro Bandovas et al, 'Broadening risk factor or disease definition as a driver for overdiagnosis: A narrative review', *Journal of Internal Medicine*, 291(4) (2022) pp.426 –437
23. John Yudkin, 'The epidemic of pre-diabetes: the medicine and the politics', British Medical Journal, 349 (2014)
24. John S. Yudkin, '"Prediabetes": Are There Problems With This Label? Yes, the Label Creates Further Problems!', *Diabetes Care* 39(8) (2016), pp. 1468–1471

CIRCLE 7

製造診斷的時代

醫療的命名究竟是治療的起點，還是健康的新困境？

The Age of Diagnosis: Sickness, Health and Why Medicine Has Gone Too Far

作　　者　蘇珊・歐蘇利文（Suzanne O'Sullivan）
譯　　者　朱怡康
封面設計　木木 lin
內文排版　葉若蒂
責任編輯　何韋毅
專案行銷　許人禾、李夢
副總編輯　何韋毅

出　　版　行路／遠足文化事業股份有限公司
發　　行　遠足文化事業股份有限公司（讀書共和國出版集團）
　　　　　地址：231 新北市新店區民權路 108 之 2 號 9 樓
　　　　　郵政劃撥帳號：19504465 遠足文化事業股份有限公司
　　　　　電話：02-2218-1417；客服專線：0800-221-029
　　　　　客服信箱：service@bookrep.com.tw

法律顧問　華洋法律事務所　蘇文生律師
印　　製　呈靖彩藝
出版日期　2025 年 9 月／初版一刷
定　　價　490 元
I S B N　978-626-7771-04-4（紙本）
　　　　　978-626-7771-02-0（EPUB）
　　　　　978-626-7771-03-7（PDF）
書　　號　3OCI0007

國家圖書館出版品預行編目資料
製造診斷的時代：醫療的命名究竟是治療的起點，還是健康的新困境？／蘇珊・歐蘇利文（Suzanne O'Sullivan）著；朱怡康譯 .-- 初版 .-- 新北市：行路，遠足文化事業股份有限公司，2025.09
304 面；14.8×21 公分
譯自：The Age of Diagnosis: Sickness, Health and Why Medicine Has Gone Too Far
ISBN：978-626-7771-04-4（平裝）
1.CST：診斷學　2.CST：症候學　3.CST：醫學倫理
415.21　　114008867